Gisbert Husemann

Sinnesleben, Seelenwesen und Krankheitsbild

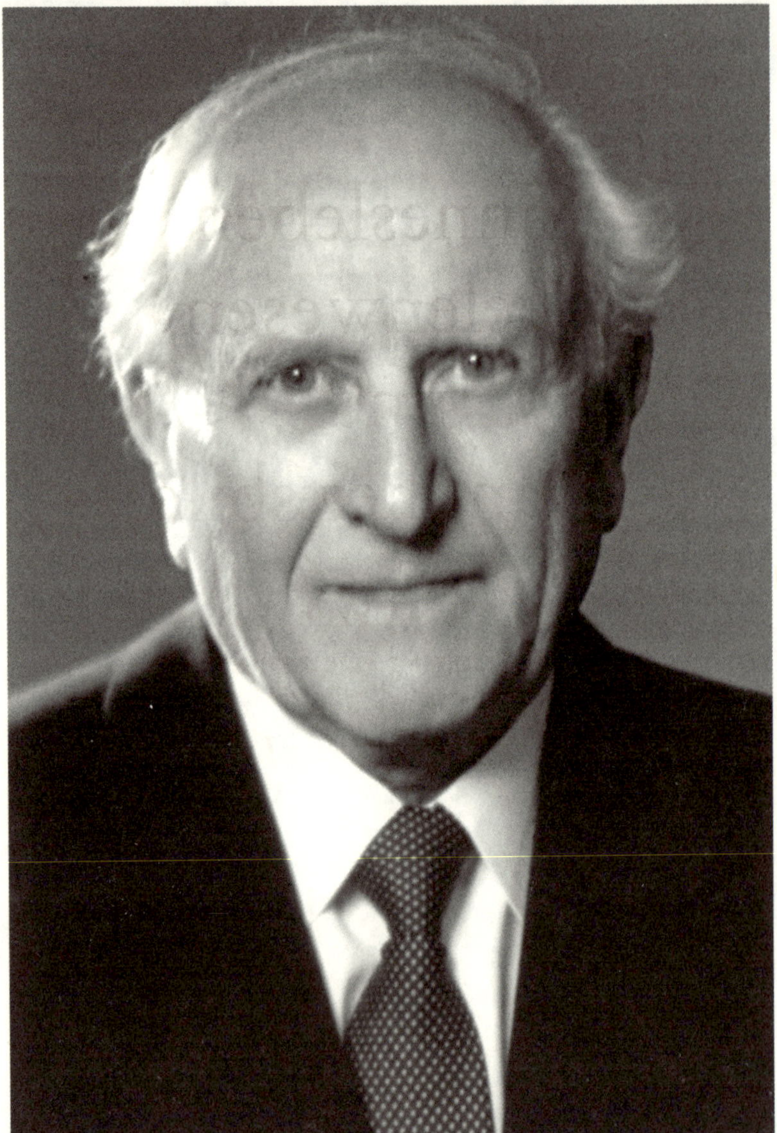

Gisbert Husemann

GISBERT HUSEMANN

Sinnesleben Seelenwesen und Krankheitsbild

Studien zur anthroposophischen Medizin

Herausgegeben von Armin J. Husemann

VERLAG FREIES GEISTESLEBEN

Über den Autor:

Dr. med. Gisbert Husemann (1907 – 1997) war von 1935 bis 1977 als praktischer Arzt in Stuttgart tätig. Von 1935 bis 1938 und von 1945 bis 1949 war er als Nachfolger von Eugen Kolisko Schularzt der ersten Freien Waldorfschule in Stuttgart. Als Mitbegründer der Gesellschaft Anthroposophischer Ärzte schuf er die Fachzeitschrift *Der Merkurstab – Beiträge zu einer Erweiterung der Heilkunst*, die er 38 Jahre lang als Redakteur betreute. Lehrtätigkeit im Ärzteseminar an der Filderklinik, im Lehrerseminar Stuttgart und im Priesterseminar der Christengemeinschaft in Stuttgart. Seine wohl bekannteste Buchveröffentlichung ist: *Erdengebärde und Menschengestalt. Das Zinn in Erde und Mensch* (Stuttgart 1962, vergriffen).

ISBN 3-7725-0124-9

1. Auflage 1998
Verlag Freies Geistesleben, Landhausstr. 82, 70190 Stuttgart

Umschlag: Walter Schneider
Druck: WB Druck, Rieden am Forggensee

Inhalt

Vorwort und Einleitung des Herausgebers 11

Unkontrollierter Bildgebrauch im medizinischen Denken / Bewußte Bildgestaltung in der Anthroposophischen Medizin / Rudolf Steiners Ansätze für eine imaginative Krankheitslehre / Die Forschungsmethode von Gisbert Husemann / Zwei Grundfragen der anthroposophischen Krankheitslehre / Ausgangspunkte für die künftige Forschung

Gehirn und Auge 18

Das Denken im Auge / Naturgesetz, Typus und Begriff / Metamorphosen des Lichtes / Der Leib und das «Ich in den Dingen»

Auge und Entzündung 28

Die Linse als Fremdkörper / Das Auge als Narbe / Die Netzhaut: Raum gewordener Rhythmus / Der überwundene Schmerz wird Kraft des Sehens / Die entzündlichen Bildekräfte des Auges im Einzelnen / Der blinde Fleck / Entzündung und Tumor / Ein Naturbild des Auges: der Vogel

Der Atemrhythmus des Gehirns im Liquor cerebro-spinalis 44

Rückblicke in die Literatur / Mikrokosmos – Makrokosmos / Leib und Seele / Die Homöopathisierung / Die Bildung des Liquors / Die Liquorzirkulation / Der Liquor als Vermittler zum ätherischen Gegenraum / Atmung und Liquor / Das Ich zwischen Sein und Nichtsein / Zur physiologischen Grundlage des musikalischen Hörens / Ein Golf zum Ätherraum – Gehirn und Ohr

Ohr und Krebserkrankung 66

Analyse und Synthese / Die Plazenta als Organ gewordener Tumorbildungsprozeß / Die Schwingungsmitte an Epithelgrenzen

/ Das Karzinom, ein Ohrbildungsprozeß an falscher Stelle / Gibt es karzinogenen Lärm?

Die embryonale Natur der Tumorgewebe und ihre Beziehung zum Hörvorgang 78

Makroskopie in die vorkonzeptionelle Sphäre / Von der Tonschwingung zur Druckfeldänderung im wachsenden Gewebe / Tumorwachstum und Erziehung

Entzündung und Geschwulst 87

Hugo Ribbert und Rudolf Steiner – Mistel und Krebs / Von der Pathologie zur Therapie / Fortsetzung der Anthropologie zum Geist

Geruchssinn und Allergie 100

Das Riechen bei Tier und Mensch / Das Riechen als Stoffsinn / Geruchsspektrum und Allergie / Der Stoffsinn der Leber / Asthma bronchiale und Heuschnupfen /

Sinnesorganismus und Homosexualität 114

Die Geschlechtertrennung / Die Sinnesorganisation des Menschen / Die zwölf Sinne / Umstülpung der Polarität / Ichsinn und Tastsinn / Sinnesorganismus und Konzeptionsorganismus / Der Ich-Sinn im Spiegel der Seele / Die Grenze der Welten / Die Brüderlichkeit an der Schwelle / Zur Therapie der Homosexualität

Gleiches heilt Gleiches – Das Simileprinzip vom Gesichtspunkt der Geisteswissenschaft 128

Homer – Delphi – Euripides / «Nur der Speer, der die Wunde geschlagen, kann sie heilen.» / Das pädagogisch-medizinische Simile / Hippokrates, Platon, Jakob Böhme / Der Tiefpunkt und der Aufgang: Hahnemann, Goethe, Rudolf Steiner / Die neue Aufgabe

Sepia officinalis – Eine Heilmittelstudie 139

Wirbeltier- und Tintenfischauge / Linse und Becher / Der Farbwechsel, ein Äquivalent des Seelenlebens / Zur Psychologie der Wahrnehmung / Das Simile zu Sepia / Krankengeschichten /

Zur Depression / Symptome und Arzneibild /
Der Typus des Kopffüßers als therapeutisches Simile

Krankheit und Heilung – Über die Wirkungsweise von Heilmitteln . 155

Stufen der Therapie / 1. Diät und Substitution /
2. Die Gegenwirkung / 3. Das Übernahmeprinzip /
4. Die Metalle / 5. Das Umkehrprinzip / 6. Die Transformation /
7. Die großen Phantome / Heilprozeß und Lebensprozeß im Stoffwechsel / Heilprozeß und Bewußtseinsentwicklung / Heilung als Mitte zwischen Leben und Bewußtsein – Arzt und Priester

Der Hydraulische Widder und die Herzfunktion 172

1. Maschine und Organismus: Zur Mechanik des Widders / Statt der alten Maschine nur eine neue? / Widderbewegung und Herzbewegung / Mechanik und Leben / Die Ursache der Blutbewegung / 2. Organismus und Natur: Donauversickerung und Aachquelle / Zur Flußgeschichte von Rhein und Donau / Das Herzorgan in der Landschaft / 3. Der Wärmesinn und der Tastsinn im Herzen

Anatomie und Architektur – Metamorphosen des Gleichgewichtssinnes 201

Das griechische Körpergefühl / Wirbelsäule und Gleichgewichtsorgan / Gehirnstruktur und Gleichgewichtsorgan / Die menschliche Gestalt zwischen Bewußtseins- und Willensformen

Architektur und Musik 214

Wille, Bewegung und Nerv 217

Der Cyan-Typus der Neurotransmitter / Cyan und Plazenta als Relikte vergangener Mondenprozesse im Menschen / Der Erden-Wille und das Cyan in statu nascendi / Makrokosmos und Mikrokosmos, chemisch gesehen / Makrokosmos und Mikrokosmos, chemisch gesehen

Aufrechtbewegung, Sprachbewegung, Eurythmie und Turnen 227

Die Aufrichtung im Hüftgelenk / Die Wirbelsäule / Der Fuß / Der Schwerpunkt / Der Kehlkopf als Spiegelbild der ganzen

Gestalt / Eurythmie vom Gesichtspunkt einer medizinisch-pädagogischen Physiologie (Hygiene)

Wachstum und Erziehung – eine hygienische Frage 240

Die «Säkulare Akzeleration» – eine ungelöste Frage dieses Jahrhunderts / Natürliche Wachstumsrhythmen / Körperbau und Seelenartung / Pädagogik und Wachstum / Die Metamorphose der Wachstumskräfte in Denkkräfte / Die Wirkung auf Blut und Nerv durch Phantasie und Intellekt im Unterricht / Abnormes Wachstum und physische Krankheit / Lehrer und Arzt in einer sozialen Hygiene der Zukunft /

Goethes Verhältnis zum Zinn – Eine karmische Betrachtung 261

Die Lebensmitte / Auf den Spuren des Zinn / Das Schicksalsmetall

Goethes Verhältnis zur Geologie 278

Anmerkungen und Literatur 289

Bibliographische Nachweise 307

Die Medizin kann nur in die Zukunft hineingeführt werden, wenn Goethescher Geist in die Medizin einzieht.

Rudolf Steiner

Vorwort und Einleitung des Herausgebers

Als Rudolf Steiner von 1920 bis 1925 vor Ärzten und aus der Zusammenarbeit mit Ärzten seine Krankheitslehre entwickelte, faßte man Krankheit schon in ähnlicher Art auf wie heute: Organfunktionen oder Organstrukturen bzw. Zellfunktionen und Zellstrukturen weichen ab vom Normalen. Man lebt mit einem Krankheitsbegriff, der seinen Inhalt lediglich aus dem bezieht, was er nicht ist, aus einer Negation. Es bleibt für den Menschen nicht folgenlos, wenn er über das, was ihn zum Handeln veranlaßt – die Krankheit eines Mitmenschen – keine positive Vorstellung bilden kann. Dieser Mangel wurde auch durch den zu Rudolf Steiners Zeiten noch gefeierten Durchbruch der Infektionslehre, durch den mikroskopisch und kulturell faßbaren «Krankheitserreger» nicht ausgeglichen, sondern im Gegenteil verhängnisvoll verdrängt.

Unkontrollierter Bildgebrauch im medizinischen Denken

Mit der Infektionslehre begann die Entwicklung im Selbstverständnis der Ärzteschaft, sich als «Kämpfer» zu sehen. Der Arzt sieht in seinen Heilmitteln «Waffen», mit denen er «Erreger tötet», «Krankheiten bekämpft», «Strategien entwickelt»; er spricht von «Killer-Zellen» und fordert «aggressive Therapien» gegen «bösartige Krankheiten». Der Mangel eines positiven Inhalts von «Krankheit» ruft mit Notwendigkeit Ersatzbilder auf den Plan, da Ärzte als Menschen, die sie sind, ohne Bilder nicht handeln können. So kam es dazu, daß das medizinische Denken von militärischen Begriffen und Bildern durchsetzt wurde. Diese Entwicklung hat nicht nur ihren Anteil daran, daß Medizin heute aus der Sicht der Patienten zunehmend bedrohlich empfunden wird. Sie hat auch damit zu tun, daß heute dem Arzt Rechte zugestanden – und zugemutet – werden, die man seit Menschengedenken bisher nur Soldaten zugesprochen hat: das Recht, bewußt Menschen zu töten. Man bräuchte nur die Methoden der Werbung zu studieren, um sich darüber klarzuwerden, daß der Gebrauch von Bildern und Metaphern das Bewußtsein verändert bis in Gefühle hinein und bis dorthin, worauf es der Werbung ankommt: bis in die Handlungsbereitschaft.

Bewußte Bildgestaltung in der Anthroposophischen Medizin

Wer durch die Geisteswissenschaft Rudolf Steiners die Gesetze der Bewußtseinsentwicklung kennt, weiß, daß es eine Notwendigkeit des naturwissenschaftlichen Denkens im zwanzigsten Jahrhundert ist, die begriffliche Ebene durch eine imaginative Ebene zu erweitern. Die Frage ist nur: Werden die Bilder mit wissenschaftlichem Bewußtsein aus der Anschauung der Sache gewonnen? Oder bemerkt der Arzt gar nicht, daß er ein Bild gebraucht? Oder lebt er in der Illusion, es sei gleichgültig, welches Bild, welches Modell er benütze? Im zweiten Fall bricht ein unkontrolliertes Element in das Denken der Medizin ein, dessen Folgen oben angedeutet wurden.

Hier setzt Rudolf Steiners Krankheitslehre ein. An Goethes naturwissenschaftliche Verfahren anknüpfend, geht er davon aus, daß Krankheit in nichts anderem bestehen kann als darin, daß ein Prozeß, der in einem Organ als gesunde, notwendige Funktion des Organismus gefunden werden kann, in ein anderes Organ verschoben wird. Eine Krankheit des Magens, zum Beispiel ein Magengeschwür, wäre dadurch zu begreifen, daß man erkennt: Was beim Magengeschwür pathophysiologisch geschieht, ist irgendwo an anderer Stelle im Organismus als gesunder physiologischer Prozeß vorhanden. Der Sehpurpur im Auge zum Beispiel läßt sich vom Licht zerstören, was Grundlage der Reizbildung ist. Die Magenwand bildet Stoffe, die das, was von der Außenwelt als Nahrung in den Magen gelangt, zerstören. Eine aus der Anschauung der Sache gebildete Imagination läßt das Auge sprechen: «Die Welt zerstört mich», und sie läßt den Magen sprechen: «Ich zerstöre die Welt». Blickt man so auf einen Magenkranken mit seinem Ulcus, dann wird evident: Das Prinzip «die Welt zerstört mich» bleibt nicht im Auge, sondern lebt sich im Magen aus. Was im Auge gesund ist, wird im Magen zur Krankheit. Der Schmerz des Kranken ist ein «Erwachen» des Organismus, ein Bewußtseinsprozeß an falscher Stelle.

Rudolf Steiners Ansätze für eine imaginative Krankheitslehre

In diesem Sinne hat Rudolf Steiner eine Fülle von Ansätzen entwikkelt, die der Krankheitslehre eine neue Grundlage geben, indem sie Krankheiten aus den Bedingungen des Organismus selbst erklären. So zeigt er, wie das Wesen der Entzündung überhaupt im Sehprozeß und im Augenbildeprozeß sein gesundes Urbild verkörpert. Im Gegensatz dazu entsteht eine Krebserkrankung, wenn sich der Ohrbildeprozeß an eine falsche Stelle verlagert. Diese Angaben und viele andere sind in der anthroposophisch-medizinischen Forschung noch relativ wenig aufgegriffen worden. Ähnlich steht es mit der Funktion des Liquor cerebro-spinalis, der Funktionsweise des Herzens und der Frage nach der wahren Funktion der sogenannten motorischen Nerven.

Die Forschungsmethode von Gisbert Husemann

In den über sechzig Jahren seiner Forschungstätigkeit hat Gisbert Husemann gerade diese Grundfragen ins Zentrum seiner Arbeit gestellt. Es waren aus dem Leben stammende Fragen, die die Krankheiten seiner Patienten dem praktizierenden Arzt täglich aufgaben. Bis er schließlich zur Niederschrift seiner Ergebnisse gelangte, vergingen manchmal Jahrzehnte. Die Fülle der Entdeckungen, die wir Gisbert Husemann verdanken, weiter auszuarbeiten und in die Einzelheiten zu verfolgen, das wird eine Aufgabe jener anthroposophischen Ärzte sein, die den Goetheanismus als das *Gleichgewicht* erstreben zwischen der naturwissenschaftlichen Erkenntnis und der Anschauung des übersinnlichen Menschen, wie er anthroposophisch erfaßbar wird. Das physische Erkennen gewinnt seine Sicherheit aus der Abstützung auf die Sinnestatsachen. Da diese Sicherheit dem Denken durch die Sinne *gegeben* wird und nicht von ihm selbst erzeugt wird, verführt sie das Denken zur Passivität und Bequemlichkeit. Die Ideen der Geisteswissenschaft tragen sich gegenseitig selbst. Die Sicherheit im geisteswissenschaftlichen Denken der Anthroposophie muß vom Denken selbst erzeugt werden, sie wird nicht gegeben. Dies erfordert Mut. Goethes Methode wurde von Rudolf Steiner in die Bereiche der geistigen Empirie hinein erweitert, was aber in ihrem Wesen bereits veranlagt war. Der Typus Goethes ist zwar aus der Sinnesanschauung gewonnen, aber zugleich eine Idee, von der er erkannte, daß sie mit den «Augen des Geistes» erfaßt sei. Indem Gisbert Husemann in seinen Forschungen Goethes Denkmethode ebenso kompromißlos auf die Ergebnisse der Geisteswissenschaft Rudolf Steiners wie auf diejenigen der Naturwissenschaft anwendet, schafft sie als Mittlerin im Erkennen den ganzen Menschen, wie er sich zwischen Geist und Materie bewegt. Wer so denken lernt, der lernt den Merkurstab im ärztlichen Denken handhaben.

Zwei Grundfragen der anthroposophischen Krankheitslehre

In dem gesamten Umfang der sechzigjährigen Forschungsarbeit von Gisbert Husemann zeichnen sich zwei Grundfragen ab. Die eine Frage lautet: *Wie metamorphosieren sich die Sinnestätigkeiten in die übrigen Organprozesse des Leibes?*

Die andere Frage ist: *Wie metamorphosieren sich die Bildekräfte des Stoffwechsels und des Wachstums in die Gestaltungskräfte der Phantasie und des Denkens?*

Die Anordnung der Aufsätze in diesem Band verfolgt zunächst die erste Frage. Es wird gezeigt, wie sich das Auge in den Bau des Gehirns metamorphosiert. Die Metamorphose setzt sich fort bis ins Blut: der Augenprozeß als Entzündung. Die Arbeiten über den Ohrbildeprozeß und seine Metamorphose in der Krebserkrankung, über «Geruchssinn und Allergie», «Sinnesorganismus und Homosexualität», über das Herz und die Sinnesfunktion der motorischen Nerven («Wille, Bewegung und Nerv») antworten alle auf diese Grundfrage.

Die umgekehrte Verwandlung verfolgte Gisbert Husemann in der Arbeit über den Liquor cerebrospinalis (die wegen ihrer engen Beziehung zum Hörvorgang vor die Arbeit zum Ohrprozeß gestellt wurde), in «Anatomie und Architektur», «Aufrechtbewegung, Sprachbewegung, Eurythmie und Turnen», «Wachstum und Erziehung». Naturgemäß durchdringen beide Prozesse einander vielfach.

Die Erforschung von Heilmittelbildern war so sehr in die tägliche Arbeit Gisbert Husemanns als praktischer Arzt einverwoben, daß sie überwiegend ins Handeln überging und nur selten schriftlich fixiert wurde. Die Sepia-Studie ist ein Beispiel. Wie umfassend seine Bilder der Heilprozesse waren, zeigt die Arbeit «Krankheit und Heilung – über die Wirkungsweise von Heilmitteln», die aus einem Vortrag zu Ita Wegmans zehntem Todestag hervorging. Der Bogen dieser immer wieder nachgefragten und auch nachgedruckten Studie spannt sich von der Ernährungs- und Klima-Diätetik über die verschiedenen Wirkprinzipien der Substanzen bis zu dem Verhältnis der ärztlich verabreichten Arznei zu der sakramental verwendeten Substanz des Priesters.

Diese systematisch aufgebaute, grundlegende Arbeit hat eine künstlerisch gestaltete *Schwester* in «Gleiches heilt Gleiches» – die dem Simileprinzip gewidmet ist. Der Leser wird hier in die Welt der griechischen Mythologie und die Mysteriensprache der Heilkunst eingeführt.

Den Beschluß des Bandes bilden zwei Arbeiten über Goethe. Sie schließen sich inhaltlich an die vorerwähnten an, insofern sie den Weg dieses Forschers und Arztes zu den Geheimnissen der Metallwirkung in Mensch und Erde beleuchten. Gisbert Husemanns Leben mit Goethe und auf Goethes Wegen kommt in diesen Arbeiten zur Sprache. Der Leser wird nicht ohne Staunen bemerken, daß die Grundfragen, die den Forscher später menschenkundlich beschäftigten – Sehen und Hören, Licht- und Tonwirkung im Menschen –, viel früher, nämlich 1957 und 1958, in der Beschäftigung mit Goethes Geologie als Prozesse des lebendigen Erdorganismus erfaßt wurden! Beide Arbeiten weisen hinüber auf des Verfassers (leider vergriffenes) Werk *Erdengebärde und Menschengestalt – Das Zinn in Erde und Mensch* und enthalten wesentliche Forschungsansätze zur Metalltherapie der anthroposophischen Medizin.

Ausgangspunkte für die künftige Forschung

Die Forschungsergebnisse Gisbert Husemanns, die hiermit vorgelegt werden, wollte er nicht als abschließend oder vollendet verstanden wissen, so plastisch er manche Aussage auch im Bild geformt hat; zu sehr war ihm der Keimzustand der anthroposophisch-medizinischen Forschung bewußt, die er auf Jahrhunderte hinaus in die Zukunft veranlagt wußte. Aber er war von einer Überzeugung durchdrungen: Ohne den Mut, von den naturwissenschaftlichen Einzeltatsachen über die Brücke der Goetheschen Anschauungsart bis zum Erfassen einer geisteswissenschaftlich getragenen Imagination vorzudringen, müßte die anthroposophische Medizin in ihrem Keimzustand ersterben.

Wo liegen nun in der heutigen Medizin die Fragen, zu denen der Autor nachfolgenden Forschern diesen Weg bahnen wollte? Wir versuchen sie im Sinne Gisbert Husemanns zu formulieren: Wie lassen sich die Ergebnisse der heutigen immunologischen Forschung, welche das gesamte medizinische Denken auf eine neue Basis stellen, mit dem Begriff des *Kieselsäure-Organismus* begreifen, den Rudolf Steiner für diese Ergebnisse offenbar vorbereitet hat? Er ist von Rudolf Steiner als dasjenige System beschrieben, das sämtliche Organe mit einem inneren Wahrnehmungsvermögen ausstattet, wie es äußerlich die Sinnesorgane für die Außenwelt besitzen. Die Immunologie denkt heute den Organismus durchzogen von «Informationen» und «Signalen», die das ganze Leben des Organismus «steuern». Wie spiegelt sich in den hier zu Grunde liegenden Befunden – die wir von der *Denkweise*, mit der sie uns aus der Literatur entgegentreten, trennen müssen – das, was Rudolf Steiner als «Augenbildegerüst» und als «Ohrbildegerüst» bzw. als Seh-und Hörgerüst innerhalb dieses Kieselsäureorganismus beschrieben hat?* Wie wirken sich z.B. verschiedene Methoden der Pädagogik jeweils auf das Immunsystem der Schüler und die Krankheits-Biographie im späteren Leben aus?

Als Gisbert Husemann am 25. November 1997 im Alter von neunzig Jahren starb, hatte er die Druckfahnen dieses Buches bis auf die Satzzeichen hin durchkorrigiert. Die Fragen, die sich aus diesen Arbeiten ergeben, nahm er mit der ihm eigenen Willenskraft über die Schwelle in die geistige Welt mit, um mit all denen, die in dieser Richtung weiter forschen, gemeinsam die Antwort zu suchen.

Das Buch entstand nicht auf Veranlassung des Autors, sondern auf Anregung des Herausgebers. Auswahl und Bearbeitung, die bei den meisten Aufsätzen die sprachliche Darstellung, bei vielen aber auch

* R. Steiner / I. Wegman: *Grundlegendes für eine Erweiterung der Heilkunst,* Kap. XIV, GA 27; sowie *Geisteswissenschaft und Medizin,* Vortrag am 3. April 1920, GA 312.

den Inhalt betraf, besorgte ich gemeinsam mit dem Autor, meinem Vater. Völlig umgearbeitet wurde von ihm der Aufsatz über das Problem der motorischen Nerven «Das Cyanproblem und die Bewegung» (1959), jetzt überschrieben: «Wille, Bewegung und Nerv». Die Anmerkungen der Erstveröffentlichungen wurden soweit wie möglich ergänzt, die wünschenswerte Vollständigkeit war aber leider nicht in allen Fällen zu erreichen. – Die Aufsätze über die «embryonale Natur der Tumorgewebe» sowie über «Architektur und Musik» sind Erstveröffentlichungen.

Gisbert Husemann hat am Anthroposophischen Ärzteseminar an der Filderklinik von dessen Gründung im Jahre 1987 an als Berater und Lehrer gewirkt. Zum Krebsproblem und zur Frage der sogenannten motorischen Nerven trug er dort regelmäßig vor. Es war sein Wunsch, diesen Band seiner ehemaligen Hörerschaft zu widmen.

Stuttgart im März 1998 *Armin Husemann*

Gehirn und Auge

Die Entwicklung des Auges beginnt bei einem Embryo mit sieben Ursegmenten und noch offenem Hirnrohr. Ein länglich blasenförmiges Gebilde wird vom Vorderhirn ausgestülpt und nimmt bald Kugelform an. Die Lichtung der kugeligen Blase heißt Ventriculus opticus, das Gebilde als Ganzes heißt Ophthalmencephalon. Der Name weist daraufhin, daß es sich um einen vorgeschobenen Gehirnteil handelt. Die Linse dagegen schnürt sich nach innen vom Ektoderm ab. Während der Nervenrohrbildung wird aus Linse und Netzhaut, welche aus entgegengesetzten Bildungen entstehen, das einheitliche Auge. Die Linse als bilderzeugender Teil und die Netzhaut als bildempfangender Teil werden durch gerichtete Bildungsstrahlen von vorn und von rückwärts aufeinander abgestimmt.

Während es sich nun bei der Netzhaut um graue Hirnsubstanz handelt, repräsentiert der Sehnerv die weiße Hirnsubstanz im Auge. Die Zellen des Augenbechers bauen zunächst ein Gliagerüst auf, in dem Nervenfortsätze hirnwärts vordringen. Sie schlagen damit eine dem Lichteinfall folgende Richtung ein, die aber der Ausstülpung der Augenblase gerade entgegengesetzt ist. Die bald einsetzende Markscheidenbildung im Opticus geht vom Tractus opticus und dem Chiasma opticum aus und erfolgt zum Auge hin «cellulipetal», sie legt gleichsam die alte ausstülpende Bildungsgeste endgültig fest. Innere und äußere Tendenzen begegnen sich. Nach der Geburt wird die Bildung der weißen oder Markscheidensubstanz durch das Licht beschleunigt. Das Sehen im Licht fordert und bildet weiße Hirnsubstanz im Sehnerven. Es ist ein letzter physischer Nachklang eines Prozesses, der darauf hinweist, daß das Licht das Auge aus dem Gehirn herausgezogen hat – ein Licht, das auch im Dunkel der embryonalen Umwelt wirken kann, der Lichtäther.

Das Gehirn wird dann von der gefäßreichen Haut, der Pia mater, umhüllt, sie schließt sich dem Gehirn und Rückenmark unmittelbar an. In dieser Haut liegen Gefäße, in welchen das Blut seinen Weg zum Zentralnervensystem nimmt. Die Pia mater ist die Gefäßhaut des Gehirns und des Rückenmarkes. Im Auge entspricht dieser Haut die Aderhaut, Choroidea. Sie umschließt von außen, ihr dicht anliegend, die Netzhaut. Die Netzhaut liegt wie eine Auskleidung in der Gefäßschale. Die Innenfläche der Blutschale wird damit empfindlich für das Licht, und sie antwortet dem Licht mit einem Bild, das auf der Netzhaut entworfen wird. Zuviel Licht wird von der Pigmentschicht verschluckt. Aus dem gleichen Grund der Überbelichtung wird die äußere Haut braun.

Die Dura mater oder harte Hirnhaut besteht aus derbem Bindegewebe, sie gibt die äußerste Hülle des Nervensystems ab. Von ihr, die als Periost der Schädelknochen diese von innen auskleidet, wird die Gehirnsichel gebildet, die mit absteigenden Fasern einen das Gehirn stützenden Apparat bildet. Durch diese Faserfortsätze zum Gehirn wird dieses von oben gleichsam unter das Schädeldach aufgehängt.

Zwischen Dura und Pia mater breitet sich die Spinnenwebenhaut aus, die Arachnoidea, ein gewebiges Maschenwerk von größter Zartheit, das den Liquor cerebrospinalis in dem Raum zwischen Pia und Arachnoidea durchzieht. Der Liquor setzt sich auf die Nerven, welche vom Gehirn ausgesehen, fort. Verfolgt man ihn über den Sehnerven ins Auge, so gelangt man in den Spalt zwischen der Choroidea (Aderhaut) und Sklera. Das Spatium perichoroideum entspricht mit seinem Liquor dem Raum zwischen Gehirn und Dura bzw. dem Subarachnoidalraum mit Liquor cerebrospinalis. Beide Räume kommunizieren, der Liquor setzt sich über diesen Spalt in das Auge fort und gewinnt Anschluß an dessen venösen Kreislauf. Die Sklera als derbe äußerste Augenhülle entspricht der Dura mater des Gehirns.

Eine besonders interessante Umwandlung hat die Pia mater im Inneren des Gehirns erfahren. Sie wird zum Plexus choroideus, einem Gefäßgeflecht, das in verschieden starker Ausbildung und je nach der Wanddicke des Gehirns in die Ventrikel des Gehirns hineinragt.

Diese Adergeflechte sind nach innen gewanderte und gewucherte Abkömmlinge der Pia mater, sie produzieren den Liquor cerebrospinalis (vgl. S. 44 ff.).

Im Auge entspricht dem Gehirnplexus bzw. den Adergeflechten des Gehirns das Corpus ciliare. Und wie die Adergeflechte im Gehirn von der Pia mater abstammen, so geht aus der Choroidea, der Gefäßhaut des Auges, nach vorne das Corpus ciliare hervor. Der Ziliarkörper sondert das Kammerwasser ab, das somit dem Liquor cerebrospinalis entspricht. Der Hirn- oder Nervenliquor steigt mit der Atmung auf und ab, das Kammerwasser steigt vom Blut der Irisgefäße erwärmt an der Hornhaut hinauf, wird abgekühlt, sinkt ab und steigt erwärmt wieder auf.[1] Dieser Augenliquor aber wird vorn im bilderzeugenden Teil des Auges produziert, er gehört selbst, wie die Linse, zu den brechenden Medien des Auges. Anders der Liquor, der sich vom Gehirn aus zum Auge fortsetzt, er bildet gleichsam die äußere mit dem venösen Blut vermischte Wasserhülle des bildempfangenden Teiles des Auges.

Wie Linse und Netzhaut einander zugeordnet sind, so werden auch *zwei Flüssigkeitsströme* zueinander gelenkt, der eine von vorne im Licht, der andere von hinten aus dem Dunkel. Von den Flüssigkeiten ausgehend wäre zu sagen: Im Auge begegnen sich zwei Wasserströmungen, eine lichtdurchflutete von vorne mit einer dunkeldurchsetzten von hinten. Bilderzeugung und Bildempfang gestalten auf einer zwischengeschalteten Haut, der empfindlichen Netzhaut, mit dem Licht das Bild der Umwelt. Im Auge wird Wasser zum Träger der Empfindung.

Wir können nun die bisherigen Ergebnisse unseres Vergleiches in der folgenden Aufstellung überblicken. Es entsprechen sich:

Im Auge	*Im Gehirn*
Orbita	Schädelkapsel
Netzhaut	graue Substanz
Sehnerv	weiße Substanz
Aderhaut	Pia mater
Sclera	Dura mater
Spatium perichoroideum	Spalt zwischen Dura und Gehirn bzw. Subarachnoidalraum
Corpus ciliare	Plexus choroideus
Kammerwasser, zwischen Abkühlung und Blutwärme auf- und absteigend	Liquor cerebrospinalis, mit der Atmung auf- und absteigend

Wir finden zahlreiche Gebilde oder Prozesse, welche Gehirn und Auge in metamorphosierter Form gemeinsam haben. Das Auge hat sich nicht weit vom Gehirn entfernt, die Gebilde sind daher noch leicht wiederzuerkennen. Beim Corpus ciliare gegenüber dem Plexus im Gehirn möchte man sagen: Das Gehirn hat sich seiner Adergeflechte ganz entäußert, sie wurden aus dem Gehirninneren ganz herausgeholt und dem vorderen Auge eingebaut. Das Kammerwasser und der Liquor weisen eine Zirkulation auf, die mit dem Venensystem in Beziehung steht. Beide sind am erhöhten Druck, wenn der Abfluß behindert ist, beteiligt, Drucksteigerung im Auge und die gleiche Erscheinung im Gehirn. Damit werden Vergleichsmomente der Pathologie aufgesucht, die geeignet sind, die normalen Verhältnisse zu unterstreichen. Es seien nur kurz erwähnt: Der Optikus und die weiße Substanz erkranken an multipler Sklerose; die Aderhaut und die Pia mater können miliare Tbc-Knötchen entwickeln.

Was sagen uns diese Abwandlungen eines Bauplanes bei zwei Organen? Sie lassen uns das Gesetz der Organik erkennen, den Typus. Das Auge erweist sich als abgewandelte Manifestation eines Typus, nach dessen Prinzip auch das Gehirn auf höherer Stufe gebildet ist. Wir können mit tieferem Verständnis aufsuchen, wie Rudolf Steiner über unseren Vergleich sich ausgesprochen hat: «Was ist das Auge? Das Auge ist ein kleines Gehirn, das von unserem Geiste so bearbeitet ist, daß der eigentliche Nervenapparat zurückgeschoben ist an die hintere Wand, wo sie zur Netzhaut des Auges geworden ist. So arbeiten die Baumeister der Natur, die Bildner der Formen. So formen sie. Im Grunde genommen herrscht *ein* Bauplan in allen menschlichen Organen, der nur im einzelnen, je nach Bedarf abgeändert wird. Wenn ich wochenlang sprechen könnte, würde ich Ihnen zeigen, wie jedes Sinnesorgan nichts anderes ist als ein abgeändertes kleines Gehirn, und das Gehirn wiederum ein Sinnesorgan auf einer höheren Stufe. Aus dem Geiste heraus ist der ganze menschliche Organismus aufgebaut.»[2]

Was Rudolf Steiner hier Baumeister nennt, hat Goethe als Typus bezeichnet, beide haben die Bildekräfte geschildert. Wir lernen damit Auge und Gehirn, Sehen und Denken als Abwandlungen *einer* Tätigkeit, *eines* Typus kennen. Das Organ des Denkens erweist sich als ein solches, dem das Sehen, und das Organ des Sehens erweist sich als ein solches, dem auch das Denken in irgendeiner Form zugrunde liegt.

Wir wissen nicht, wann das Auge «denkt», und wir erleben unsere gewöhnlichen Gedanken nicht als Wahrnehmungen. Gewiß ist aber, daß dem Baumeister der Konstruktionspläne beider Organe kein Zufall unterlaufen sein kann, so daß auch mit dem, was wir nicht bemerken, gerechnet worden sein muß. Das Auge denkt unterbewußt gerade dort, wo die Netzhaut als Gehirnteil zurückgeschoben und zum Bildempfang geeignet wurde. Die heutige Sinnesphysiologie weist nach, daß unser Sehbild keineswegs wie eine Photographie einfach durch chemische Wirkung des Lichtes auf der Netzhaut entsteht; vielmehr ist das Bild der Netzhaut das Resultat von einer Vielzahl wechselseitiger Hemmungen und Verstärkungen (Randkontrast z.B.), die sich in den Neuronen der Netzhaut und ihren synaptischen Vernetzungen untereinander abspielen. Hier wird bereits verglichen und bewertet, um das Sehbild zu gestalten. Dieses Bild ist also in der Tat der Schattenwurf des vor und auf der Netzhaut unterbewußt stattfindenden Denkens. Diese Wendung ist überaus überraschend. Das Netzhautbild entsteht anstelle eines Begriffes, es ist eine andere Form des Gedachten. Das Wahrnehmungsartige des Gehirns glauben wir eher verstehen zu können. Hat doch Goethe Schiller geantwortet, daß es ihm recht sei, wenn er seine Ideen mit Augen sehe! Rudolf Steiner konnte schreiben: «Das Denken hat den Ideen gegenüber dieselbe Bedeutung wie das Auge dem Lichte, das Ohr dem Ton gegenüber. *Es ist Organ der Auffassung.*»[3] Wir sehen, daß unser Vergleich uns unmittelbar zu der Denkwahrnehmung der Ideenwelt hingeführt hat. Der anatomische Vergleich ist zur Schwelle einer Erkenntnis von grundlegender Bedeutung geworden.

Naturgesetz, Typus und Begriff

Alles, was in der Form des Begriffes erscheint, ist ein Ausdruck der Ideenwelt, wo immer sie in dieser Form erfaßbar wird. Wir beobachten drei Stufen begrifflicher Weltoffenbarung:

Auf der ersten Stufe sehen wir, daß die Naturgesetze, wie das der Gravitation, die Gesetze, nach denen die Sternenbahnen verlaufen, und andere, ganz außerhalb der Körper walten, die durch jene Gesetze in ihren Zustandsänderungen beherrscht werden. In dieser Form erscheint uns die Idee im Bereich der unorganischen Natur. Ganz anders wird die Sache, wenn wir in der Mannigfaltigkeit des Organischen eine geschilderte zusammenhängende Reihe auffinden dergestalt, daß eins aus dem anderen Ding hervorgeht. In einer solchen Metamorphosenreihe wirkt die Idee nicht außerhalb, sondern innerhalb der Gestalten als deren bewirkendes Prinzip. Die Formen sind damit zu lebendigen Wesen geworden. Das wirkende Prinzip aber ist der Typus, und mit ihm treten wir in die Organik ein, in die Botanik, Zoologie, Anthropologie. Und drittens: Tritt nun der Typus nicht mehr als innewohnendes Prinzip auf, sondern tritt er gleichsam aus dem Gestalteten heraus, so kann er vom Denken eingefangen und als Gestalt des Bewußtseins, als Geistgestalt von innen gesehen, d. h. gedacht werden: Dem Selbstbewußtsein des Menschen liegt eine höhere Metamorphose des Typus zugrunde. «*Naturgesetz*, *Typus*, *Begriff* sind die drei Formen, in denen sich das Ideelle auslebt» (Rudolf Steiner).[4] In der unorganischen Natur fallen Idee und Sinneswelt auseinander, im Typus sind beide zu einem Wesen vereinigt. Das Bewußtsein wird zum Schauplatz, auf dem der Begriff selbst wahrnehmbar ist.

Blicken wir mit der ersten Stufe auf eine vom Menschen abgelöste Schöpfung, die aus der Vergangenheit der Evolution hervorgegangen und abgestorben ist, so bildet die zweite Stufe die lebendige Umwelt des gegenwärtigen Evolutionszyklus. Mit der Stufe des selbstbewußten Geistes ist eine solche erreicht, die erst am Anfang ihrer Entwicklung steht und insofern der Zukunft angehört; denn die gegenwärtige Menschheit hat erst in ihren großen Vordenkern die Bedeutung und die Verantwortung des menschlichen Denkens für den Weltzusammenhang und Weltverlauf erfaßt. Die Wissenschaft ist der Fülle ihrer Experimente längst nicht mehr gewachsen, da sie den Blick auf ihre eigenen Denkformen und deren Wahrnehmungsbezug vernachlässigt hat.

Wenn wir diese Gedankengänge mit dem verbinden, was sich aus dem Vergleich von Gehirn und Auge ergeben hat, dann blicken wir von der anatomisch-morphologischen Grundlage des Sehens und Denkens in den umfassenden Zusammenhang hinein, in den uns die Natur gestellt hat. Das Gehirn zeigt den becherbildenden Typus auch an seiner eigenen Oberfläche: in den zahlreichen Furchen und der

Insel im Schläfenlappen. Oph-thalmos heißt griechisch das Wort für Auge, wörtlich Seh-Höhle (Vertiefung, Kammer). Die Silbe thal kommt auch im Worte Tal und Dalle vor, aber auch im griechischen thal-atta, das Meer als Vertiefung des Landes oder eine Bucht. Wenn Rudolf Steiner das Auge schilderte, hat er häufig von dieser golfartigen Vertiefung gesprochen, die es darstellt. Und zwar ragen die Naturgesetze so in das Auge hinein wie das Meer in den Golf oder die Bucht. Im Auge werden eben seine vorderen Glieder – Hornhaut, Linse, Kammerwasser, Glaskörper – von einem optischen Gesetze beherrscht, welches sagt, daß der Sinus des Einfallswinkels des Lichtes zum Sinus des Brechwinkels stets in einem konstanten Verhältnis steht. Das Verhältnis beider Winkel drückt der Brechungsexponent aus. Ebenso wie in einem unorganischen Apparat kommt das Licht von außen, die brechenden Medien verhalten sich im Auge und im Apparat genau gleich. Der lebendig gestaltende Typus hat das Auge hier ganz den unorganischen Gesetzen unterworfen. Wir sind nicht nur bildlich, sondern wirklich mit den Dingen auf unorganischer Stufe identisch. Daß wir nicht ganz zu Teilen der Natur werden, dafür sorgen die anderen Glieder des Typus, besonders das Gehirn als Sinnesorgan für die Idee.

An der Stelle, wo die Gehirnmasse der Netzhaut des Auges durch die Becherbildung zurückgeschoben wurde, findet eine «von keinem Nervensystem durchgearbeitete Denktätigkeit»[5] statt. Das vorgeschobene Gehirn wird zur Schale zurückgebildet. In der Schale liegt der Glaskörper. Die Netzhaut umgibt ihn als Kugelschale. Die Schale ist erfüllt von Lichtweben.[6] Sich dieses vorzustellen, kann zum Gleichnis für die unterbewußte Denktätigkeit werden, die sich als Lichtgeometrie vor und auf der Netzhaut abspielt. Aus dieser sphärischen Geometrie resultieren die Netzhautbilder, schwebende Gestalten an der Grenze derjenigen, die wir als Begriffe erfassen.

Die Gehirnmasse ist in einer solchen Art zurückgebildet, daß auch ihre Substanz ergriffen wird. An der Gehirnsubstanz befreit sich der Typus, er wird im denkenden Selbstbewußtsein unser Eigenbesitz, er wird Begriff. Dies ist die Ursache, warum die Nervensubstanz postnatal die geringste Mitoserate von allen Organen aufweist. Was im Tode mit dem ganzen Körper geschieht, wenn die Wesensglieder den Leib verlassen, das ist physiologisch am Gehirn vorbereitet, es ist nach dem Modell eines Leichnams entwickelt. Diesem Leichnam im status nascendi verdanken wir das denkende Selbstbewußtsein. Mit dem Denken finden wir die toten Naturgesetze, die eine Manifestation der Idee sind. Im Auge begegnen sich die Typusgestalt und die optischen Naturgesetze. Am Gehirn drückt sich das Ideelle ab und wird unser Begriff. Unser Denken ist ein Golf auf höherer Stufe, denn es kann die ewigen Wahrheiten umfassen, es kann sich in sie vertiefen.

Naturgesetz, Typus und Begriff sind urphänomenal am Gehirn und Auge dem Haupte des Menschen eingefügt. Aus Gliedern der Menschenbildung wurden Stufen der Welterkenntnis. Der Leib ist der Welterkenntnis zugeordnet.

Metamorphosen des Lichtes

In der Sphäre der Naturgesetze erlebt unser Sehsinn den zeugenden Strahl des Lichtes der Außenwelt, er antwortet in der Sehhöhle mit Bildgestalten als Geburten des Typus. Im Gehirn wendet sich der Augentypus vom äußeren Licht ab und richtet sich auf das Ideenlicht, indem er den Begriff erfaßt. Das Licht hat einen Wandlungsprozeß durchgemacht: von dem äußeren Licht zum Lichtorgan und zum Lichte oder Begriff des selbstbewußten Geistes. Wir begreifen nun, daß *videre* und *Idee* vom Sprachgeist aus derselben Wurzel entwickelt werden konnten. Der sprechende Geist des Menschen hat die Lichtmetamorphosen nachgezeichnet und in Worte geprägt.

Wir stehen vor einem der «unbegreiflich hohen Werke» der Baumeister, die unseren Leibesbau in der innigsten Weise in den totalen Naturprozeß eingebaut haben, so daß die Natur sich im Begriff und Geist des Menschen abspiegeln, ja darin auf höherer Stufe noch einmal reproduziert werden kann.

Ganz im Gegensatz zu der seit Kant in der Philosophie und Physiologie herrschenden Meinung, daß wir lediglich subjektive Scheinbilder im Bewußtsein hätten, die wir hinausprojizierten, steht unser Auge und Denken so zur Welt, daß unser Geist als ein Zentrum des Weltgeschehens auf ideeller Stufe angesprochen werden muß. *Unser Bewußtsein ist der Schauplatz des individuell gewordenen Weltwesens.* Gegenüber diesem Weltenwesen in sich kann der Mensch eine moralische Verantwortung empfinden, er kann es mit den

Einschlägen seiner Freiheit befruchten und so an seiner Zukunft gestalten. So kann aus einer goetheanistischen Physiologie die moralische Haltung hervorleuchten.

Der menschliche Leib ist von der Ideenwelt ausgeatmet worden, damit der innewohnende Geist sich seiner selbst am Leibe bewußt werde. Aus der Idee für das Bewußtwerden des eigenen Selbst ist der Leib geworden.

Diese Ausführungen können noch in einer anderen Richtung weitergedacht werden, in der Richtung der höheren Sinne, die zu entwickeln sind.

Der Leib und das «Ich in den Dingen»

Aus der Art, wie sich das Auge mit den Naturgesetzen durchdringt, kann Verständnis gewonnen werden dafür, wie unser Ich in den Dingen der Außenwelt lebt. Man wird «zu einer besseren Vorstellung über das ‹Ich› erkenntnistheoretisch gelangen, wenn man es nicht innerhalb der Leibesorganisation befindlich vorstellt und die Eindrücke ihm ‹von außen› geben läßt, sondern wenn man das ‹Ich› *in die Gesetzmäßigkeit der Dinge selbst verlegt* und in der Leibesorganisation nur etwas wie einen Spiegel sieht, welcher das außer dem Leibe liegende Weben des Ich im Transzendenten dem Ich durch die organische Leibestätigkeit zurückspiegelt.»[7]

Zu einem Verständnis dieser Lage des Ich können unsere Ausführungen beitragen. Man denke sich ein Gebilde, das dieses außerhalb des Leibes wesende Ich abbildet. Im Auge kann die Linse als ein solches Abbild gelten, sie schnürt sich außerhalb des becherbildenden Teiles ab, sie bewirkt die gesetzmäßige Spiegelung der Umwelt im Auge mit. Das Ich lebt im Golfe die gesetzmäßige Spiegelung im Auge mit. Embryonal wiederholt die Linse nicht nur die Becherbildung im Kleinen, sondern sie induziert auch den Augenbecher. Linse und Glaskörper erfüllen den Becher. Beide werden vom Becher empfangen. In dieser Relation von Linse und Becher kann die Vorform des späteren Bildentwurfes und Bildempfanges zwischen Linse und Netzhaut gesehen werden. Im Rückstoß des bildgewordenen Lichtes wird der Augentraum bewußtes Augenerlebnis. *Das Ich in den Dingen formt Becher und Spiegelbild.*

Die Ablösung des Wesenskernes von der Organisation des Leibes darf nicht räumlich, sondern muß als ein «relatives dynamisches Losgelöstsein»[8] vorgestellt werden. Wenn nun die höhere Erkenntnis darin besteht, in das Wesen des Übersinnlichen, worin das Ich lebt, einzudringen, dann wird die Geistesforschung gleichbedeutend mit dem Eindringen in das Wesenhafte des Ich, das sich am Leibe spiegelt. Sie setzt also geistig und psychologisch Selbsterkenntnis ebenso voraus, wie man, um klar im Spiegel zu sehen, diesen glatt schleifen und säubern muß.

Das Losgelöstsein des Ich gestattet dann weiterhin, an Stelle des physischen Leibes stufenweise die höheren Wesensglieder als Spiegel zu benutzen. So fügen sich die höheren Erkenntnis-Stufen als Steigerungen an die sinnliche Wahrnehmung an. Die Physiologie kann über die moralische Erkenntnishaltung in die höhere Erkenntnis fortgesetzt werden.

Die geisteswissenschaftliche Sinneslehre gestattet die Synthese des Sinnlichen mit dem Übersinnlichen. Die äußere und die innere Empirie formen eine Polarität mit Steigerung im goetheschen Sinne.

Auge und Entzündung

Das Gehirn streckt eine ausgestülpte Blase nach vorn, die einen Hohlraum umschließt; sobald sie unter der Haut anstößt, stülpt sich das Bläschen zum Becher ein, zum Augenbecher. Gleichzeitig nimmt der Becher die vor ihm abgeschnürte Linse in sich auf. Von der äußeren Haut abstammend, wird die Linse von den Becherrändern umschlossen. Über die Vorderhälfte der Linse hinweg geht die Haut, die zur Hornhaut wird. Nach dem Typus der Becherform sind die Hohltiere (Bechertiere) gestaltet, die auf dieser Stufe stehengeblieben sind. Die Vorstufe des Bechers wiederum ist die einen Fremdkörper umfließende Amöbe. Das eine ist im Flusse geblieben, das andere wird Gestalt.

Stellen wir uns vor, daß der Zustand eines eingeschlossenen Fremdkörpers erhalten und fixiert stehen bleibe, weil das betreffende Wesen sich der ihm fremden Welt dauernd auszusetzen und sie zu verarbeiten bestrebt ist, dann haben wir die Becherform des Auges mit der umschlossenen Linse vor uns. So werden die Amöbe mit einem umschlossenen Fremdkörper, das Auge mit seiner Linse, als Reaktionsformen lebendiger Wesen auf die Umwelt von dem gleichen Typus gebildet. Niederste Stufen der tierischen Entwicklung bleiben im menschlichen Haupte weiterbestehen.

Die Linse als Fremdkörper

Diese vergleichsweise bildhaften Formen finden ihre erste Bestätigung im Linseneiweiß. Das Eiweiß der Linse wirkt im eigenen Körper als Fremdeiweiß, als ein Antigen, das in der Umgebung eine Antikörperbildung zur Abwehr erzeugt. Wenn bei einer Staroperation Linseneiweiß austritt, weil die Kapsel verletzt wurde, dann kann es zur entzündlichen Zerstörung des betroffenen Auges und übergreifend sogar des anderen Auges (sympathische Ophthalmie) kommen. Indem der Körper sich gegen das Linseneiweiß wehrt, weil er auf das Linseneiweiß wie auf einen Fremdkörper reagiert, wird das

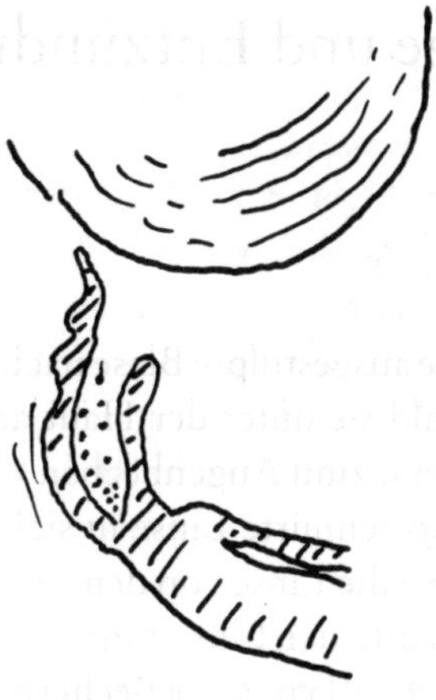

Physiologische Leukocytose im Kammerwinkel (nach A. Fischel 1900)

Auge als Feld der Entzündung mit zerstört. Der Körper greift sich selbst an, heute sagt man Autoaggressionskrankheit. Man kann daran erkennen, welch große Bedeutung die Abschnürung der Linse von der Haut hat: Über diesen Weg wird ein bleibender, fremder Umweltfaktor als Eigenorgan Linse in den Körper inokuliert. Die Umwelt wächst als Fremdkörper ein. Was aber ist die Reaktion des Auges in physiologischer Hinsicht, und welche Bedeutung gewinnt das Ganze für das Sehen?

Das Augeninnere reagiert nun genauso, wie eine Hautstelle reagiert, wenn man sich die Finger verbrannt hat, nur langsamer, weil kein akuter, sondern ein subakuter bis chronischer Reiz vorliegt. Alfred Fischel hat bei Studien zur Regeneration der Linse Beobachtungen gemacht, die wenig bekannt, für unseren Zusammenhang aber von der größten Bedeutung sind. Fischel schrieb:

«Es scheint, daß eine allerdings sehr geringgradige und langsame Durchwanderung des Bulbus von seiten der Leukozyten stets statthat. Wenigstens lassen sich in jedem normalen Bulbus einige wenige Leukozyten nachweisen. Sie liegen entweder im Glaskörper, der keine anderen zelligen Elemente als sie enthält, oder sie sind, und zwar häufiger, in jene Maschen, welche von den aus der basalen Zellseite der Pars ciliaris retinae hervorgehenden Fortsätzen gebildet werden, verfangen (Abb.). Bei der geringsten Alteration des Bulbus aber erscheinen sie sofort in großer Zahl. Es ist dazu gar nicht notwendig, daß eine Wunde an der Cornea oder an irgendeinem Teile des Bulbus gesetzt wird, es genügt, wie Versuche beweisen, ein auf die Cornea ausgeübter erheblicher Druck. Auch die Schichten des Auges brauchen nicht in irgendwie merklicher Weise verändert zu sein. Diese Leukozyten scheinen durchwegs aus den hinter der Pars optica retinae liegenden Gefäßen zu kommen; hier sind ja auch die Verhältnisse für ihren Austritt ungemein günstige: unmittelbar an der basalen Fläche der Zellen des Tapetum liegt die beschriebene Kapillarschicht der Choroidea. – Wir können nun die Leukozyten in allen Stadien ihrer Wanderung nachweisen. Zwischen Stäbchen und Zapfen, Glaskörper und Iris. Sie nehmen die verschiedenste Form an, den Verhältnissen entsprechend.

Die Durchwanderung pathologisch veränderter Organe von seiten der Leukozyten ist eine seit langem bekannte Erscheinung. Sie wird jedoch zumeist durchwegs als Ausdruck eines ‹entzündlichen› Vorganges angenommen. Von einem solchen ist aber in unserem Objekte nichts zu erkennen. – Bis auf die Leukozytenwanderung kann ja alles normal sein. Das ursächliche Moment muß ein anderes sein.»[1] – Diese Leukozyten hatte G. Schwalbe schon 1874 beschrieben.

Ein Hauptsymptom der Entzündung, die Leukozytenemigration aus dem Blut, ist also im Auge tatsächlich und dauernd vorhanden! Dem Typus nach gehört sie zur akuten Phase der Entzündung, im Auge ist der entzündliche Reiz dauernd geworden, und die entzündliche Reaktion ist entsprechend verlangsamt. Fischels Schilderung läßt diese Verzögerung erkennen. Können wir die Frage beantworten, welche Aufgabe diese Leukozytenwanderung hat? Ihre Richtung bezeichnet auch die Aufgabe; denn die Leukozyten wandern auf die Linse zu, nach vorn, wo der Reiz durch die eingewachsene Linse, als Organ gewordene Fremdwelt, ausgeübt wird. Die Leukozyten wandern auf die Umwelt zu, welche über die Linse eindringt, genauso, wie sie von Bakterien angelockt werden; denn es wohnt ihnen ein dumpfer chemotaktischer Richtungssinn inne, welcher sie zur Stelle des eingedrungenen Schadens hinlenkt. Die Umwelt ist es, welche die Leukozyten anlockt. Das Auge lebt in einem Entzündungsprozeß, wir sehen durch ihn! Als Rudolf Steiner 1920 den Hinweis gab, daß unser Sehen aus einem Entzündungsprozeß resultiere,[2] lagen die Arbeiten von Fischel 20 Jahre, die von G. Schwalbe schon 46 Jahre vor.

Das Überraschende an diesen Feststellungen kann uns auf weitere Entdeckungen führen. Zwischen den Becherrand und die Linse schiebt sich der Ziliarkörper ein, der mit seinen Fasern die Linse von der Peripherie her einfaßt. Rings um die Linse greifen die Fasern an und gestatten eine Verbiegung der Linsenflächen, so daß nahe oder fernstehende Raumkörper scharf abgebildet werden (Akkomodation). Der Ziliarkörper stammt von der Aderhaut, Choroidea, und diese wiederum vom Plexus choroideus im Gehirn ab. Der Plexus, die Aderhaut und der Ziliarkörper sind stufenweise ausgeführte Gefäßgewebe eines und desselben Typus, der sich, vom Gehirn über das hintere Auge bis zum vorderen Auge vorschiebend, manifestiert und verwandelt. Im Gehirn ist er ganz verborgen, er sondert das Gehirnwasser ab, das innen bleibt und mit der Atmung schwingt. Im hinteren Auge wird das Gefäßgewebe zur Blutschale, in welcher die bildempfangende Netzhaut liegt. Der Ziliarkörper bildet das außenliegende Gegenstück zum Gehirnplexus. Der Weg, den dieses Gefäßgewebe von innen nach außen nimmt, ist der gleiche, den heute noch die Leukozyten durch den Bulbus nehmen, ihr Weg ist nur verkürzt und auf die Bestandteile des Blutes eingeschränkt. Der gefäßreiche Ziliarkörper erinnert an ein einsprossendes, vorwachsendes Granulationsgewebe, das eine Wunde schließen soll.

Der Ziliarkörper sondert das Kammerwasser ab. Es ist in zirkulatorischer Bewegung und reguliert den Innendruck des Auges. Verstärkter Druck auf das Auge hatte auch, nach Fischels Bericht, die Leukozytentätigkeit im Auge vermehrt. Unter dem Gesichtspunkt der Entzündung ist das Kammerwasser die organisierte Dauerfunktion der entzündlichen Exsudation von Gewebewasser im Entzündungsfeld. Im entzündeten Gewebe herrscht ein gewisser Druck. Davon rühren ja der Schmerz und die Schwellung her (dolor, tumor). Der Augeninnendruck gehört als normal gewordenes Symptom zum Bilde einer physiologischen Entzündung hinzu. Das Glaukom zeigt, was geschieht, wenn physiologische Grenzen gesprengt werden. Die Zirkulation setzt aus, der Druck steigt, heftigster Schmerz tritt ein, das Sehen ist gefährdet.

Im Tränenwasser, das der Tränendrüse als einer aus dem Auge hinaus verlagerten «Kammerwasserdrüse» entstammt, ist aber gleichzeitig auch eine antiphlogistische Tendenz lebendig geworden.

Da es nämlich eine um einen Grad niedrigere Temperatur als das Blut hat, wird sein Ausfließen auf der Wange als Kältereiz empfunden. Dem vorderen Auge wurde eine Art kühlende Dauerberieselung eingefügt, an der sich zeigt, wie der Entzündungsprozeß in den Sehvorgang metamorphosiert wurde: Er wurde abgekühlt und damit verlangsamt. Die Anwendung von kaltem Wasser bei Verbrennungen wurde früher und wird heute wieder gehandhabt.

Zu dieser Auffassung des Kammerwassers gesellt sich die Iris als Blutgefäßgewebe einer Organ gewordenen Hyperämie hinzu. In der Iris als Teilorgan des Auges werden die langsam entzündlich sprossenden Gefäße stark beschleunigt: «Verletzt» ein Lichtstrahl das Auge, so zieht sich die Iris momentan konzentrisch um die offene «Pupillenwunde» zusammen. Erweitert sich die Pupille und gibt sie dadurch das Auge der Umwelt preis, so können wir an die Rückbildung der entzündlichen Gefäßprozesse denken, wenn der Reizzustand abgeklungen ist. Bildung und Rückbildung von entzündlichen Granulationsgeweben sind im Auge zur Dauerfunktion erhoben und in der Iris Organ des Auges geworden. Entzündliche Gewebeprozesse wurden in den augenbildenden Prozeß übernommen, dabei wurde das zeitliche Intervall maximal verkürzt, aber nicht ganz aufgehoben, wie wir das später bei der Retina sehen werden.

Nur kurz erwähnt werden soll hier, daß wir an der Hyperämie des vorderen Auges die Wirkungsweise von Belladonna erfassen können. Belladonna wirkt pupillenerweiternd, die hyperämischen Gefäße (Iris) ziehen sich zurück! Belladonna wirkt der entzündlichen Hyperämie, sowohl im pathologischen Prozeß als auch an der Pupille, entgegen.

Fassen wir das Bisherige kurz zusammen! Das vordere Auge bildet spezialisierte Organe, die als Organ gewordene Korrelate eines chronischen Entzündungsprozesses verstanden werden können: Die Linse stellt einen eingekapselten Fremdkörper dar. Der Umweltreiz wurde so abgedämpft. Der Ziliarkörper wächst in das vordere Auge an die Linse und schiebt sich als Iris vor die Linse wie ein Granulationsgewebe in eine offene Wunde, die zu schließen seine Aufgabe ist. Die Pupille wäre diese Wunde. Die Leukozytenwanderung stellt ein Symptom im Auge dar, das dem Typus der entzündlichen Bildekraft am nächsten steht und ihn am deutlichsten verrät. Dieses Symptom ist der Schlüssel, die spezifischen Entzündungsgewebe mit Gliedern des Auges zu parallelisieren. Das Kammerwasser und der Innendruck gehören zum Auge, wie die Exsudation und der Gewebedruck zum Entzündungsfeld gehören.

Das Auge als Narbe

Außer diesen gleichsam stehengebliebenen Phänomenen gibt es Entzündungszeichen im Auge, welche im Ansatz vorhanden, aber wieder *zurückgebildet* worden sind. Solche Rückbildungen zeigen sich auch anderswo, zum Beispiel am Gelenkknorpel.

Wenn im Kniegelenk eine Fibrinexsudation erfolgt, so wird die auf dem Gelenkknorpel abgelagerte Fibrinschicht durch sprossende Blutkapillaren beseitigt, wobei der Knorpel mit zerstört wird. Die Kapillaren bilden eine Gefäßhaut, welche als Pannus den Knorpel überzieht. Derartige Gefäßhäute zeigen an, daß der Prozeß chronisch geworden ist. Das Endresultat ist die Narbe aus Bindegewebe. Das Gelenk ist schließlich versteift. – Gefäßhäute von diesem Typus sind es, die embryonal zwischen Hornhaut und Linse und über die Linsenhinterseite hinwegsprossen. Daher ist der Fetus bis zum neunten Embryonalmonat blind, durch den Gefäßschleier könnte er nicht sehen. Die hintere Gefäßhaut bildet sich zuerst, die vordere im neunten Monat zurück. Damit wird das Kind sehend geboren. Rückbildungsprozesse dieser Art am Gefäßsystem gehören der chronischen Phase der Entzündung an. Das Gewebe wird wieder völlig gefäßlos und rein bindegewebig, es wird zur Narbe. Dieser Zustand ist es, der von der Hornhaut und der Linse erreicht wird. Beide gehören wie Narben- und Knorpelgewebe zu Geweben mit äußerst verlangsamtem geringem Stoffwechsel (bradytrophe Gewebe). Hier hat der Organismus die Tendenz, den Lebensprozeß gegen die Sensibilität einzutauschen. – Hornhaut und Linse sind die Narben des augenbildenden Entzündungsprozesses; die Linse ist Reizvermittler, Fremdkörper und Narbe zugleich. Geht die Rückbildung noch weiter, so löst sich das Gewebe gleichsam wieder auf, es hyalinisiert und kann durchsichtig werden. Man erkennt, welchen Rückbildungsweg Linse und Hornhaut gemacht haben. Die Hyalinisierung ist bei ihnen in idealer Weise vonstatten gegangen. Die Entzündung ist völlig ausgelöscht, an ihre Stelle ist die Sensibilität, Offenheit und Sympathie zur Umwelt getreten. *Der Schmerz ist überwunden.*

Die Netzhaut: Raum gewordener Rhythmus

Die Netzhaut ist als durchsichtige Nervenschicht in die Aderhautschale hineingelegt. Ihre Unterlage ist die dunkle Pigmentschicht. An ihr wird das Licht reflektiert, bevor es die lichtempfindlichen Sehelemente in der Netzhaut trifft. Diese kehrt der Sonne gleichsam den Rücken zu. Unser Bildsehen ist immer ein lichtabgewandtes, reflektierendes oder Spiegelsehen. Goethe hat (als Faust) vor dem Regenbogen mit den Worten «So bleibe denn die Sonne mir im Rücken» das eigene Sehen im einzelnen ausgesprochen. Ausgesprochen ist damit auch, daß Zuwendung zum Licht (Tag) und Abwendung (Nacht) im Auge repräsentiert sind. Tag und Nacht stehen in der Netzhaut als Zellen für Hell und Dunkel, für Farben und Dämmerung räumlich nebeneinander. Stäbchen und Zapfen, die ersteren für das Nachtsehen, die letzteren für das Tagsehen, sind in differenzierter Weise angeordnet. Der zeitliche Rhythmus ist als räumliche Ordnung festgehalten!

Wie, wenn wir die Raumordnung wieder in Bewegung bringen, wenn wir sie in den Rhythmus einer Zeitfolge zurückübersetzen? Dann würden wir vor einem die Netzhaut bildenden Rhythmus stehen: die Zapfen in der Tagphase des Sonnenrhythmus, die Stäbchen in der Nacht! Diese Vorstellungen führen unser Problem über die bisherigen Phänomene hinaus in eine höhere Wirklichkeit. Diese wird in den folgenden Ausführungen Rudolf Steiners faßbar:

«Stellen Sie sich nun vor: An einer Stelle unseres Hauptes waren vor Äonen von Jahren zwei Stellen von besonderer Empfindlichkeit für die Sonnenstrahlen vorhanden. Sehen konnte der Mensch damals noch nicht, aber an jenen zwei Stellen mußten die Sonnenstrahlen jedesmal, wenn die Sonne aufging, ihm wehe tun. Da konnte ihm das Gewebe verletzt werden, und ein Schmerz mußte entstehen. Durch lange Zeiträume mußte dieser Vorgang sich abspielen, und die Ausheilung bestand darin, daß an jenen Stellen aus der Ausheilung die Augen entstanden. Auf dem Grunde der Verletzung entstanden die Augen. Und so wahr wie es ist, daß uns die Augen die Schönheit der Farbenwelt vergegenwärtigen, so wahr ist es, daß die Augen nur auf Grundlage der Verletzungen von besonders lichtempfindlichen Stellen durch die Sonnenwärme entstanden.»[3]

Der überwundene Schmerz wird Kraft des Sehens

Unter dem neuen Gesichtswinkel der Entzündung können die Bildebewegungen des Auges neu interpretiert werden: Das vortastende Augenbläschen zieht sich zurück wie die gebrannte Hand, nur langsamer; es nimmt sich selbst in sich zurück, wird «eingestülpt». Die Sonnenwärme war der Reiz, buchstäblich bildete das Auge sich am Licht, die gereizte Stelle zog sich «auf den Grund» des Bechers zurück. Über der verletzten Stelle spielte sich die entzündliche Wundheilung ab, aus deren festgehaltenen spezifischen Geweben die einzelnen Organe des Auges geworden sind Die Netzhaut, auf der die Bilder der Welt schweben, führt über sich selbst hinaus, wenn man sie als Ganzes und selbst als Bild des kosmischen Rhythmus nimmt. Aus den Sehelementen enthüllt sich das Urbild ihrer Entstehung zwischen Sonne und Erde. Tag und Nacht werden auf der Netzhaut zu den Sehelementen im Licht und im Dunkeln. Die Zeitfolge war Ursache der Raumordnung. Wie die Zeit auf dem Zifferblatt in Stunden räumlich abgebildet ist, so stehen die Sehelemente als Abbilder ihrer eigenen Geschichte auf der Netzhaut nebeneinander. Im Verhältnis von Sonne und Erde und ihren Bewegungen liegt der Urreiz, der vom Kosmos ausgeht und auf den unser Leib mit der augenbildenden Entzündung antwortet. Das zeitliche Element wurde ganz eliminiert. Mit der Retina des Auges hat das Licht der Sonne seinen Weg aus dem Zeitelement des Rhythmus in den Raum hinein vollendet.

In dem neuen Zusammenhang sprechen die Leukozyten in vertiefter Form von ihrer dem Lichtreiz entgegenwandernden Abwehr und Reizantwort. Die Leukodiapedese hält als Reminiszenz die erste Stufe des reaktiven augenbildenden Prozesses als Entzündung fest.

An der Stelle des schärfsten Sehens, wo ausschließlich Zapfen liegen und wo die überdeckenden Schichten, seitlich ausweichend, das Licht direkt auf die Zapfen fallen lassen, liegt das Sehgrübchen, die Fovea centralis. Hier kann das Licht noch heute den Augenschmerz auslösen. Die Fovea ist gleichsam die heute noch offenstehende, schmerzende Wunde. Hier begegnet das Licht der empfindenden Seele oder der Empfindungsseele unmittelbar. Die Leukodiapedese und die Sehwunde der Fovea werden mit der offenen Pupille und Linse zu einer einzigen Funktion, zum Tagsehen entzündet und vereinigt. Das über der Fovea centralis schwebende Spiegelbild der Umwelt ist gleichsam das sinnlich-übersinnliche Häutchen über der Wunde, worin unser bewußtes Ich über und durch den Schmerz hindurch in der Erdenwelt lebt. Aller wahrgenommenen Schönheit der Welt, die wir genießen, liegt der Schmerz zugrunde, der überwunden werden mußte. Der Schmerzüberwindung verdanken wir die neutrale Gelassenheit unseres Auges und Sehens.

Die entzündlichen Bildekräfte des Auges im Einzelnen

Pathologisch gesehen würde der die Retina bildende Vorgang einem Entzündungstyp entsprechen, welcher zwischen Exsudation und Vernarbung bis Verkalkung liegt: die spezifisch differenzierte Entzündung. Dieser Typ entsteht bei abgeschwächten gemäßigten Reizen, welche in Schüben erfolgen und eine verlangsamte Reizantwort zur Folge haben (das tuberkulöse, das syphilitische und das Fremdkörper-Granulationsgewebe). Diesen Geweben kann man dann meistens mit großer Sicherheit ansehen, aus welchen Reizen (Erregern) sie hervorgegangen sind. Die Exsudation tritt zugunsten gewebebildender Zellvorgänge zurück. Umstimmung des Organismus und Immunität sind das Resultat für den Organismus. Die Abwehr ist «biologisches Gedächtnis» geworden. Die typische Zellart aus der spezifischen Entzündung ist die Epitheloidzelle, die wie unfertige Epithelzellen beeindruckt. Diese Zelle kann zur Riesenzelle werden, die mit bis zu 1000 Kernen und mehr ihre innere Oberfläche vergrößert und ihre Leistung entsprechend steigert.

Bei Fischen findet sich der für unsere Untersuchung wichtige Fall vor, daß Nervenganglienzellen als Riesenzellen entwickelt sind. Damit ist der Schritt gegeben, der den Übergang bildet von der Epitheloid- zur Riesen- in die Nervenzelle. Bei der spezifischen, eine Retina bildenden Entzündung ist der Reiz von Tag und Nacht als solcher schubweise oder rhythmisch gegeben. Die augenbildenden Vorgänge lassen das spezifische Retinagewebe hervorgehen, das den Epitheloidzellen entspricht, eine besondere Leistung des Mesenchyms, das noch alle Möglichkeiten in sich schließt. Die ganze Retina kann als eine gesteigerte Epitheloidzelle, als eine Riesenzelle mit höchster Leistung aufgefaßt werden. Die lichtempfindliche Schicht wird wie das ausgereifte Granulomknötchen, wie Narben und Linse gefäßlos, sie wird, in der Blutschale der Choroidea liegend, vorzugsweise durch Diffusion ernährt und erhalten. Die vorderen Retinaschichten, welche lichtunempfindlich sind, werden von innen her versorgt.

Mit dem Sehen ist durch die Bildentwicklung eine weitgehende Immunität gegenüber schädlichen Lichtreizen für den Organismus eingetreten. Die Umstimmung bedeutet hier, daß der Wundschmerz durch wiederholte Reizschübe langsam überwunden und zur Fähigkeit des Sehens geworden ist. Dem Entzündungstypus, den wir hier suchen, stehen die Außenglieder der Stäbchen in der Netzhaut sehr nahe. Sie zerfallen durch den Lichtreiz in kleinste Scheibchen . Diese Abbauprodukte haben fremdkörperartige Reizwirkung und werden phagozytiert. Die abgebauten empfindlichen Sehelemente werden dauernd erneuert. Hier ist nun das Sehen und die langsame Entzündung unmittelbar abzulesen. Die empirischen Befunde und das Urbild decken sich. Insofern kann von einem Urphänomen der augenbildenden Entzündung gesprochen werden. Die Erneuerung der Sehelemente findet bei Ratten in rhythmischen Schüben von zehn Tagen statt.

Die beschriebene Art der Retinabildung wirft ein Licht auf den Ort, an welchen der Glaskörper in den Entzündungsprozeß einzuordnen ist. Ein vor der Netzhaut liegender ektodermaler Gewebeanteil löst sich in den Glaskörper auf, der zu 98 Prozent aus Wasser besteht (Humor vitreus). In seinem vorderen Anteil durchsetzen den Glaskörper radiär gerichtete Fasern, im hinteren Anteil solche mit kreisförmiger Anordnung. An der Peripherie dieser Wasserkugel verfilzen sich die «Fibrillen», so daß seine Gestalt nicht sogleich zerfließt, wenn die Sklera weggenommen wird. An diesem äußerst feinen Gerüst können wir den festgehaltenen letzten Schritt vor der völligen Gestaltauflösung eines Gewebes beobachten und sehen, wie die Flüssigkeit noch in sich von der verglimmenden Vitalität zusammengehalten wird.

Im pathologischen Entzündungsprozeß rückt dieses Gebilde in

jene Phase der chronisch-schubweisen Entzündung (eben der Retinabildung) mit überwiegender Virulenz der Bazillen, wodurch sich das Gewebe auflöst (die Histiolyse des exsudativ-käsig zerfallenden Gewebes). Die Netzhaut ist das produktive Gegenstück. Der tiefer eingedrungene Umweltreiz mit Bildung der Fovea centralis korrespondiert mit der Virulenz der Bazillen, welche zwar eine zerreißliche Abszeßmembran um die Flüssigkeit herum hervorrufen, aber die Einkapselung hinauszögern oder ganz verhindern. So kann die akute Ödembildung im vorderen beweglicheren Auge von dem chronischen Prozeß mit Gewebsauflösung im hinteren ruhenden Auge unterschieden werden.

Hinter der Netzhaut, ihr eng angeschlossen, liegt die Pigmentschicht. Ihre Zellen sind sechseckig, ebenso wie die Linsenfasern im Querschnitt. Die Pigmentschicht entspricht dem Stadium pigmentosum bei einer Dermatitis solaris. Die braungefärbte Haut verschluckt das Sonnenlicht genauso wie die Pigmentschicht im Auge. In beiden Fällen ist eine Abschwächung des Übermaßes an Licht gegeben, ein Schutz und eine Abwehr. Der gemäßigte, abgeschwächte Reiz des auffallenden Lichtes erregt erst die Sehelemente der Netzhaut, der direkte Lichtreiz wäre heute zu stark. Zeigte uns die Netzhaut eine ursprünglich schubweise Entzündung, so weist die Pigmentschicht hinter ihr auf den abgeschwächten Reiz einer chronischen, in die Länge gezogenen Entzündung. Beide Organe gehen aus der gleichen Phase der entzündlichen Bildekraft hervor. Mit den Riesenzellen und der Pigmentschicht grenzt im hinteren Auge die Entzündung an die Geschwulstbildung an.

Der blinde Fleck

Neben der Fovea centralis liegt 4 mm nasalwärts die Papilla nervi optici, der blinde Fleck. An dieser Stelle sind alle normalen Augen blind. Hier spricht sich etwas Wesentliches aus, liegt doch die Stelle des schärfsten Sehens – die Fovea – unmittelbar neben dem blinden Fleck. Neben der reizbarsten Stelle, die wir als offenstehende Wunde ansehen können, liegt die organgewordene Abwehr des Lichtes, die partielle Blindheit: die Immunität. Beide zusammen liefern ein vollkommenes Bild der Empfindungsseele, welche zwischen

Stumpfheit und Reizbarkeit schwankt. Öffnung und Reizbarkeit für die Erdenwelt wird erkauft mit einer verborgenen, teilweisen und verdeckten Blindheit in demselben Element, in das die Seele hineingezogen wird. Beziehen wir den blinden Fleck realistisch auf unser Sehen, dann kann gelten: In allem Sehen liegt eine gewisse Blindheit! Darin klingt eine sinnlich-sittliche Organweisheit an: Das Sinneslicht ist zugleich das Dunkel der Maja, in der wir durch die Sinne leben.

Der Typus der Entzündung im Auge manifestiert sich in anderer Art im Wärmesinn der Lider. Warum probiert die Kinderschwester die Milchflasche am Augenlid? Weil der Wärmesinn in den *Lidhäuten* konzentriert ist wie auf den *Lippen* und an den *Nasenflügeln*. Hier kommen die Wärmepunkte gehäuft vor. Im Gesicht finden wir den Wärmesinn dem Geschmack, dem Geruchssinn und dem Sehsinn vorgelagert.

In der Netzhaut sind die Zellen aus den Lichtphasen ganz in den Becher des Auges hineingelegt. Die Netzhaut resultiert aus lang hingezogenen, wiederholten Reizen. Dementsprechend müßte der außen vorgelagerte Wärmesinn aus den ersten, akuteren Wärmereizen in der Bildungsepoche hervorgegangen sein, während die Lichtreize in eine spätere Zeit fallen und daher zurückgezogen und verborgener liegen. Die Wärmereize bilden das «erste» Auge; das dann folgende ist das Lichtauge.[4] Die Topographie des Wärmesinns als Außenseite des Sehsinns wäre das Ergebnis der Chronologie und des Ablaufes der augenbildenden Entzündung, von akuteren zu chronischen Phasen. In der akuten Phase ist die Wärme, später, in der chronischen, ist das Licht vorzugsweise wirksam. Ist doch auch heute noch jeder Brennschmerz zunächst ein Erlebnis im Schmerz und Wärmesinn. Die Farberscheinung der Rötung bleibt länger bestehen, als wir das heftige Wärmegefühl spüren. Darauf folgt die wasserziehende Blase unter dem abgehobenen Epithel. Treichler hat diese Blase mit dem Gehirnbläschen der Augenbildung verglichen.[5]

Eine weitere Besonderheit der Augenwärme läßt sich aus der Panophthalmie ablesen. Hierbei geht das Auge unter stürmischen entzündlichen Erscheinungen zugrunde, ohne zu einer Allgemeininfektion zu führen. Läge ein ähnlich großer oder sogar kleinerer Herd irgendwo im Körper, so blieben die Allgemeinreaktionen gewiß nicht aus. Bei der Augeninfektion aber ist nur selten die

Temperatur erhöht, sogar die Blutbildveränderungen bleiben in physiologischen Grenzen. Daraus ergibt sich ein abgesonderter Wärmeleib des Auges im Verhältnis zum übrigen Organismus. Somit wird verständlich, daß Typhus, Dysenterie, Cholera und andere schwere Allgemeininfektionen das Auge nicht in Mitleidenschaft ziehen. Es bleibt davon «relativ isoliert», weil sein Wärmeleib isoliert ist. Andererseits aber wird auch die augenspezifische Natur von Infektionskeimen klar, die nun nur das Auge befallen: Diplococcus M. A., Xerobazillen, Dr.-Koch-Week-Bazillus. Das Auge hat seine eigenen Erreger, weil es einen eigenen Wärmekörper hat. Dieser ist gleichsam das Resultat des Entzündungsvorganges in der Wärmeorganisation des ganzen Körpers. Im Wärmesinn mit seinen einzelnen Punkten ist die primitivste, im Sehsinn die höchste Stufe der entzündlichen Prozesse gegeben, welche zum Auge führen.

Schließlich sei der für diese Untersuchung grundlegende Hinweis Rudolf Steiners erwähnt:

«Im Entwicklungsprozeß ist das Augenbildende verwandt mit dem Entzündungsprozeß ... Schaffen Sie in der Natur den Entzündungsprozeß ab, so kann kein Wesen sehen. Die Wesen sehen einfach dadurch, daß in der ganzen Natur der Entzündungsprozeß eingeschaltet ist. Aber er hat eine gewisse Geschwindigkeit. Wird ihm eine falsche gegeben, dann wird er eben der krankhafte Entzündungsprozeß im Menschen.»[6]

Dadurch, daß die Geschwindigkeit der Entzündung im Augenbildeprozeß verlangsamt wurde, konnten auch, wie auf der Netzhaut, die zeitlich und materiell verschiedenen Teilphasen der Entzündung zum Auge zusammengeschoben und der Sehfunktion dienstbar werden. So ist das Auge zum Typus der Entzündung geworden. Das Schema auf Seite 41 zeigt, was vorausgehend dargelegt worden ist.

Entzündung und Tumor

Worauf zielt diese neue Bewertung des Entzündungsprozesses? In dem Aufsatz über «Entzündung und Geschwulst» (S. 87 ff.) heißt es gemäß einem Zitat von Graf, daß «die Umgebung den Tumor wahrnehmen» würde, wobei jedoch die Art dieser Wahrnehmungen offenbleiben muß. Jetzt entpuppen sich uns die entzünd-

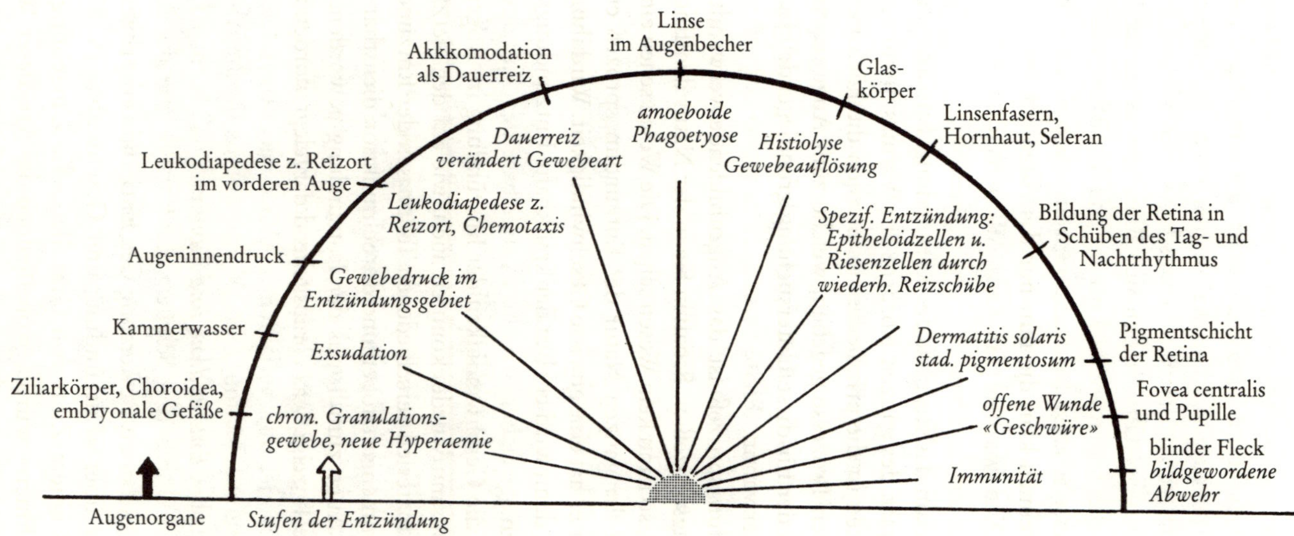

Das Auge als Typus der Entzündung (innen: Stufen der Entzündung; außen: entsprechende Organe desAuges)

lichen Phasen als materielle, niederste Stufen des augenbildenden Typus. In den circumtumoralen Reaktionen der Umgebung liegt in der Tat ein materiell ausgestaltetes Wahrnehmen vor. Die leucocytäre Entzündung reagiert auf den Wachstumsdruck, der wie von einem Fremdkörper ausgeht, daher finden sich Blutelemente in der Nähe des Tumors. In der leucocytären Entzündung manifestiert sich die niederste Stufe des Sehens, das Richtungssehen, wie es auch in der Chemotaxis der Leukocyten gegeben ist. Die Therapie des Tumors durch Reaktion im Wärmeorganismus soll gerade diese Prozesse anregen.

Wenn äußere Reize die im Auge verlangsamte Entzündungsgeschwindigkeit zum pathologischen Prozeß einer Entzündung wieder erhöhen, so kommt es für die Krebstherapie darauf an, wie weit das reagierende Gewebe den Tumor als Fremdkörper empfinden lernt, um ihn aufzulösen, einzukapseln oder zu vernarben. Die chronische lymphocytäre Phase vermag Tumorzellen zu zerstören. In der Milz ist dieses Wahrnehmungsmoment besonders günstig geartet, weswegen sie alles Fremdkörper oder Fremdprozeß Gewordene eliminiert. Die Milz kann in diesem Zusammenhang als zum Stoffwechselorgan gewordene Entzündung anerkannt werden, wohingegen das Auge zum Sinnesorgan gewordene Entzündung ist. Damit kehren wir zum Auge zurück.

Im vorderen Auge haben wir die akute Phase der Entzündung angetroffen, in der Linse und Hornhaut die Narben- und Kapselbildung. Im hinteren Auge fanden wir Parallelbildungen zur chronischen Phase der Entzündung. In der Retina zeigt sich, wie der Weg des Auges aus dem Rhythmus ihrer zeitlich abgestuften Bildung in den Raum hineinführt. Die Retina verrät, was für das ganze Auge gilt: Zeitlich gegliederte Teilphasen der Entzündung werden räumlich umgeordnet und verlaufen im Auge nebeneinander. Aus der entzündlichen Nachahmung des Makrokosmos für die Abspiegelung im Mikrokosmos ist das Auge geworden. Hierin lag zunächst Schmerz. Durch den Schmerz hindurch – wie durch das Auge hindurch – sieht der Mensch Gegenstände und erkennt er Wahrheiten.

Schließlich blicken wir auf ein gleichnishaftes Phänomen. Die Starenschwärme führen besonders im Herbst bezeichnende Flugbewegungen aus:

«Blitzschnell und wie auf Kommando werden gemeinsame Wendungen vollführt, zieht sich der Schwarm auseinander, ballt sich zusammen, greift als Ganzes einen Raubvogel an, umschließt ihn zuweilen, vorn eine Höhle bildend, wie wenn eine Amöbe einen Nahrungsbrocken umfließt. Der Verband wehrt sich auf diese Weise erfolgreich gegen eine Gefahr, die dem Einzelnen droht» (W. Jacobs).

In der Flugbewegung der Stare verrät uns die Natur eine Bewegungsgeste, welche durch die gesamte Evolution geht. Die Gruppenseele lenkt die einzelnen Stare mit unsichtbarer Hand, so daß alle Teile dem höheren Prinzip folgen. Gewiß ist es kein Zufall, daß es Augentiere sind, welche in dieser erhöhten Form die Fließbewegungen des Protoplasmas der Amöben oder die gerichtet ausschwärmenden Leukozyten in der Luft an den Himmel zeichnen. Makroskopie im Spiegel der Mikroskopie! Das unsichtbar Kleine wird dennoch von der Natur am Tageslicht offenbart.

Das Ich löst im Menschen die Gruppenseele ab, indem es sich die Ergebnisse der niederen Stufen unterordnet. Die Tätigkeit der Gruppenseele wird vom Ich über die Wärme dem Lebensleib und dem physischen Leib eingeprägt, der dann mit einer Entzündung auf die Umwelt reagieren kann. So schließt sich – wie im Gesichtskreis – Nächstes mit Entferntestem zusammen, und das Ganze läßt den sinnlich-übersinnlichen Typus durchscheinen, welchen wir mit den Augen sehen. Der dargelegte Entstehungsprozeß des Auges enthält die Lebensweisheit, daß nur durch Leiden und Schmerz hindurch ebenso wie die Welt der Dinge auch höhere Wahrheiten erkannt werden. Dies gelingt, wenn der «Schmerz» zum Bilde gemacht, das heißt objektiv oder gelassen, wie mit einem seelischen Auge, angeschaut werden kann. Diese Fähigkeit kann in dem Bestreben fortgesetzt werden, in allem Bildsein der Welt einen Keim zu entdecken, der den Erdenblick entschleiert und der sich in höhere Wahrheiten und Relationen versenkt. Die Welt wird zum Gleichnis.

Der Atemrhythmus des Gehirns im Liquor cerebro-spinalis

Unter den menschenkundlich-physiologischen Beispielen, Ausgangspunkten und Vergleichsmomenten, welche wir von Rudolf Steiner kennen, begegnen wir dem Liquor cerebro-spinalis mit an erster Stelle. Vielleicht ist es der überhaupt am häufigsten erwähnte spezielle physiologische Sachverhalt. Das archimedische Prinzip, sonst Gegenstand der Physik, wird dazu herangezogen, und seine Bedeutung für den Menschen und seine physiologische Rolle werden geschildert.

Anschließend daran werden nicht selten die Liquorschwankungen besprochen, die von der Atmung ausgehen. Sie sind im physikalischen Prinzip des Auftriebs nach Archimedes nicht vorgebildet. Während nun die erste Stufe – der Gewichtsverlust des Gehirns – als ein einfaches Beispiel gelten kann, verhält es sich mit der zweiten, den Atem-Liquorschwankungen, anders. Sie sind spezieller und komplizierter, aber auch physiologisch weitreichender; denn sie lassen sich tief in den Organismus hinein verfolgen.

Rückblicke in die Literatur

In neuen und älteren Büchern der Anatomie und Physiologie wird unser Problem kaum beachtet. Landois-Rosemann (1950) gibt die Atem-Liquorschwankungen an, aber vom Gewichtsverlust ist mit keinem Wort die Rede.[1] Ähnlich verhält es sich mit anderen Lehrbüchern der Anatomie und Physiologie.

Benninghoff-Goerttler (1964): «Die Bedeutung des Liquor besteht darin, daß das Gehirn in einer Flüssigkeit schwimmend gehalten wird und damit wie das Kind im Fruchtwasser vor mechanischen Einwirkungen geschützt ist.»[2] So nahe es liegt, bis zum Gewichtsverlust weiterzudenken – die Autoren sind bei äußeren Feststellungen stehengeblieben. So bedeutend die Analogie zwischen Gehirnliquor und Fruchtwasser bzw. Gehirn und Embryo auch ist, sie bleibt unfruchtbar, wenn sie nicht über die Mechanik hinaus tiefer ausgeschöpft wird. Curt Elze schreibt in dem von Hermann Braus begründeten Anatomiebuch (1932), daß Gehirn und Rückenmark in der Flüssigkeit des Liquors suspendiert seien und so «der Wirkung der Schwerkraft weitgehend entzogen sind». Hier wird auf den Gewichtsverlust hingewiesen.[3] In der Anatomie des Nervensystems von Johannes Rohen (1973) finden sich neuerdings über den Liquor die folgenden Sätze: «So aber schwimmt das Gehirn in einer schützenden Wasserhülle. Liquor und Gehirn haben annähernd das gleiche spezifische Gewicht. Ein Schlag gegen den Kopf pflanzt sich daher in beiden Materialien gleichmäßig fort, ohne lokalisierte Schädigungen zu verursachen. Wahrscheinlich spielt auch das archimedische Prinzip eine Rolle. Da die Hirngefäße allseitig von Flüssigkeit umgeben sind, können keine einseitigen Druckbelastungen, sondern nur hydrostatische, allseitig wirkende Drücke auftreten. So werden die Gefäße nicht abgeklemmt und die Zirkulation nicht gefährdet.»[4] Das archimedische Prinzip in bezug auf die Gefäßzirkulation war es, worauf Rudolf Steiner so großen Wert legte.

Sehr ausführlich hat Josef Hyrtl in Versuchen an Hunden und Kindesleichen sich mit dem Liquor beschäftigt und seine Bedeutung in Vorlesungen demonstriert. In der sechsten Auflage seines Handbuches der topographischen Anatomie (1871) ist unter § XXVI das Folgende zu lesen:

«Die Existenz und physiologische Wichtigkeit dieses, im Arachnoidealsack des Gehirnes und des Rückenmarkes enthaltenen, das gesamte Zentralorgan des Nervensystems umgebenden serösen Fluidums, wurde ... von dem hochberühmten neapolitanischen Arzt Domenico Cotugno erkannt. Die Dichtigkeit des Liquor cerebrospinalis verhält sich zu jener des Gehirns wie 1,010 : 1,030. Das Gehirn verliert also nach einem allbekannten physikalischen Satz so viel von seinem Gewicht, als ein gleiches Volumen von Liquor cerebro-spinalis haben würde. Das Gehirn, welches, in der Luft gewogen, nach Folz im Mittel 1318 Gramm wiegt, würde somit eigentlich nur 26 Gramm wiegen, solange es vom Liquor cerebro-spinalis umgeben wird, welcher in Wahrheit statt eines Ligamentum suspensorium und jedenfalls besser als dieses wirkt.»[5]

Hyrtl hat das physikalische Prinzip des Archimedes für das Gehirngewicht also ganz klar überliefert. Der nächste Schritt in Hyrtls Schilderung betrifft nun die Bedeutung des Gewichtsverlustes: «Wie wohltätig die Gewichtsverminderung für die Freiheit der Zirkulation im Circulus arteriosus Willisii wirkt, leuchtet von selbst ein.»

Wenn bei einem Hunde der gesamte Liquor abgelassen wurde, wie es Hyrtl in seinen Vorlesungen alljährlich mehrmals demonstrierte, dann stellte sich «die merkwürdige Erscheinung ein, daß, obwohl die Centra des Nervensystems vollkommen unversehrt sind, das Tier wie gelähmt daliegt, und wenn es gestoßen wird, ohnmächtige Versuche zum Entfliehen macht, ohne weiter zu kommen.»

Dieser Versuch macht klar, daß das volle Gehirngewicht und die behinderte Zirkulation den physischen Leib zur Geltung bringen, der für sich allein bewegungsunfähig ist.

Mikrokosmos – Makrokosmos

Die Ausführungen Rudolf Steiners zum Liquor zeigen nun, wie weitgehend die anatomischen Vorstellungen Hyrtls übernommen, wie daran angeknüpft wurde und wie sie geisteswissenschaftlich weiter entwickelt wurden. Wir wählen als Beispiel eine Darstellung aus den Vorträgen vom Januar/ Februar 1924 mit dem Titel «Anthroposophie. Eine Einführung.»[6]

Der Kosmos und die Erde bilden ein räumliches und ein kräftemäßiges Gegensatzpaar. Das Verhältnis zwischen dem Ätherischen, das von der Erde wegstrebt, und der Schwere, die uns mit der Erde zusammenhält, ist im Kleinen am Gehirn abzulesen, wenn die anatomischen mit den kosmischen Verhältnissen parallelisiert werden.

«Das menschliche Gehirn ist ungefähr 1500 Gramm schwer. Eine Masse, die 1500 Gramm schwer ist, die drücken würde auf die feinen Blutgefäße, die unter dem Gehirn sind, würde diese ganz zerquetschen … Aber innerhalb des lebenden Menschen wiegt ja das Gehirn höchstens 20 Gramm. Soviel wird, weil das Gehirn im Gehirnwasser schwimmt und um das Gewicht des verdrängten Wassers leichter wird, das Gehirn leichter, ungeheuer viel leichter; so wirkt das Gehirn eigentlich wegstrebend vom Menschen. Und in diesem Wegstreben wirkt das Ätherische.»

Im letzten Satz wird der bis dahin wie bei Hyrtl angegebene Sachverhalt mit den vorhergehenden kosmisch-irdischen Polaritäten verbunden und in diese hineingestellt; denn das Gehirn im Liquor strebt weg wie das Ätherische. Steiner benutzt hier, nach Goethes Methode, die Analogie.

«Nach Analogien zu denken ist nicht zu schelten; die Analogie hat den Vorteil, daß sie nicht abschließt und eigentlich nichts Letztes will: dagegen die Induktion verderblich ist, die einen vorgesetzten Zweck im Auge trägt und, auf denselben losarbeitend, Falsches und Wahres mit sich fortreißt» (Goethe, Sprüche in Prosa).[7]

Steiner beleuchtet das irdisch-kosmische Verhältnis durch das analoge Verhältnis der Schwere des Gehirns gegenüber dem Auftrieb im Liquor. Erscheinung wird mit Erscheinung erklärt, so bleibt man ganz in den Phänomenen, ohne in die induktive Gefahr zu geraten, einen Zweck hineinzutragen, den man selbst im Auge hatte. Bei Goethe und bei Steiner führt der Weg über die Analogie hinaus zum Typus. Der Typus ist beiden analogen Erscheinungen übergeordnet; sie werden, da das Denken in Analogien nichts Letztes will, gerade zum Tor, durch das der Typus durchscheint und von dem Geistesauge wahrgenommen werden kann. Ja, die wahren Analogien setzen den Typus voraus, sie sind aus ihm entstanden.

Die Glieder unserer Analogien sind:

im Kosmos:	im Menschen:
1. die Erde	1. das Gehirn,
2. mit der Schwere;	2. dessen Schwere drückt;
3. das Ätherische,	3. das Gehirnwasser oder der Liquor cerebro-spinalis,
4. das wegstrebt von der Erde.	4. wodurch das Gehirngewicht vermindert wird.

Das Fazit lautet: Das Gehirn selbst strebt vom Menschen weg, wie das Ätherische von der Erde wegstrebt.

«Am Gehirn veranschaulicht sich das, was da (im Kosmos) vorliegt, außerordentlich stark.»[8]

Leib und Seele

Was für Folgen haben die Gehirnverhältnisse, in solcher Art aufgefaßt, für den Menschen? Wir erinnern uns an die Tiere ohne Liquor in den Vorlesungsversuchen Hyrtls; sie geben ein Bild dafür, wie es wäre, «wenn wir unseren physischen Leib zu tragen hätten mit all seinen Schwerkräften»; wir würden «einen Sack haben, an dem wir zu schleppen hätten». Die Tiere brachten ohne Liquor den Körper-Sack nicht mehr von der Stelle. So können wir, versetzen wir uns in die Wiener Vorlesung zurück, eine Anschauung davon gewinnen, daß der physische Leib ohne den Ätherleib kein Werkzeug für den Menschen sein kann. Er ist wie ein abgelegtes unbrauchbares Kleid. Das Gehirngewicht, im Liquor schwimmend, klärt uns als Teil des Organismus auf über das für den ganzen Organismus notwendige Vorhandensein des Ätherleibes im physischen Leibe.

«Aber jedes Blutkörperchen schwimmt ja, verliert von seinem Gewicht.» Über diese Verhältnisse hat noch niemand Berechnungen angestellt. Zweifellos zielt der Hinweis darauf ab, im Blute, auf einer anderen Stufe, die von der Erde und der Schwere wegstrebenden Kräfte zu errechnen und ein Bild für die Eigenbewegung des Blutes zu gewinnen.

Im ersten naturwissenschaftlichen Kurs wird im ersten Vortrag die Polarität der Zentralkräfte und der Universalkräfte behandelt. Wieder wird das Gehirn zur Veranschaulichung herangezogen. Der Unterschied ist beträchtlich; denn hier wird die Sache ganz vom Physikalischen aus entwickelt, und zwar vom Druck und vom Erlebnis des Druckes aus. Eine Masse übt Druck aus; vermehrter, zu starker Druck auf eine Körperstelle bewirkt, daß das Bewußtsein verlorengeht. Das Gehirn drückt nicht mit seinen 1250 Gramm auf die Unterfläche der Schädelhöhle, sondern nur mit 20 Gramm, weil es schwimmt; 1230 Gramm werden verdrängt, um so viel wird das Gehirn leichter. Das Gehirn strebt also seiner eigenen Schwere entgegen und nach aufwärts. Da wir nun den denkenden Teil unseres Seelenlebens mit dem Werkzeug des Gehirns betätigen, lautet das Fazit: «Wir leben mit unserer Intelligenz nicht in abwärts ziehenden, sondern in aufwärts ziehenden Kräften. Wir leben mit unserer Intelligenz in einem Auftrieb drinnen.»[9]

Der Wille vereinigt sich durch die der Erde verwandten Glieder mit der Schwerkraft, die Intelligenz mit dem Auftrieb. Das Seelenleben wird verfolgt bis in die Druckverhältnisse der Materie, in die der Wille untertaucht, und über die Auftriebsphänomene bis in die Intelligenz. Das ist «wirklicher Monismus». Materie, Seele und Geist wirken zusammen.

«Mit leisem Gewicht und Gegengewicht wägt sich Natur hin und her, und so entsteht ein Hüben und Drüben, ein Oben und Unten, ein Zuvor und Hernach, wodurch alle die Erscheinungen bedingt werden, die uns im Raum und in der Zeit entgegentreten» – so schrieb Goethe im Vorwort zur Farbenlehre.[10] Das archimedische Prinzip zeigt, eingebaut in den menschlichen Schädel, auf die allgemeine Bedeutung hin, die dieses Prinzip im ganzen Naturprozeß hat: stoffliche Gewichte und ihr Gegenteil.

Ein solches Gegenteil verkörpern die homöopathischen Potenzen. Machen wir den folgenden Versuch: Nehmen wir einen Stoff von bestimmtem Gewicht; wir lösen ihn im Wasser auf, wir schütteln ihn rhythmisch. Indem wir dann einen Teil der schon geschüttelten Menge nehmen und diese weiterhin im Medium verdünnen und rhythmisch schüttelnd behandeln, kommen bei fortgesetzter bestimmter Verdünnung und wiederholter Schüttelung die Kräfte des Auftriebes und des Rhythmus immer stärker zur Geltung gegenüber dem anfänglichen drückenden materiellen Gewicht.

Aus diesem Versuch kann im Vergleich mit den Gehirnschwingungen die Frage entstehen: Ist nicht mit Gehirngewicht und Gehirnauftrieb (im oberen Menschen) ein organisiertes, das heißt zum Organ gewordenes Modell gegeben, nach dessen Vorbild im Menschen Materie in Antimaterie rhythmisch übergeführt wird? Und beginnt dieser Vorgang nicht im Stoffwechsel, der täglich mehrmals mit Stoff belastet wird, das heißt im unteren Menschen? Wir werden durch den oberen Prozeß aufgefordert, ihn mit dem unteren zu vergleichen. «Dasjenige, was in großen Mengen im unteren Menschen krank machend wirkt, wirkt in kleinen Mengen, wenn man es zur Wirkung bringt, vom oberen Menschen aus gesundmachend und umgekehrt.»[11] Damit wurde das homöopathische Prinzip als physiologisches Prinzip im Menschen entdeckt. Durch die Verdünnung kommt eine Umkehrwirkung zustande. Im Spiegel der menschlichen Organdreigliederung kann man erkennen, wie der Stoffprozeß (unterer Mensch) durch den Rhythmus (Verschüttelung) seine Gegenbilder im oberen Menschen erzeugt. Wir können daher das allgemeine Wirkprinzip der Stoffeswelt im Hinblick auf den oberen Menschen auch so aussprechen: Die obere Organisation homöopathisiert, die untere Organisation belastet, die mittlere führt das eine in das andere über.[12] Wenn wir das Verhältnis der Gehirngewichte zahlenmäßig präzisieren, ergeben sich die folgenden Potenzen:

1500 g beträgt das Gehirngewicht als Ausgangssubstanz;
150 g = 1 : 10 = D1
15 g = 1 : 100 = D2

Somit wird das Gehirngewicht etwa um den Faktor 100 aufgehoben. Der Gehirnauftrieb im oberen Menschen entspricht einer Gewichtsverminderung entsprechend D2 – gegenüber dem mit Schwere belasteten (unteren) Menschen. Die dritte Potenz, bei der oft die Umkehrwirkung schon eintritt, läge bereits ganz in den Auftriebskräften.

Die Bildung des Liquors

Der Liquor wird in den Hohlräumen oder Ventrikeln der Gehirnmasse von den Adergeflechten oder Plexus choroidei und von dem Ependym, dem Epithel, welches die Gehirnventrikel auskleidet, abgesondert. In dem Namen steckt das Wort «Chorion», so heißt die gefäßführende embryonale Hülle, aus der die Plazenta hervorgeht.

Frühzeitig werden die Adergeflechte in die Seitenventrikel von außen eingestülpt. Es sind zottenartige Gefäßsprossen von ganz gleichem Typus wie die Chorionzotten oder Plazentarzotten. Die Abflußventile (Granulationen) haben ebenfalls Zottentypus (s. u.).

Wie der Embryo schwimmt auch das Gehirn. Beide gewinnen dadurch freien, druckgeschützten Raum für das Wachstum und die Formgestaltung. In beiden Fällen wird das Wasser von einem Epithel abgesondert: das Fruchtwasser vom Amnionepithel, der Liquor von dem der Adergeflechte. Der Kopf mit dem schwimmenden Gehirn behält dieses Embryonalzeichen als Grundlage seiner Rückbildungstendenz bei. Im Falle des Gehirns wird gegen ein osmotisches Druckgefälle abgesondert, da das Gehirn osmotisch hypertonisch ist und somit Wasser aufnehmen würde. Es besteht im Gehirngewebe eine Tendenz zur Gehirnschwellung (Gehirnödem); gegen sie erfolgt die Absonderung des Liquors, der dann die Umhüllung des Gehirns bildet.

Die Hauptmenge des Liquors wird in den beiden Seitenventrikeln (I und II) gebildet. Beiderseits tritt er durch das Foramen Monroi in den dritten Ventrikel (III). Nun verengt sich das Mittelstück zur sogenannten Wasserleitung, der Liquor gelangt in den vierten Ventrikel (IV) und tritt aus diesem aus durch die Foramina Luschkae und Magendii (Abb. 1, 2 und 3). Der Liquor verteilt sich nun nicht regellos, sondern er wird in einer Art Sack aufgefangen, der von der Spinnwebenhaut (Arachnoidea) gebildet wird. Die Arachnoidea ist wasserdicht, und in ihr schwimmt das Gehirn (Abb. 1). Der wassergefüllte Spalt heißt Subarachnoidalraum. In der Scheitellinie des Gehirns stülpen sich von diesem Spaltraum zottenartige Gebilde aus in den venösen Blutsinus oder Sinus sagittalis, der in der Scheitellinie liegt. Es sind Ventile für den Abfluß des Liquors (Pacchioni-Granulationen). Der Liquor wird zum Druckverteiler und Druckleiter für die wechselnden Drucke, welche von Atmung und Puls her sich durch den Liquor auf das Gehirn übertragen, wie weiter unten zu behandeln sein wird.

Die Liquorzirkulation

Der gesamte in Schädel und Wirbelkanal eingeschlossene Liquor von 135 ml setzt sich aus folgenden Anteilen zusammen:

Im Subarachnoidalraum		100 ml
davon befinden sich im Schädel	25 ml	
im Spinalkanal	75 ml	
In den Gehirnventrikeln		35 ml
		135 ml

Da nun täglich 500 ml Liquormenge produziert werden, ergibt sich, daß die Menge von 135 ml in 24 Stunden circa viermal erneuert wird. Zugleich wird damit deutlich, wie lebenswichtig die Abflußventile an der Peripherie sind; das Gehirn würde in kurzer Zeit vom Wasserdruck zerstört werden.

Dagegen wird die Liquormenge im Schädel (25 ml + 35 ml) in 24 Stunden achtmal erneuert. Im Schädel liegen das Quell- und das Abflußgebiet näher beieinander als im Spinalkanal; in diesem erfolgt die Erneuerung etwas langsamer. Das Wasser befindet sich hier hinten im Spinalkanal wie ein «backwater», wie ein totes Haff, das vom

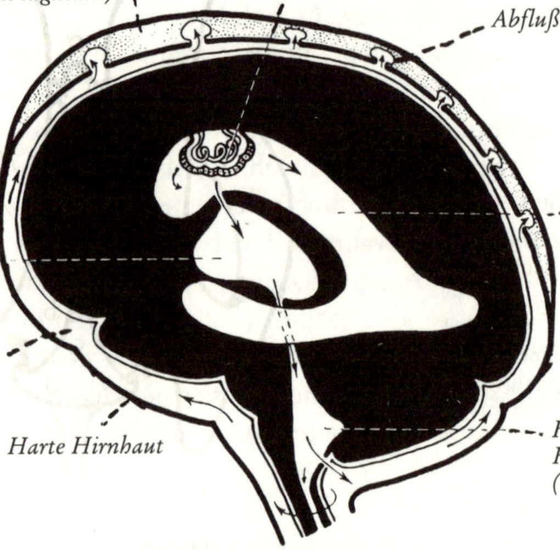

Abb. 1: Die Strömung der Gehirnflüssigkeit (Liquor cerebro-spinalis) in den Hohlräumen des Gehirns.

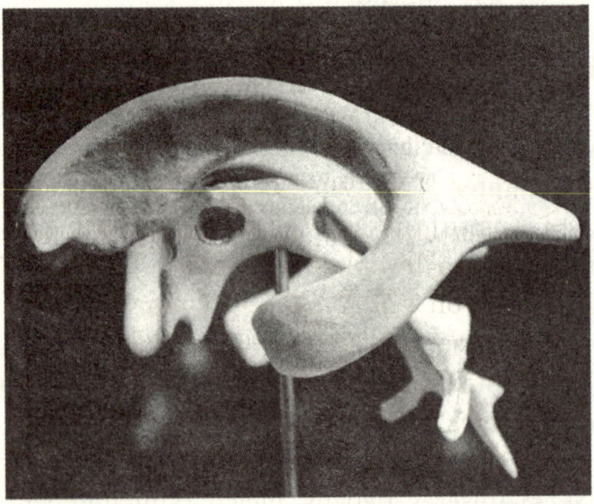

Abb. 2: Ausguß-Modell der Gehirnventrikel (rechts ist vorn). Man sieht die Kurvenform des einen Seitenventrikels; zwischen den beiden Seitenventrikeln der dritte Ventrikel, anschließend nach links abwärts die Sylvische Wasserleitung (enges Rohr) und daran anschließend der vierte Ventrikel. Das enge Rohrende zeigt den Zentralkanal, sich in das Rückenmark fortsetzend. Das Loch im dritten Ventrikel ist im Leben ausgefüllt von dem soliden Strang, der beide Gehirnhälften verbindet (commissur). Rechts darüber sieht man die Stelle, wo die Ventrikel durch das Foramen Monroi in Verbindung stehen.

Abb. 3:
Ventrikel-Hohlform im Gehirn des Menschen (Ansicht von oben).

I. – IV. = 1. - 4. Ventrikel
a = Foramen Monroi
b = Aquaeductus Sylvii
c = Foramen Magendii, unpaar in der Mitte
d = Foramen Luschkae, rechts und links
Z = Zentralkanal, der das Rückenmark durchzieht

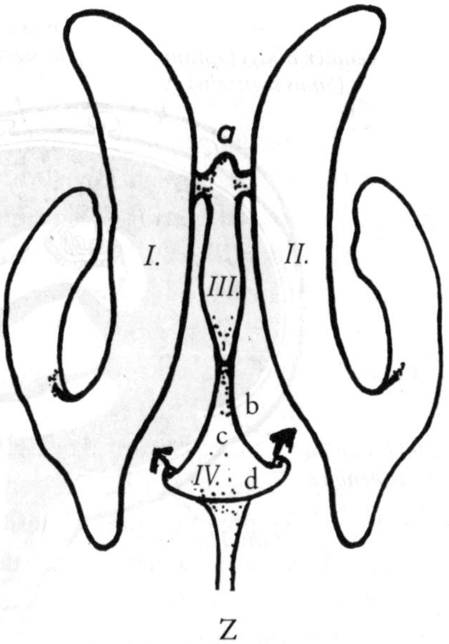

offenen Meer mit seinem Wellenschlag abgetrennt ist (D. Northfield).[13] Im Schädelinnern, im Ventrikel und im Lendenbereich kann der Druck, den das Gehirnwasser hat, gemessen werden. Im Lendenkanal ergibt sich ein Wert, der gleich ist dem Druck, der hier in den dichten Venengeflechten vorhanden ist: 150 cm Wassersäule = 11 mm Quecksilber. Der Druck in den Ventrikeln ist dagegen in sitzender Stellung etwas unter Null. Wird der Druck unter dem Kleinhirn, kurz vor dem Austritt, in der sogenannten großen Zisterne gemessen, ergibt sich eine Schwankungsbreite der Druckwerte beim aufrechten Menschen von + 40 mm bis - 85 mm C.S.F (cerebro-spinale Flüssigkeit). An dieser Stelle, unter dem Kleinhirn, muß daher der Liquor in die Punktionsnadel angesaugt werden, weil er hier durch seinen eigenen Druck nicht austritt.

«Das heißt, daß der intracranielle Druck während unseres Wachseins, etwa 2/3 unseres Lebens, gleich Null und weniger als das beträgt» (Northfield 1973). Die negativen Druckkräfte wirken saugend. Saugende Kräfte kann und muß man sich an der Liquorproduktion und -dynamik beteiligt denken. Durch Auftrieb und Sog wird das Gehirn aus den physischen Druckkräften ausgeschlossen und in die ätherischen Kräfte des Kosmos versetzt. Dadurch wird es

Organ der Auffassung für diese Kräfte, die ihm zunächst als Ideenwelt bewußt werden.[14]

In den Venenräumen (Venensinus), in die hinein die Liquorventile oder Abflußschleusen ragen, ist der Druck *dauernd* geringer als der Liquordruck. Aus diesen Druckdifferenzen ergibt sich eine «dynamische Liquorzirkulation». Sie findet statt zwischen den Absonderungsstellen der Plexus als Quellorten im Innern des Gehirns und den Liquorventilen oder Abflußstellen an seiner Oberfläche. Arterielles Blut produziert, venöses Blut nimmt den Liquor wieder auf. In dieses spezielle Wasserkreislaufsystem sind das Gehirn und das Rükkenmark eingefügt.

Dadurch, daß der Liquor das Gehirn von außen umgibt, verteilt er den pulsatorischen Blutdruck, der in der erwähnten Gehirndurchblutung wirkt, gleichmäßig, so daß wir ihn nicht spüren. Der Liquor gewinnt hier eine flächenhafte Ausgleichsfunktion gegenüber dem pulsierenden Schwellungsdruck des Gehirns (Turgor). Ohne Liquor würden wir die Pulswelle, die wir am Hals fühlen, mit der gleichen Gewalt in unserem Schädel erleben! (Vgl. Anm. 5, Hyrtl 1867.)

Die hydrostatische Liquorfunktion mit Gewichtseliminierung ist Voraussetzung dafür, daß die Blutbewegungen im Kopf zur Ruhe kommen und abgedämpft werden. Die Blutdämpfungsfunktion ist eine spezielle Differenzierung und Folgefunktion des Gewichtsverlustes durch den Liquor. Die mehr äußerliche Liquorfunktion am Gewicht wird innerlicher gegenüber der Zahl der Pulswellen; ihnen stellt der Liquor seine Langsamkeit entgegen; er fängt sie auf und macht sie unwirksam.

Der Liquor als Vermittler zum ätherischen Gegenraum

In der Form des Ventrikelsystems können wir den Wachstumsweg der Gehirnmasse wiedererkennen. Das Endhirn wächst embryonal auf einem Kreisbogen von vorn nach rückwärts, es legt sich über die alten Gehirnteile darüber. Im Innern der Gehirnmasse ist diese Rückbewegung als Hohlform oder Negativ ausgespart, in welchen der Liquor abgesondert wird.

Aus diesen empirischen Daten gestaltet sich der Begriff des negativen Raumes mit saugenden Eigenschaften. Im Innern des Gehirns sehen wir den Ätherraum organisch abgebildet und mit dem Liquor an der Schwere wirksam werden. Zugleich sehen wir hin auf die Bedingungen, unter welchen sich das Denken aus den Wachstumskräften und aus störenden Körperfunktionen befreit: Indem die Kräfte des inneren negativen Raumes mit dem Liquor nach außen treten, heben sie die Schwereeigenschaft der äußeren Masse auf. Die Kräfte des Ätherraumes brauchen einen Vermittler, um in die Mechanik des physisch-mineralischen Raumes eingreifen zu können. Der Liquor ist dieser Vermittler, er ist ein Medium, das in beide Kraftbereiche eintaucht.

Der hier entwickelte Begriff des Mediums kann nun auch auf die oben erörterte homöopathisierende Tendenz im Schädel angewendet werden. Die Stoffe haben Gewicht wie das Gehirn; der Gehirngewichtsrest deutet an, daß die Stoffe rhythmisch potenziert werden können; ihre Kräfte wirken in dem Lösungs- und Verdünnungsmedium, das dem Liquor entspricht.

Und sie kehren ihre Wirksamkeit ebenso ins Gegenteil, wie sich Schweredruck in Auftriebs-Sog umstülpt: Als ponderable Substanzen im unteren Menschen sind sie *Gifte;* als homöopathisierte entfalten sie ihre imponderable, ätherische Gegenwirkung gegen ihr Vergiftungsbild. Sie wirken heilend aus dem Gegenraum.

Atmung und Liquor

Der Liquor im Spinalkanal und Schädel wird durch die Atembewegungen verlagert; synchron mit den Bewegungen der Lunge wird das Wasser nach aufwärts und abwärts getrieben. Dafür bestehen zwei physiologische Grundvoraussetzungen. Die erste ist: Die Venen an der Schädelbasis, die an den Liquorraum angrenzen, und die Venen im Brust- und Bauchraum stehen alle miteinander in Verbindung, und ebendieselbe Verbindung besteht zwischen den Venengeflechten des Rückenmarkskanals zum Liquor im Spinalkanal (Venenklappen fehlen in diesen Bereichen).

Die zweite Voraussetzung: Der normale Venendruck ist gleich dem Liquordruck. Jede Druckerhöhung auf der Venenseite pflanzt sich stufenlos auf den Liquor fort und umgekehrt.

Wie kann der Liquordruck erhöht werden? Durch Husten, beim

Niesen, durch Druck auf die seitlichen Halsvenen. Dabei werden die Halsvenen gestaut, der Abfluß des Blutes behindert; der Rückstau des Blutes oberhalb der Kompression bewirkt im Schädel ein Ansteigen des Liquordruckes; der Druck pflanzt sich über die Halsvenen in das Wasser des Schädels fort. Dasselbe geschieht bei Husten und Niesen: Der erhöhte Atemdruck geht bis in den Schädel hinein; er pflanzt sich über die Venen fort bis in die Schädelliquor.

Wenn ein Kleinhirntumor den Liquorabfluß staut, dann wird der Liquor durch den erhöhten Druck in die Sehnervenscheide vorgetrieben. Mit dem Augenspiegel kann am Eintritt des Sehnerven in das Auge die gestaute Papille des Sehnerven festgestellt werden. Ähnlich vollzieht sich der Rückstau durch die Bauchpresse. Dabei werden die Venen des Bauchraumes unter erhöhten Druck gesetzt. Der Rückstau des Blutes ist vergleichbar dem bei komprimierten Halsvenen, nur ist der Weg länger, auf dem sich der Druck fortpflanzen muß, bis er über die Rückenmarksvenen und den Spinalkanal bis in den Schädelliquor gelangt.

Wenn sich im Kleinhirn ein Tumor befindet und der Spinalkanal punktiert wird, dann kann der Abfluß abrupt aufhören. Der Tumor und das Kleinhirn drücken plötzlich das verlängerte Mark in das große Loch des Hinterhauptes hinein. Die Liquorkommunikation zwischen Schädel und Rückenmark ist unterbrochen; durch den Druck der Nervensubstanz auf die Knochenränder und ihre Umgebung wird das hier vorhandene Zellareal, das Atemzentrum, tödlich geschädigt. Das ist der plötzliche Tod bei Punktion, wenn im Kleinhirn ein Tumor vorhanden ist. Das Beispiel zeigt, wie wichtig der Liquor für die Erhaltung des Nervensystems ist und was geschehen kann, wenn der Auftrieb fehlt und nur das Gewicht allein wirksam wird. Was Hyrtl an den Hunden erzeugte (vgl. S. 45 f.), das geschieht hier am Menschen in pathologischer Form.

Husten, Niesen, Bauchpresse können einseitige Liquorschwankungen nur auslösen, weil der Druck in der Atmung dabei erhöht wird. Verfolgen wir den Vorgang der Einatmung. Sobald das Zwerchfell tiefer tritt, erhöht es den Druck auf die Bauchvenen, deren Füllungsvolumen in die Rückenmarksvenen verschoben wird. Dadurch wird der Liquor bis in den Schädel hinauf verdrängt und das Gehirn angehoben. Die Druckerhöhung im Schädelliquor beginnt als solche dann, wenn das Zwerchfell das Volumen des

Bauchraumes verkleinert, indem es bei Einatmung absteigt. Der Einatmungsdruck wirkt sich stufenweise nacheinander aus als Volumenminderung im Bauchraum, an den Bauch- und Spinalkanalvenen, im Liquor im Spinalkanal und im Schädel. Ein- und Ausatmung stellen sich folgendermaßen nebeneinander:

Einatmung:

1. Wenn das Zwerchfell tiefer *absteigt* und die Bauchvenen unter Druck setzt, pflanzt sich der erhöhte Venendruck über den Spinalkanal fort, und durch den erhöhten Liquordruck wird Liquor durch das Hinterhauptsloch in den Schädelraum getrieben, *das Gehirn nach vorn und oben angehoben; es folgt dem aufsteigenden Liquorstrom.*

2. Die Liquorbewegung wird zum Abbild der Einatmung: Statt Luft in die Lunge wird durch die Atmung Wasser in den Schädel gedrückt.

Ausatmung:

1. Wenn das Zwerchfell *aufsteigt* und so das Venensystem im Bauchraum entlastet wird, stehen die Spinalkanalvenen und steht der Liquor unter den Bedingungen des schwächeren Druckes, woraufhin Liquor aus dem Schädel abströmt, wiederum auf dem Wege durch das Hinterhauptsloch. *Das Gehirn senkt sich, es folgt dem Liquorabstrom nach.*

2. Die Liquorbewegung wird zum Abbild der Ausatmung: Statt Kohlensäure aus der Lunge, strömt Wasser aus dem Schädel aus.

«Indem wir Luft ausatmen, treiben wir unser Zwerchfell in die Höhe. Das ist aber mit einer Entlastung unseres ganzen organischen Systems unter dem Zwerchfell in Verbindung. Dadurch wird das Gehirnwasser, in dem das Gehirn schwimmt, nach abwärts getrieben, dieses Gehirnwasser, das aber nichts anderes ist als eine verdichtete Modifikation, möchte ich sagen, der Luft, denn in Wahrheit ist es die ausgeatmete Luft, die das bewirkt. Wenn ich wieder einatme, wird das Gehirnwasser nach aufwärts getrieben, und ich lebe fortwährend, indem ich atme, in diesem von oben nach unten und von unten nach oben sich vollziehenden Schwingen des Gehirnwassers, das ein deutliches Abbild meines ganzen Atmungsprozesses ist.»[15]

Soweit ich sehe, hat Rudolf Steiner von diesem sogenannten abdominalen Atemtyp jeweils gesprochen, wenn er auf die Atem-Liquorschwingung zu sprechen kam.

Beim thorakalen Atemtyp kehren sich die Verhältnisse um: Bei der Einatmung entsteht in den nahe gelegenen Halsvenen Unterdruck, was für das Gehirn ein Sinken zur Folge hat; bei der Ausatmung erhöhter Druck, der das Gehirn anhebt. Bei gemischtem Atemtyp würde sich ein kurzer thorakaler Vortakt ergeben, dem der abdominale Haupttakt folgt.

Die Atmung hat zwei verschiedene Funktionen. Die eine liegt physiologisch in der Regulation von Sauerstoff und Kohlensäure als chemische Stoffwechsel-Funktion. Die andere Funktion vollzieht sich gleichzeitig und beruht auf den bei der Atmung erzeugten Druckdifferenzen. Beide teilen sich dem *ganzen* Körper mit. Die Liquorschwingung bringt ein äußeres physikalisches Prinzip biologisch zur Geltung mit der Aufgabe, das Denkorgan herauszuheben und die Pulswellen des Blutes zu dämpfen. Das geschieht zum Beispiel für das Gehirn und für die Sinnesorgane. Chemisch sehen wir das auch in der Blut-Liquor-Schranke, weswegen eine stoffliche Therapie des Gehirns und Nervensystems vom Blut her erschwert ist.

Die Kohlensäure hat eine starke Wirkung auf die Gehirngefäße und somit auf die Durchblutung des Gehirns. 5 bis 7% Kohlensäure (CO_2) in der Atemluft bewirken eine Steigerung des Gehirnblutstromes um 70 %. Die Gefäße erweitern sich, wodurch mehr Blut hindurchströmen kann. Fällt der CO_2-Gehalt ab, zum Beispiel durch verstärkte Ausatmung, so erfolgt Gefäßverengung, der Blutstrom kann um ein Drittel absinken.

Läßt man reinen Sauerstoff atmen, so wird der Blutstrom reflektorisch gedrosselt; bei weniger Sauerstoff (10 % der Einatmungsluft) wird die Durchblutung gesteigert. Was durch die beiden Atemgase Kohlensäure und Sauerstoff als chemische Stoffe ausgelöst wird, das gleiche löst die Liquorschwankung «physikalisch» von außen aus; denn es ist klar, daß die venöse Gehirndurchblutung durch seine Hebung und Senkung in feinster Art verändert wird. So spiegelt sich in den Liquorschwingungen die Atemfunktion ab, und sie selbst, die Liquorschwingung, erscheint als modifizierte Atmung.

Unser Muskelsystem brauchen wir zur Bewegung. Richten wir uns auf, dann wird der rechte Winkel zwischen der Horizontalen und der Senkrechten von zahllosen Muskel-Gelenk-Winkelmetamorphosen fließend zerteilt und überbrückt. Das schwere Skelett schwimmt gleichsam in den brandenden Muskelwellen, welche, erregt vom Willensfeuer, in der Senkrechten haltmachen.

Das Muskelsystem überwindet die Schwere der Glieder. Das Liquorprinzip am Gehirn ist ein oberes atmendes Vorbild: Das Gehirn wurde zum Knochensystem ausgestaltet, der Liquor zum Muskelsystem differenziert, und indem dieses die Knochen umhüllt, ermöglicht es unsere Bewegungen. Wenn wir uns bewegen, heben wir aktiv durch Muskelkräfte die Knochen aus der Schwere heraus, und wir lassen sie in die Schwere wieder zurücksinken. In der Kopf-Bildsphäre wird das Gewicht passiv durch den Gehirnauftrieb im Liquor eliminiert; daher vermittelt der Kopf ein anderes Seins-Gefühl, als wir es mit den Gliedern erleben. Das gleiche Prinzip bildet das Ernährungssystem. Nach innen wird das Ernährungssystem mit Stoffen belastet, deren es sich wieder entledigt, indem sie verwandelt in den Auftrieb des kreisenden Blutes übernommen werden.

Was das Ich im großen Schwingungsrhythmus von Schlafen – mit Auslöschen des Bewußtseins – und von Wachen – mit Rückkehr des Bewußtseins – erlebt, das gleiche Erlebnis im Kleinen hat das Ich am Gehirn. Das phantasievoll *träumende* großköpfige Kind lebt seelisch mehr im Auftrieb; das auf Sinnestatsachen orientierte, *wache* kleinköpfige Kind lebt mehr mit dem irdischen Gewicht seines Gehirns.

Ich bin nicht	Auftrieb
Ich bin – Ich bin nicht	Mitte
Ich bin	Schwere[16]

Es ist der Rhythmus, durch den sich das Ich verkörpert. An der Schwere fühlt das Ich das Sein (Gehirn, Knochensystem, Stoffe der Nahrung); im Auftrieb fühlt es den Schein der Sinne und die Muskel-Blut-Metamorphosen des Auftriebs. Wenn sich morgens der Körper aufrichtet, steigt der Liquordruck in der Lendengegend des Wirbelkanals an; im Kopf sinkt er ab. Man sieht, wie das Eingliedern der

Beine in die Schwere nach unten, des Kopfes nach oben, sich am Liquor spiegelt und den Rhythmus der Schwingungen in Gang setzen muß. Man blickt hinein in die feineren Bedingungen, unter denen unser Ich auf Erden leben kann.

Zur physiologischen Grundlage des musikalischen Hörens

An zwei Stellen finden wir winzig kleine liquorhaltige Gebilde, die von der Hauptmenge des Liquors im Schädel abgeschnürt oder davon ausgewandert sind: die Endolymphe im Gehörorgan und das Kammerwasser im Auge. Das Kammerwasser wird vom Ciliarkörper gebildet, welcher ein vorgewanderter Ableger der Plexusgefäße im Gehirn ist. Das Kammerwasser zirkuliert wie der Liquor, jedoch in viel kleinerem Umfang (s. Gehirn und Auge S. 18 ff.). Die Endolymphe im Gehörgang zeigt in vielfach schnellerem, weil verkleinertem Maßstab Liquor-Schwingungen. Die *Atemluft* löst das Auf- und Absteigen des Gehirnwassers aus; aber hier, im Gehörorgan, sind es die von außen kommenden *Luftwellen* der Töne, welche die Endolymphe in bedeutend frequentere Schwingungen versetzen. Die Druckschwingungen in der Innenohrflüssigkeit, von Luftwellen erregt, verlaufen als Wellen auf- und abwärts in der Schnecke. Die Wellen sind sogenannte Wanderwellen, aber Flüssigkeitsverschiebungen finden nicht statt. Die langsamen Atemliquor-Schwingungen sind unhörbar. Wird der Bauplan zum Gehörorgan verkleinert und modifiziert, dann werden die langsamen Schwingungen beschleunigt, die viel schnelleren Tonfrequenzen werden hörbar. Ganz der gleiche Fall liegt vor, wenn die langsamen Muskelbewegungen von Arm und Hand aus stummen Gesten im Kehlkopf zu den hörbaren Tönen der Sprache beschleunigt werden. Sowohl dem Hören als auch dem Sprechen liegt das Prinzip der Beschleunigung zugrunde. Die Beschleunigung ist nur möglich dadurch, daß die Bewegungen aus dem Körper bzw. den Gliedern in die Sinnessphäre empor- und aus der Schwere herausgehoben werden. Das Hören folgt im Körper einer aufsteigenden Tendenz, wie das Sprechen.

Erkennt man den Typus zwischen Tonorgan und Liquorschwingungen, dann werden die folgenden Aussagen Rudolf Steiners[17] einleuchtend: «Das, was da hin- und herpulsiert» – als Liquorschwingungen –, «das verläuft bei jedem Menschen in Musikform. Da lebt innerliche Musik in diesem Prozeß.» Man vergegenwärtige sich, wie die Endolymphe-Brandungswellen über die verschiedenen Tonorte auf der Basilarmembran hinwegwandern, wenn wir hören! Und im Großen: Man sehe, wie die Liquorschwingung als verdichtete Luftrhythmik im Rückenmark an den spinalen Austrittsstellen der Nervenstränge vorbeistreicht, wie sie über die Unebenheiten der Schädelbasis mit ihrem glatten Duraüberzug hiweggleitet.

«Dieses Atmen, diese Plastik in ihrer Rhythmik drängt sich herein und heraus im Gehirn» als Gehirnwasser. Aus dem Erleben dieses Rhythmus gestaltet der Musiker seine Melodien und Harmonien.

Der Künstler vermag aus der «Plastik in ihrer Rhythmik», womit die Liquorschwingungen bezeichnet werden, die unhörbaren Töne erfühlend herauszuholen. Was tut er damit? Er fühlt, angeregt durch sein eigenes Gehör, die verdichtete, plastische unhörbare Musik; er verfolgt den gleichen Weg als Künstler, den wir gegangen sind, indem wir den Typus zwischen Ohr und plastischer Rhythmik des Liquor erkannt haben: Der Künstler fühlt hörend von dem kleineren in das größer ausgestaltete Toninstrument hinein und kann lernen, sich das Gefühlte zum hörenden Bewußtsein heraufzubringen. «Was durch das Ohr als Ton einströmt, was als Tonvorstellung in uns lebt, wird zur Musik, indem es sich begegnet mit der inneren Musik, die betrieben wird dadurch, daß der ganze Organismus ein merkwürdiges Musikinstrument ist.»

Die Differenzierung zwischen dem Sinnesorgan für den Ton und dem in der Körperfunktion plastisch wirksamen Tonelement, diese Unterscheidung erlaubt zugleich, daß wir eine Hör*vorstellung* von dem musikalischen *Erlebnis* zu unterscheiden lernen. Erst wenn eine Vorstellung vom Nerven-Sinnessystem in das rhythmische System übergeht und von den Gefühlsschwingungen aufgenommen wird, sprechen wir vom «Erleben». Die Vorstellung dringt damit tiefer in den ganzen Menschen ein; so tief, daß sie im Fall des Hörens auch in den Gliedern das Tanzen anregt. Goethe läßt Pandora auf die Frage, was den Körper vom Boden aufhebe, antworten: «Freude! Wie jedes Glied gerührt vom Sang und Spiel / Bewegte, regte sich, *ich ganz in Melodie verschwamm.*» Das Tonerlebnis wird bis in die Bewegungen der Glieder aufgenommen. Absteigend hat der Ton die Tendenz zur Bewegung, dabei wird er unhörbar, weil er verlangsamt wird.

«Wodurch entsteht das musikalische Gefühls-Erlebnis? Die *Vorstellung* des Tongebildes, die auf Gehörorgan und Nervenvorgang beruht, ist noch nicht dieses musikalische Erlebnis. Das letztere entsteht, indem im Gehirn der Atmungsrhythmus, in seiner Fortsetzung bis in dieses Organ hinein, sich begegnet mit dem, was durch Ohr und Nervensystem vollbracht wird. Und die Seele lebt nun nicht in dem bloß Gehörten und Vorgestellten, sondern sie lebt in dem Atmungsrhythmus; sie erlebt dasjenige, was im Atmungsrhythmus ausgelöst wird dadurch, daß gewissermaßen das im Nervensystem Vorgehende heranstößt an dieses rhythmische Leben. Man muß nur die Physiologie des Atmungsrhythmus im rechten Lichte sehen, so wird man umfänglich zur Anerkennung des Satzes kommen: die Seele erlebt fühlend, indem sie sich dabei ähnlich auf den Atmungsrhythmus stützt wie im Vorstellen auf die Nervenvorgänge.»[18]

Man kann *anatomisch* die Stelle zeigen, wo das Nervensystem an das rhythmische Leben heranstößt; es ist der Duktus endolymphaticus, der in dem Saccus endolymphaticus unter der Dura mater endigt. Mit dem D. endolymphaticus, ausgehend vom mittleren Teil des Gehörorgans zwischen Schnecke und Gleichgewichtsorgan, tastet sich die Endolymphschwingung des Innenohres an die große Liquorschwingung heran. Der Gang ist ein dünnes Röhrchen, eingebettet in ein Knochenkanälchen; er endet auf der Oberfläche des Felsenbeines mit der erweiterten Tasche des Saccus endolymphaticus. Diese Tasche liegt unmittelbar unter der harten Hirnhaut, wo im Schädel der Liquor hin- und hergleitet. Innenohrlymphe und cerebraler Liquor – beide von gleicher Art – haben hier ihr äußeres Berührungsfeld. Die winzigen Hörwellen werden von den größeren atemsynchronen Schwingungen in sich aufgenommen und verteilt. Hieraus läßt sich eine plastische Vorstellung bilden, welche den Sachverhalt auch auf bildhafte Weise umfaßt. Die mit den Luftwellen ankommenden Töne werden als Sinneseindrücke auf den Wogen des Liquors bis zum Atemprozeß durchgestülpt und können mit der Atmung in das Seelenleben aufgenommen werden. Der langsamere Liquorrhythmus und die schnellere Endolymphschwingung bilden in plastischer Form gleichsam zwei Töne mit verschieden schnellen Schwingungsfrequenzen oder Schwingungszahlen nach. In der Schwingungsform eines hohen und eines tiefen Tones erscheint somit das rhythmische System im Verhältnis zum Ohr als ein lebendes

Intervall. Und es kann das im Sinnesorgan Gehörte in der Seele als musikalisches Erlebnis sich ausbreiten.

Außer diesen Schwingungen, mit denen das Tonorgan an das rhythmische System anschlägt, kommt es auch zu materiellen Flüssigkeitsinfusionen von Perilymphe: vom Innenohr aus in die Lymphgefäße der Hirnhaut und durch den Aquaeductus cochleae (Schnekkenkanal). Durch diesen Kanal fließt Perilymphe, worin das Labyrinth schwimmt, in das Gehirnwasser ab. So stehen Gehör und Gleichgewichtsorgan in mehrfacher Verbindung mit der Atmung, worein das Seelenleben verwoben ist.

Der Autor der Schrift *Von Seelenrätseln* fordert dazu auf, die anerkannte naturwissenschaftliche Physiologie im Lichte eines höheren Monismus zu studieren, damit die von der Naturwissenschaft ausgeklammerten Qualitäten des Menschen (Seele, Erleben u.a.) erfaßt werden können. Dieses Erkenntnisprinzip soll noch auf weitere Einzelheiten angewendet werden.

Ein Golf zum Ätherraum – Gehirn und Ohr

Das Wasser im Innenohr brandet (ausgelöst durch Luftwellen) wie «am flachen Meeresufer» in der Schnecke (v. Békésy).[19] Dabei treten außer *gleitenden* Bewegungen auch solche auf, die an den sogenannten Hörhärchen, durch die Membrana tectoria, *scherende*, schabende Bewegungen ausführen. Alle diese Bewegungen aber sind von den *Druckwellen* ausgelöst, die mit der Luft am Trommelfell ankommen. Aus der Luft ankommende Druckwellen bewirken die in das Innenohr einwandernden Wasserwellen.

Im größeren Bauplan des Gehirns sahen wir, wie das Gehirngewicht im Wasser eliminiert wird. Im verkleinerten Bauplan des Tonorgans ist von dem Gewicht nur noch der *Druckstoß* der einwandernden Wellen übriggeblieben. Das Verhältnis der größeren Trommelfellfläche zu der viel kleineren Fläche des Steigbügels im ovalen Fenster bedingt noch eine zwanzigfache *Druckverstärkung*. Es kommt hier besonders auf den Druck an, indem der Übergang von Luftschwingung in die Bewegung der *dichteren* Flüssigkeit geschieht, die an der festen Nervensubstanz endet beziehungsweise anschlägt.

Im Innenohr pflanzt sich der Druck in den in die Schnecke einwandernden Endolymphwellen fort. Was als letzte Bedingungen des Hörens (abgesehen von den elektrischen Zellpotentialen) zu beobachten ist, sind die gleitenden, scherenden, schabenden Bewegungen. Aus diesen Bewegungen ergeben sich als Grenzphänomene die letzten physischen Bedingungen der Tonwahrnehmung. Wir beziehen die empirischen Daten auf weitere Eigenschaften des Ätherraumes. Wir erinnern daran, daß die Negativform in der Gehirnmasse und der Unterdruck im Liquorsystem zusammengenommen als Vermittler zu einem saugenden negativen Raum bezeichnet werden konnten. Mit dem Gehörorgan als verkleinertem Grundriß des Gehirns gewinnt dieser Raum weitere spezialisierte Eigenschaften. Rudolf Steiner über den Ätherraum: «Man bekommt jene Bewegungen, die *gleitende* oder *schabende* Bewegungen sind oder Druckbewegungen»[20] – Bewegungen, welche wir sämtlich im Innenohr als empirische Beobachtungen vorgefunden haben.

Im Gehörorgan sind solche Bewegungen in spezialisierter Form zu Bedingungen des Hörens geworden. Das Innenohr hat mit den Luft-Wasser-Druckwellen und den einwandernden Endolymphwellen, die auf der Basilarmembran gleiten und scheren, die für den Ätherraum typischen Bewegungen in sich eingebaut. Wird die flache Kurvenform der Gehirnventrikel als 1 genommen und um $1^1/_2$ Windungen auf $2^1/_2$ weitergeführt, so erhält man die $2^1/_2$ Schneckenwindungen der Innenohr-Schnecke. Die Schnecke ist demnach der modifizierte, spezialisierte, zum Sinnesorgan abgeänderte negative Gehirnraum. *Das Tonorgan ist ein Golf zum Ätherraum.* Im Ätherraum bleiben die Töne unhörbar. Auf dem «Chladnischen Tisch» (Hyrtl 1871) unseres Innenohres erklingen die Töne des Ätherraumes wie in einem Echo. Die ankommenden Druckwellen vertreten die Stelle des drückenden Gehirngewichtes, das Analogon des im Liquor erfolgenden Auftriebs liegt im gehörten Ton selbst.

Erinnert man sich an dieser Stelle an die Seinserlebnisse, welche das Ich an der Schwere und am Auftrieb hat, dann ordnet sich das Erlebnis am Gehörsinn ein in die zur Schwere polare Weltgegend: Hören findet in der extremen Auftriebssphäre statt; Hören allein kann das Seinsgefühl in der Schwere nicht vermitteln. Die zwanzigfache Druckverstärkung am Trommelfell entpuppt sich als sinnvolle, ja sinnermöglichende Ausgleichsregelung. Erst durch den irdischen

Druckverstärker wird ein so extrem kosmischer Prozeß im Kopf des Menschen dem Erdenbewußtsein dienstbar gemacht. Das Felsenbein mit seiner eigenartig improvisiert anmutenden unfertigen Ossifikation zeigt dasselbe Verhalten rein äußerlich als ein Festhalten in den verstärkten Druckverhältnissen der Materie gegenüber dem, was im Gehör ätherisch vorgeht.

Für das Auge im Verhältnis zum Gehirn wurde schon früher ein gemeinsamer Bauplan festgestellt (s. o. S. 18 ff.). Es konnten das Auge und das Gehirn, das Sehen und das Denken «als Abwandlungen *einer* Tätigkeit, *eines* Typus» dargelegt werden. Im Vorliegenden läßt sich auch für das Ohr im Verhältnis zum Gehirn ein gemeinsamer Bauplan erkennen. Sowohl dem Sehen als auch dem Hören liegt ein denkerisches Prinzip zugrunde. Das Sehen ist synthetisch, das Hören analytisch; denn wir hören nicht Tongemische, sondern analysieren den Akkord in einzelne Töne beziehungsweise Intervalle.

Das Gehirn als zusammenfassendes Sinnesorgan dient dem höheren Wahrnehmen, d.h. dem Denken. Im Denken aber lebt ein analysierendes und synthetisierendes Element: ein höheres Auge und Ohr.

Ohr und Krebserkrankung*

Analyse und Synthese

Das abnorme Wachstum verschiedener Gewebe folgt einer bestimmten Ordnung. Das normale Knochengewebe zum Beispiel wächst über seine Organgrenzen hinaus als *Exostose*, dies wäre die erste Stufe des abnormen Wachstums. In einer zweiten Stufe sehen wir schon das lokal verdrängende Wachstum des *Osteoms*. Drittens steigert sich das pathologische Wachstum zum metastasierenden Osteosarkom. Ganz analog finden wir bei den anderen Geweben die folgenden Stadien des pathologischen Wachstums:

Knochen	– Exostose	– Osteom	– Osteosarkom
Plattenepithel	– Warze	– Papillom	– Plattenepithel-karzinom
Knorpel	– Ekchondrose	– Chondrom	– Chondro-sarkom
Drüsen	– Zysten	– Adenom	– Adenosarkom
Bindegewebe	– Granulations-gewebe	– überschießende Regeneration	– Sarkom
Narbengewebe	– Keloid	– Fibrom	– Fibrosarkom
Zylinderepithel	– Epithel-verlagerung	– Papillom	– Zylinder-epithel-karzinom
Keimepithel	– Zystische Entartung	– Kystom	– Kystom-karzinom
Lymphatisches Gewebe	– Hyperplasie	– Lymphom	– Lympho-sarkom
Myeloisches Gewebe	– Hyperplasie	– Smoldering Plasmozytom mit benigner Gammopathie	– Myelosarkom, Plasmozytom

* Verfasser dieses Aufsatzes, in dem drei Vorträge Gisbert Husemanns zusammengefaßt sind, ist Dr. med. Friedwart Husemann, München.

Welche Ordnung zeigt sich hier, Oder besser gesagt: Welche Ordnung wird hier im sich steigernden pathologischen Wachsen stufenweise verlassen?

Der Krebs ist nur zum Teil ein zelluläres Problem, denn die Zellen müssen vom Ganzen aus beurteilt werden. Auch die Tiere und die Pflanzen bestehen aus Zellen, und schließlich gibt es die Einzeller, welche, aus nur einer Zelle bestehend, schon ans Mineralische angrenzen. Bei den Pflanzen sind die Zellen den verschiedenen Organen, zum Beispiel Blatt und Stengel, untergeordnet. Bei den Tieren kommt eine zweite Unterordnung hinzu insofern, als die Organe selbst sich verschiedenen Systemen oder Organreihen unterordnen, zum Beispiel die Sinnesorgane dem Sinnessystem, bestimmte Ausscheidungsorgane dem Urogenitalsystem usw. Der Arten- und Formenreichtum im Tierreich kommt dadurch zustande, daß ein System das andere mehr oder weniger überwiegt; bei den Huftieren zum Beispiel überwältigt das Stoffwechselsystem alle anderen Systeme in der Kuh; beim Pferd dagegen überwiegt das Gliedmaßensystem die anderen Systeme. Die menschliche Gestalt jedoch prägt alle Organsysteme in *eine einzige* Form, welche die tierischen Organsysteme im Gleichgewicht hält und dadurch mit dem aufrechten Gang zum Träger der Sprache und des Denkens werden kann. Im Menschen ist das Zellenwesen also dreifach untergeordnet: erstens unter die Organe, zweitens unter die Organsysteme und drittens unter die eine Menschengestalt.

			Denken, Sprache, Aufrechte
		Systeme	Systeme
	Organe – Gewebe	Organe	Organe
Einzeller	Zellen	Zellen	Zellen
Mineral	**Pflanze**	**Tier**	**Mensch**

Regenerationskraft ←

Bewußtsein →

Die Regenerationskraft nimmt – innerhalb des Lebendigen – um so mehr zu, je weiter wir uns vom Menschen entfernen, dagegen hellt sich das Bewußtsein bis zum Menschen immer mehr auf, je weiter die Regenerationskraft abnimmt. Mit zunehmender Regenerationskraft gewinnt die Zelle ein Eigenwesen und löst sich aus den übergeordneten Prinzipien der höheren Naturreiche heraus.

Hier erkennen wir den Zusammenhang mit dem pathologischen Wachstum. Auch die «Krebszelle verliert ihr organotypisches und gewinnt immer mehr ein zytotypisches Verhalten» (Hertwig).[1] Und die drei verschiedenen Stufen des abnormen Wachstums (z. B. Knochen – Exostose – Osteom – Osteosarkom) können jetzt begriffen werden. Der Mensch hat das Zellenwesen dreifach untergeordnet, und deswegen zeigen die verschiedenen Gewebe immer gerade drei Entartungsstufen. In einer ersten Stufe verliert das Organ seine menschliche Form (z. B. Exostose), es gewinnt dadurch ein Übergewicht, gerade so, wie auch im *Tierreich* jeweils die Arten dadurch zustande kommen, daß bestimmte Organe oder Organsysteme überwiegen. In der zweiten Stufe wuchert das abnorme Wachstum (z. B. Osteom) und ist damit dem vegetativ wachsenden *Pflanzenreich* ähnlich geworden. Drittens metastasiert das abnorme Wachstum, der Tumor hat sich entdifferenziert, das Zellenwesen selbst überwiegt, es handelt sich um ein «Überwuchern des *Mineralischen*».[2] Nach derselben Ordnung, nach welcher die Naturreiche um uns herum und schließlich der Mensch synthetisierend aufgebaut werden, baut das abnorme Wachstum den Menschen in umgekehrter Reihenfolge analysierend wieder ab. *Insofern zeigt der Krebs ein die Natur analysierendes Wachstum.*

Die Plazenta als Organ gewordener Tumorbildungsprozeß

Der Krebs zeigt noch weitere Gegenbilder des gesunden Wachstums. Der Pathologe R. Rössle hat nach hinweisenden Vorgängern die verschiedenen Stufen des abnormen Wachstums mit den verschiedenen Plazentatypen verglichen.[3] Der Trophoblast wächst zum Beispiel bei der Plazenta hämochorialis des Menschen so in das mütterliche Gewebe ein, daß man dies an jedem anderen Ort als pathologisches, destruierendes Wachstum bezeichnen würde. Die Plazenta ist der organgewordene Tumorbildungsprozeß.[4] Sie ist das Organ des analysierenden Wachstums, während der Embryo gerade durch die Plazenta und mit ihr verbunden synthetisierend heranwächst. Die Plazenta enthält die später getrennten Organfunktionen (Ausscheidung, Atmung, innere Sekretion, Ernährung, Stoffwechsel) noch alle gleichzeitig und ineinander, sie ist eine Art «organisches Mittelding». Daher auch geht die Plazentaphysiologie gewissermaßen ohne Sprung in die Plazentapathologie über: Das Ektoderm des Trophoblasten wächst verdrängend, die Plazentazotten wachsen destruierend, die Blasenmole wächst zystisch erweiternd, und schließlich metastasierend wächst das Chorionepitheliom. Trophoblast – Plazentazotten – Blasenmole – Chorionepitheliom zeigen wieder den dreigliedrigen Typus des analysierenden Wachstums, wie wir ihn oben an den anderen Geweben kennenlernten. Die Plazenta als vorgeburtliches organisches Mittelding weist zurück auf einen früheren Erdzustand, als der Mensch und die Naturreiche noch ebensolche Mittelzustände, zum Beispiel Pflanzentiere beziehungsweise Tiermenschen, waren (s. u. S. 220 ff.). Hier schließen sich diese Gedanken an die Mistel als «Tierpflanze» des alten Mondes und deren Zubereitung als Krebsheilmittel an. Die Mistel senkt sich so in das «Muttergewebe» ihres Wirtsbaumes parasitär ein, wie sich das Kind im Mondenzustand durch die Plazenta in die Uterusschleimhaut der Mutter einnistet. Was als Mistel parasitär über der Erde zum Relikt geworden ist, offenbart als Organ im Menschen zerstörende Kräfte.

Was ist nun diese vorgeburtliche Wachstumssphäre, in welche die Plazenta physiologischerweise und der Krebs pathologischerweise hineinwachsen? Hierzu Rudolf Steiner: «Ich habe mich oftmals gefragt bei der Erforschung dieser Dinge: Woher kommt es denn eigentlich, daß so viele Krankheitsprozesse in der gebräuchlichen medizinischen Literatur als ‹unbekannten Ursprungs›, als irgend etwas bezeichnet werden, auf dessen Ursprung man nicht so recht verweisen kann. Das rührt davon her, daß man eben ganz außer acht läßt, daß der Komplex von Kräften, auf den wir gestern als außertellurischen hingewiesen haben, schon da ist, wenn sich der Mensch sogar seiner Empfängnis nähert, nicht nur seiner Geburt, und daß alles das, was so auf den Menschen wirkt, dann umgekehrte Gegenwirkungen erzeugt, daß also gewisse Prozesse, die eigentlich schon liegen vor der Konzeption, Gegenwirkungen erzeugen nach der Konzeption oder namentlich nach der Geburt … Das, was ich jetzt sagte, bezieht sich insbesondere in sehr hohem Grade auf alles dasjenige, was mit der Ossifikation und mit der Sklerose zusammenhängt. Die Sklerose und auch das Ossifizieren sind eigentlich Prozesse, welche ihre Gegenprozesse schon vor der Konzeption haben. Sie wirken entgegen ganz normal als organische Formprozesse demjenigen, was im Menschen vor der Konzeption als Zerstäubungsprozesse, als Ausbreitungsprozesse wirkt. Das ist außerordentlich wichtig, daß man das ins Auge faßt ... Nun aber können alle diese Prozesse, die eintreten müssen, über eine gewisse Grenze, gewissermaßen über ihre Schwingungsmitte hinausgehen. Solche Prozesse wie die Sklerotisierung oder die Ossifikation sind gewissermaßen Schwingungen gegen eine Mittellage hin, und sie können übergreifen, sie können also zu stark werden. Sie treten dann in ganz anderer Form auf. Zunächst treten sie auf in Form von Dispositionen. Und in den Dispositionen müssen wir eigentlich viel Wesentliches vom Wesen des Menschen suchen. Wenn dasjenige, was in der Ossifikation und in der Sklerose normal ist oder erst abnorm auf seinem eigenen Felde im Laufe des Lebens wird, nach der anderen Seite schwingt und also dieser Prozeß sozusagen nicht auf seinem Felde, sondern in anderen Organsystemen des Menschen sich abwickelt, dann tritt etwas auf, was das krankhafte Gegenbild ist eines Vorkonzeptionellen, was wir in den verschiedenen Arten der Karzinombildung vor uns haben.»[5]

Die Ossifikation und die Sklerose sind also gesunde Gegenbilder der vorkonzeptionellen Ausbreitungs- und Zerstäubungsprozesse. Irdische Verdichtung und vorirdische Zerstäubung sind in einem lebendigen Gleichgewicht, «sind gewissermaßen Schwingungen gegen eine Mittellage hin». Wenn nun die Ossifikation «nach der anderen Seite schwingt», tritt das krankhafte Gegenbild der vorkonzeptionellen Zerstäubungsprozesse, nämlich das Karzinom auf. Wir haben es bei dieser Schilderung also mit zwei einander entgegengesetzten Metamorphosen eines Urbilds zu tun: Das Urbild ist der vorkonzeptionelle Zerstäubungs- und Ausbreitungsprozeß; die erste Metamorphose sind Ossifikation und Sklerose als gesunde Gegenbilder des Urbildes; die zweite Metamorphose ist die Karzinombildung als das krankhafte Gegenbild. Das Verhältnis, in welchem diese beiden Metamorphosen zu ihrem Urbild stehen, wird von Rudolf Steiner einerseits als Gegenbilder, andererseits als Schwingungen gegen eine Mittellage hin beziehungsweise als ein Schwingen nach der anderen Seite hin bezeichnet. Bildlich kann der geschilderte übersinnlich-sinnliche Sachverhalt folgendermaßen dargestellt werden:

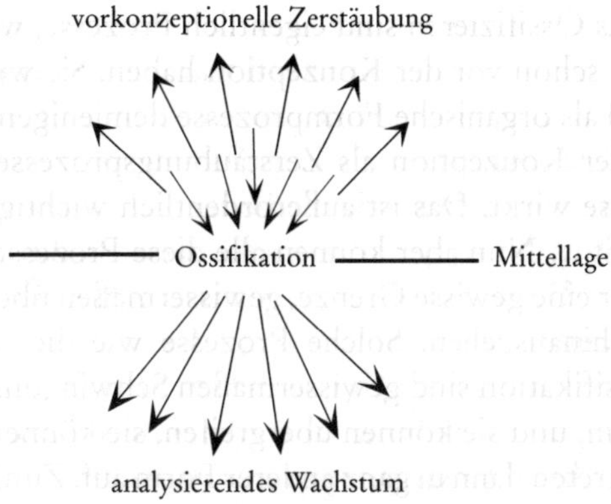

Das zur Ossifikation führende Wachstum ist ein zur Erde führender Gegenprozeß zu den vorkonzeptionellen Zerstäubungsprozessen. Das analysierende Wachstum jedoch hat selbst wieder auflösenden, gewissermaßen irdisch zerstäubenden Charakter. Daher ist die Krebskrankheit so schwer und lebensbedrohlich, weil ein vorkonzeptioneller geistiger Auflösungsvorgang ins Physische verkehrt wird. Andererseits wird die Krebskrankheit, so betrachtet, zum physischen Bild einer über den Leib des Erkrankten hinaus schwingenden kosmischen Geistigkeit.

Der eingangs entwickelte goetheanistische Begriff des pathologischen analysierenden Wachstums im Verhältnis zum gesunden synthetisierenden Wachstum wird also durch die von Rudolf Steiner geschilderten Urbilder der Krebskrankheit geistig begründet, so wie er empirisch-sinnlich dadurch begründet ist, daß er die einzelnen pathologischen Tatsachen erklären kann. Der Goetheanismus ist die Wissenschaft vom Sinnlich-Übersinnlichen, welche Naturwissenschaft und Geisteswissenschaft überbrückt. Eine solche Wissenschaft wurde von Rudolf Steiner zunächst erkenntnistheoretisch begründet und dann später als selbstverständliches Rüstzeug seiner Zuhörer beziehungsweise Mitarbeiter vorausgesetzt: «Sie sehen, auch da handelt es sich wiederum wirklich nur darum, daß man sich der Mühe unterwirft, unsere wunderbaren naturwissenschaftlichen Ergebnisse nicht einfach auf einem bestimmten Punkte liegen zu lassen, sondern sie *aufzunehmen*, zu *verfolgen* und *fortzusetzen*.

Ich bin für meine Auffassung und Lebenserfahrung davon überzeugt: wenn Sie sich heute hinsetzen würden und einfach dasjenige, was empirisch in der orthodoxesten Wissenschaft vorliegt, durchnehmen und das Nächste mit dem Entferntesten zusammenbringen, wenn Sie darauf eingehen, wie die Dinge zusammenhängen, daß Sie dann restlos auf die Dinge hingewiesen werden, die ich hier auseinandersetze.»[6] Diese Methode des «darauf eingehen, wie die Dinge zusammenhängen» beziehungsweise «das Nächste mit dem Entferntesten zusammenbringen» ist genau dieselbe, welche Rudolf Steiner als Goethes entwickelnde Methode erkenntnistheoretisch gerechtfertigt hat. Der Goetheanismus ist nichts anderes als anthroposophische Naturwissenschaft.

Das analysierende Wachstum zerlegt die verschiedenen Organe, Organstufen, Organlebensalter in einzelne Teile, «es fährt gewissermaßen auseinander, was bei der Embryonalbildung zusammengeschoben worden ist». So kann aus jedem Gewebe der Lunge ein Tumor entstehen: alveoläres – glanduläres – Plattenenepithel – kleinzelliges Carzinom der Lunge. Die Lunge wird durch das pathologische Wachstum in ihre Einzelteile zerlegt. Ähnlich kann aus jeder Phase der Verknöcherung ein Tumor werden: aus Belegknochen – Geflechtknochen – Osteoid – Chordagewebe – Osteoblasten und Osteoklasten. Bei Hodentumoren kann jedes Stadium der Spermiogenese zum Tumor werden, und die Tumorzellen zeigen noch ihre Verwandtschaft mit den physiologischen Stufen der Samenreifung. Ebenso hat das analysierende Wachstum einen zeitlichen Aspekt. Bestimmte Hodentumoren mit schlechtester Prognose haben einen Altersgipfel bei 28 Jahren. Das osteogene Sarkom kommt hauptsächlich zwischen dem 16. und 20. Lebensjahr vor. Die paramyeloblastische Leukämie bevorzugt das Kindesalter, die myeloische Leukämie das Erwachsenenalter, und die lymphatische Leukämie schließlich kommt mehr im höheren Alter vor und so weiter. Fast jedes Carzinom hat ein bestimmtes Prädilektionsalter. Alle diese gewissermaßen selbstverständlichen Tatsachen werden begreiflich durch den Begriff des zeitlich und räumlich aufgliedernden, in Teile zerlegenden analysierenden Wachstums, welches das genaue Gegenbild des gesunden, organbildenden Wachstums ist.

Die Schwingungsmitte an Epithelgrenzen

Ein anderer Aspekt des Krebsproblems ergibt sich aus folgenden Tatsachen. Der Krebs entsteht bevorzugt an den sogenannten Lötstellen und Grenzflächen, zum Beispiel an der Portio uteri an der Plattenepithel-Drüsenepithel-Grenze. Diese Epithelgrenze wandert während des Lebens: Nach innen verlagert (entropioniert) ist sie beim Kind, nach außen verlagert (ektropioniert) bei der geschlechtsreifen Frau, und bei der Greisin zieht sie sich wieder nach innen zurück. Eine andere Form der Epithelwanderung findet man bei der präcanzerösen Umbaugastritis, wo Duodenalepithel im Magen erscheint. Beim Dickdarmcarzinom sind folgende Epithelbewegungen erforscht worden: Der Zellersatz geht von dem Grund des Drüsentubulus aus, und zu der Tubulusspitze (also darmlumenwärts) werden die toten Zellen abgestoßen. Die zur Spitze hin absterbenden Zellen werden von den von unten kommenden jüngeren Zellen abgeschoben. Insgesamt sind frische und absterbende Zellen in dauerndem Gleichgewicht. Wenn nun teilungsfähige Tubuluszellen zu weit nach oben wandern, auf ihrem Weg zur Tubulusspitze also nicht absterben, so ist dies bereits das erste Carzinomanzeichen. Die Epithelgrenze liegt bei der Portio zwischen Drüsen und Plattenepithel, im Magen zwischen Duodenal- und Magenschleimhaut, am Kehlkopf zwischen Zylinderepithel und Plattenepithel. Hier am Dickdarm (und auch am Dünndarm entsprechend zwischen Regeneration aus den Krypten und Abschilferung an der Zottenspitze) besteht eine Grenze zwischen teilungsfähigen und teilungsunfähigen Zellen. Diese Grenzen wandern mehr oder weniger hin und her; man kann besser sagen, es schwingen hier die Gewebe um eine Epithelgrenze, und wenn diese Schwingung gestört wird, entsteht das Carzinom. Wir erfassen durch diese Phänomene wiederum von einer anderen Seite die oben schon einmal zitierten Worte Rudolf Steiners: «Nun aber können diese Prozesse, die eintreten müssen, über eine gewisse Grenze, gewissermaßen über ihre Schwingungsmitte hinausgehen.»

Vom analysierenden Wachstum aus betrachtet, war die Schwingungsmitte gewissermaßen etwas Geistiges, oder man kann auch sagen: der gesunde Mensch. Jetzt, von der «Epithelschwingung» aus gesehen, erscheint die Schwingungsmitte selbst sinnlich als Epithelgrenze, als Prädilektionsort des Krebswachstums. Als Vorbereitung zum Carzinoma in situ an der Portio wird das noch gesunde Epithel vom pathologischen Epithel «bewegt», «unterfahren» und zum Schluß «schollenartig abgehoben». So die Worte der beschreibenden Pathologen. Zwischen gesundem und pathologischem Epithel müssen wir uns also deformierende, scherende, schabende Bewegungen vorstellen, wenn erst einmal die Schwingungsmitte verloren gegangen ist.

Unbefangen betrachtet zeigen viele Frühbilder des Krebswachstums Epithelschwingungen, man kann sogar sagen Brandungsbilder wie am Meeresstrand. Vor allem beim Dickdarmkrebs und Uterus-

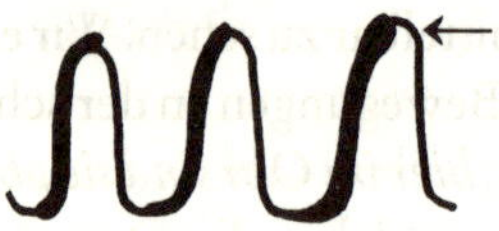

karzinom kommen solche gestaute Wellenformen zum Ausdruck: Das karzinomatöse Wachstum beginnt oft nur an einer Seite eines Drüsentubulus. Es läuft über solch einen Tubulus, also anfangs auf der einen Seite (links) eine abnorme Wachstumswelle und auf der anderen Seite (rechts) eine normale. Oben an der Tubulusepithelspitze stauen sich beide Epithelwanderzüge; die eine wird dann später von der anderen bewegt, unterfahren, schollenartig abgehoben wie an der Portio. – In etwas anderer Form verfolgen wir die Epithelschwingung zum Beispiel am zunächst nach außen wachsenden (exophytischen) Polyp; wird daraus aber ein Carzinom, dann wird das Wachstum endophytisch, es durchsetzt den Stiel und die Basis des Polypen, und wenn es die Muskularis mucosae des Muttergewebes durchbrochen hat, dann wird nach und nach der ganze Organismus erfaßt. Hier also schwingt die Wachstumsrichtung erst nach außen, dann, mit wesentlich stärkerer Zerstörungskraft, schwingt sie zurück nach innen und unten, gegen den eigenen Mutterboden gerichtet, sie wird zu ihrem eigenen Gegenbild.

Das Karzinom, ein Ohrbildungsprozeß an falscher Stelle

Wenn der Krebs als gestörte Epithelschwingung aufzufassen ist, dann muß hier ein Zusammenhang bestehen mit den anderen

Schwingungen und Rhythmen des Menschen, vor allem aber mit der Wahrnehmung von Schwingungen im Ohr (s. o. S. 60 ff.).

Das Ohr faßt die zeitlichen Frequenzen an verschiedenen Punkten des Raumes auf: An der Schneckenbasis werden die hohen, an der Schneckenspitze die tiefen Töne wahrgenommen, entsprechend den verschiedenen Tonorten auf der Basilarmembran. In der Endolymphe entstehen Wanderwellen von verschiedener Geschwindigkeit. Diese Wellen branden wie am Meeresstrand ortsabhängig, entsprechend der Schneckenkanaltiefe. Die brandende Endolymphe regt das Cortische Organ so an, daß die Membrana tectoria auf den Haarzellen hin- und herschabt. Im Ohr sind also scherende, die Haarzellen deformierende Bewegungen als Sinnesvorgang unmittelbar zu sehen. Wir erinnern uns an die scherenden, deformierenden Bewegungen an der schwingenden Epithelgrenze des Krebswachstums, *hier im Ohr sind sie physiologisch.* Auch das analysierende Wachstum, welches die Organe nach ihrer Entstehung und nach ihren Teilen räumlich und zeitlich auseinanderfährt, wird im Ohr zur Physiologie: Die gleichzeitig erklingenden verschiedenen Tonfrequenzen eines Sprachlautes oder eines Akkords werden an einzelne Orte verteilt, getrennt und können nur dadurch analysiert und wahrgenommen werden. Die analysierende Funktion des Corti-Organs beruht darauf, daß jede einzelne innere Haarzelle einem anderen Ton zugeordnet ist. Damit ist im Ohr die *Verselbständigung der Einzelzelle* physiologische Grundlage. Dieses Wahrnehmungsprinzip des Ohres darf nicht Wachstumsprinzip werden.

Das Ohr hört gestaute Wanderwellen mit scherenden Bewegungen der M. tectoria auf den Haarzellen. Zum Wesen dieser scherenden Kräfte ist folgende Darstellung Rudolf Steiners aufschlußreich. Er beschreibt die sphärischen Kräfte des Hauptes im Gegensatz zu den Zentralkräften der Glieder und betont, «daß wir nötig haben: Erstens die Denkweise der Mechanik und der Phoronomie, die es im wesentlichen mit Zentralkräften zu tun hat, und daß wir zweitens hinzufügen müssen zu dem ein anderes System, dasjenige System, das es zu tun hat mit *rotierenden Bewegungen, scherenden Bewegungen* und mit *deformierenden Bewegungen.*»[7] Nun sehen wir, daß diese scherenden Bewegungen die Bewegungsformen des sphärischen Raumes, also des ätherischen Gegenraumes sind. Diesem Raum ist das Ohr hörend ausgesetzt; und diesem selben Raum wird eine bestimmte Partie des Organismus ausgesetzt, wenn das analysierende Wachstum beginnt. Daher ist der Krebs ein Sinnesorgan an falscher Stelle. «Denn daß wir eine Ohrenbildung in unserem Innern haben, das beruht auf einem Prozesse, der dadurch normalisiert ist, daß die geschwulstbildende Kraft auf der rechten Stelle aufgehalten ist ... Ebenso hat der geschwulstbildende, der wuchernde Prozeß seine Bedeutung in der Natur mit der richtigen Geschwindigkeit. Schaffen Sie ihn ab, so kann kein Wesen in der Welt hören.»[8] *Nun erkennen wir auch die innere Identität dieser scherenden, rotierenden Bewegungen mit den beschriebenen vorkonzeptionellen Ausbreitungs- und Zerstäubungsprozessen, beide Male wurde der Gegenraum geschildert, das eine Mal mehr räumlich, das andere Mal mehr zeitlich* (plastisch-musikalisch).

In dem soeben zitierten 14. Vortrag von *Geisteswissenschaft und Medizin* schildert Rudolf Steiner auch die sogenannten «Ich-Trümmer» als Ursache des Krebswachstums. Damit sind Trümmer einer zu schwachen Ich-Organisation gemeint, welche nachts im Organismus des schlafenden Menschen liegen bleiben und dadurch dann wuchernd werden. Auch an dieser Schilderung erkennen wir den Typus der Schwingung (Schlafen – Wachen) und den des Sinnesorgans: Das Ich ist zerstückelt in zwölf Sinne, in jedem Sinn ist es weiter «zertrümmert» in die Einzelwahrnehmungen, im Ohr zum Beispiel in die einzelnen Cortischen Organteile mit ihrer verschiedenen Rückstellkraft der Basilarmembran. Hier ist diese «Zertrümmerung» physiologisch; wird dieser Prozeß aber verlagert, entsteht ein Sinnesorgan an falscher Stelle.

Gibt es karzinogenen Lärm?

In diesem Zusammenhang wurde von Gisbert Husemann erneut ein Krebsexperiment angeregt, nämlich zu untersuchen, ob nicht verschiedene Töne und Frequenzen für verschiedene zugehörige Gewebe krebserzeugend sind. Es gibt heute schon bestimmte Untersuchungen in dieser Richtung. Zum Beispiel stellte man bei Mäusen, die einem akustischen Streß ausgesetzt wurden, eine gestörte Mitosetätigkeit fest. Gibt es karzinogenen Lärm? Die Experimente haben bestätigt, in welcher Richtung das Krebsexperiment gemeint und ausgesprochen war.

Die beiden goetheanistischen Begriffe «analysierendes Wachstum» und «Epithelschwingung» vereinigen sich also zur Ohrbildung als dem goetheanistischen Typus der Geschwulstbildung. «Das Höchste wäre, zu begreifen, daß alles Faktische schon Theorie ist. Die Bläue des Himmels offenbart uns das Grundgesetz der Chromatik. Man suche nur nichts hinter den Phänomenen, sie selbst sind die Lehre.» So lautet das Wissenschaftlichkeitsprinzip Goethes.[9] Was Rössle in der Plazenta als erstes Analogon der Krebsbildung fand, im Ohr ist es umfassend erfüllt. Und wir erkennen auch die Begriffsbildungen Rudolf Steiners. Er hat in lebendigen Begriffen, in goetheschen Typusideen mit uns geredet, und in dieser Art kann er auch verstanden werden. «Wer nicht in der Lage ist, einen jeden Krankheitsprozeß gewissermaßen in seinem gesunden Gegenbilde aufzusuchen, der kann ihn nicht richtig in die menschliche Organisation eingliedern.»[10] Hier wird ganz in dem Sinne gesprochen, daß alles Faktische schon Theorie ist. Und dies ist die Methode, die wir in der Medizin als Lebenswissenschaft brauchen.

Es wurde oben schon die Mistel als Pflanze des analysierenden Wachstums erwähnt. Wie drinnen im Menschen die Plazenta, so ist draußen in der Natur die Mistel eine Art Mittelding. Wenn wir nun noch einmal an die vorkonzeptionellen Ausbreitungs- und Zerstäubungsprozesse denken und an die rotierenden, scherenden und deformierenden Bewegungen, dann wird uns auch der maschinelle Verarbeitungsvorgang der Mistel verständlich. In dem waagrecht kreisenden Saft treten bereits rotierende, ausbreitende, zerstäubende Kräfte auf. Der senkrecht dazu eintropfende Saft bringt scherende und deformierende Bewegungen hinein. Das heißt, hier wird maschinenartig materiell etwas eigentlich Geistiges, nämlich die Bewegungen des Gegenraumes, nachgeahmt. So auch verkehrt ja das analysierende Wachstum hohe geistige Prinzipien der vorkonzeptionellen Sphäre ins Materielle des Geschwulstwachstums. So verarbeiten wir die Mistel in einem Vorgang, welcher der Krebsentstehung selber ähnlich ist. Hier wirkt das Simile in der Zubereitung.

Die Vortragsreihe über das Krebsproblem schloß ab mit dem Blick auf den aufrechten Merkurstab, welcher zwischen der einen kranken Schlangenlinie und der anderen, ihr ähnlichen, heilenden Schlangenlinie die richtige Schwingungsmitte hält.

Die embryonale Natur der Tumorgewebe und ihre Beziehung zum Hörvorgang*

Das analysierende Wachstum hat nicht nur die an den vorhergehenden Beispielen aufgezeigte Bedeutung, sondern die im pathologischen Wachstum wirksame Analyse ist auch an den verschiedenen Stadien der Keimentwicklung des Leibes abzulesen.

Die erste Beobachtung in dieser Hinsicht waren Krebsmetastasen in einem Pleuraexsudat, die mir Prof. Dietrich vom Robert-Bosch-Krankenhaus in Stuttgart 1948 demonstrierte. Es waren zelluläre brombeerartige Gebilde. Damit war ein Abbild des 60-Stunden-Keimes der Morula gegeben. An diese Beobachtung erinnerte ich mich, als Noltenius 1981 «morulaartige Bildungen» veröffentlichte, die von einem Neuroblastom herrührten.[1]

Im Laufe der Zeit hat sich dann die folgende Tabelle ergeben:

	Organbildung		Tumoren
I. Monat	1. Woche	Morula (60-Stunden-Keim)	Neuroblastome des Nebennierensympathikus: morulaartige Bildungen (Noltenius 1981) auch bei Pleuraexsudat-Metastasen
		Augenbecherform des Keimes	Chorionkarzinom, wiederholt Keimbecherform
		Choriontrophoblast	Placenta-Tumoren (R. Roessle 1950[2])
	2. Woche	Nervenrohrschließung	Retinoblastom · Neuroblastom (Rosettenbildung; Borst 1923[3]), kleinzelliges Bronchialkarzinom mit Neuralrohrcopien (Riede und Wehner 1986[4])

* Erstveröffentlichung

3. Woche – 4. Woche	Glomerulumbildung in der Niere und Irisbildung	bei Nierenkarzinom (Wilmstumor) treten Glomerulumformen auf (Hamperl 1972[5,6]) kombiniert mit Aniridie ist der Tumor 1000mal häufiger bei Gallengangs- und Leberkarzinom sowie bei Adenokarzinom der Lunge, ebenfalls Embryonalformen von Leber und Lunge
II. Monat	$2^{1}/_{2}$ Monate sexuelle Differenzierung	*Ovarium*: Androblastome mit Virilisierung (Riede und Wehner 1986[4]) *Hoden*: Dottersacktumor Chorionkarzinom mit Gynaikomastie (s. o.)
	2-3 Monate werden die Urnieren, Chorda, Kiemen zurückgebildet	Reste der Urnierenkanälchen in Myomen (Aschoff 1923[7]) Reste von Chorda und Kiemen u.a. veranlassen Tumoren (Ribbert 1904[8])
III. Monat bis V. Monat	Lanugobehaarung (Starck 1965)	Paraneoplasie: Gallenblasen-Leber-Karzinom mit schrankenlosem embryonalen Haarwuchs (Herzberg 1980[9])
IV. Monat	lymphoepitheliale Organe Thymus fertig	in lympho-epithelialen Tumoren liegen Copien des fetalen Ausgangsgewebes vor (Borst 1926[3])
	Schilddrüse	Schilddrüsentumoren imitieren die embryonale Schilddrüsenentwicklung (Doerr, Bd. II, 1974[10])

Liest man diese Tabelle von unten nach oben, dann rückt man vom IV. Embryonalmonat über den III. und II. bis in den I. Monat und in diesem Monat von der 4. Woche über die 3. und 2. bis in die 1. Woche der Embryonalentwicklung immer weiter zurück. Wie bei den vorhergehenden analytischen Beispielen (s.o. «Ohr und Krebserkrankung», S. 66 ff.) sehen wir jetzt, daß die Leibesbildung selbst durch Tumorwachstum analysiert werden kann. Ein solches Phänomen kann man auch einfach als «Rückschlag» in die Keimentwicklung bezeichnen. Aber damit ist die gesamte Gegenläufigkeit zur normalen Entwicklungstendenz nicht erfaßt. Das wird anders, wenn wir die entsprechende geisteswissenschaftliche Leitlinie auf unser Phänomen anwenden: «Entsteht im Inneren des Organismus ein Vorgang, der einem solchen der äußeren Natur ähnlich ist, so tritt Erkrankung ein. Ein solcher Vorgang kann den physischen oder den ätherischen Organismus ergreifen. Es muß dann entweder der astralische Leib oder das Ich eine Aufgabe erfüllen, die sie sonst nicht vollbringen. Sie müssen sich in einem Lebensalter, in dem sie in freier seelischer Tätigkeit sich entfalten sollten, zurückschrauben in ein früheres Lebensalter – in vielen Fällen sogar in das Embryonalalter – und an der Bildung von physischen und ätherischen Gestaltungen mitwirken, die bereits übergegangen sein sollten in den Bereich des physischen und ätherischen Organismus.»[11]

Mit diesem «Zurückschrauben» haben wir es zu tun, wenn wir das pathologische Wachstum vom IV. Embryonalmonat bis zum 60-Stunden-Keim der 1. Entwicklungswoche zurückverfolgen, wofür die Tabelle Beispiele zeigt. Im Zurückschrauben der höheren Wesensglieder ist der wissenschaftliche Begriff gegeben für das entdifferenzierte embryonale Tumorwachstumsgewebe.

Bei der gewöhnlichen Wundheilung findet ebenfalls eine zelluläre Rückdifferenzierung der ortsansässigen Zellen statt. Sie ergreift aber nur den lokalen Defekt. Ähnlich ist es auch bei anderen Krankheiten.

Makroskopie in die vorkonzeptionelle Sphäre

Wenn wir auf das Bild des Zurückschraubens in seiner weiteren Dynamik eingehen, dann werden wir über die erste Woche der Keimbildung noch weiter zurückgeführt – der Keim verschwindet für die physische Entwicklung. Die höheren Wesensglieder schwingen frei weiter zurück, und wir gelangen durch das Bild des Zurückschraubens bis in die vorkonzeptionelle Sphäre, mit ihren Zerstäubungskräften (siehe S. 71). Damit sind wir in der Ausbreitungs- und Zerstreuungssphäre angelangt, zu welcher die physische Leibesentwicklung entgegengesetzt verläuft. Mit der Konzeption beginnt – um in dem Bilde zu bleiben – das Hineinschrauben der Wesensglieder in die Verkörperung.

Das pathologische Wachstum, so wie wir es zu verfolgen versucht haben, führt durch sich selbst zu einer Art Form und Bild, von denen die einzelnen Wachstumsphänomene zu Abbildern werden, welche die pathologische Anatomie beschreibt. Wir gehen wohl nicht fehl, wenn wir das Zurück- und Hineinschrauben unter dem Bilde der Doppelspirale wiederzufinden glauben, die mit dem Gehörorgan gegeben ist.

Vorhergehend war von den Gewebe-Bewegungen die Rede, die als Wachstumsbilder ihre Vorbilder in den Innenohrbewegungen haben. Jetzt tritt die ganz allgemeine Gesetzmäßigkeit für das Wachstum vor uns hin. Rudolf Steiner führt aus: «Und wie wir in der Astronomie davon sprechen, daß der Saturn im Widder oder die Sonne im Löwen steht, so können wir auch davon sprechen, daß der Absonderungsimpuls des Lebens ... in der Seh-Sphäre liegt ... oder daß der Wachstumsbezirk mit der Hörsphäre etwas zu tun hat ... Es finden da wirklich ähnliche Verhältnisse im Innern des Menschen statt, wie draußen im Makrokosmos am Sternenhimmel.»[12]

Kehren wir aus dem Makrokosmos in das mikroskopische Bild der Pathologie zurück, dann gewinnen gewisse typische Einzelheiten der Empirie einen zusammenhängenden Sinn.

Von der Tonschwingung zur Druckfeldänderung im wachsenden Gewebe

Nach dieser allgemeinen Schilderung betrachten wir das mikroskopische Bild von zwei Drüsentubuli des Dickdarms. An der Umschlagsfalte der Tubulusöffnung beginnt das Krebswachstum. Das zylindrische Drüsenepithel wird in Krebszellen umgewandelt. Für unseren Gesichtspunkt ist es nun von ausschlaggebender Bedeutung, daß die unmittelbar benachbarte Zelle verdrängt wird und Druckatrophie zeigt (Böhmig[13]).

Wenn es gelingt, einen solchen pathologischen Tatbestand seinem reinen Inhalt nach auszusprechen, ohne herangezogene äußere Hilfsvorstellungen, dann müßte sich zeigen, daß auch der kranke Tatbestand mit den im Körper vorkommenden Funktionen etwas zu tun hat. Es handelt sich an der Epithelspitze des Dickdarmkrebses innerhalb des normalen Epithels um eine Druckfeldänderung. Der vorher bestehende Druck durch Wachstum und Abschilferung war auf das ganze Epithelfeld verteilt. Jetzt ist durch die Änderung aus dem normalen das pathologische Epithel geworden.

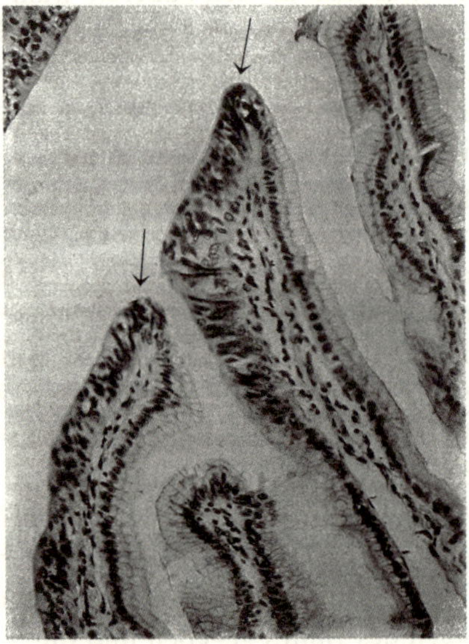

Krebsiges Keimepithel nur an der linken Seite von zwei Drüsentubuli des Dickdarms. Wachstumsbeginn an der Umschlagfalte der Tubusöffnung

R. Boehmig, Stuttgart 1950

Verschiedene Drücke werden auf der Haut mit dem Tastsinn wahrgenommen. Diese Wahrnehmungen sind selbstverständlich von der Stärke des Reizes und von dem Widerstand der Hautoberfläche abhängig. Es kommen in erster Linie Scherwellen in Betracht. Diese die Haut deformierenden «Transversalschwingungen der Haut» stehen senkrecht zur Hautoberfläche, die sich tangential um den Erregungspunkt ausbreiten (Hensel[14]). Beim Tasten kommt es nun zu den verschiedensten Druckänderungen. Werden die Schwingungen beschleunigt, dann kommen wir zu bestimmten Frequenzunterschieden; man spricht jetzt von Vibrationsreizen und von Vibrationsamplituden und vom Vibrationssinn, der sie wahrnimmt. Die Fingerspitzen sind das sensibelste Organ für Vibrationen, die Hüftgegend ist am unempfindlichsten. Die Sensibilität ist, im Gegensatz zu den zentralen Sinnesorganen, wie die Wärme-und

Kälteempfindung über die ganzen Haut verteilt. Werden nun die Frequenzen noch weiter beschleunigt, dann ergeben sich die unterschiedlichen Frequenzen, die wir mit dem Gehör als Töne wahrnehmen (Hensel[15]).

Die Reizvermittlung auf der Haut durch Abbiegung eines Haares setzt sich fort in die Abbiegung ganz ähnlicher Gebilde im Gleichgewichtssinn und findet sich schließlich als Abbiegung der Hörhärchen im Innenohr auf dem Hörepithel. Was man an den äußeren Wahrnehmungsbedingungen feststellen kann, hatten wir vorhergehend als langsame Druckwellen im Tasten, in beschleunigter Form in der Vibration und schließlich im Tonhören kurz dargelegt. Die äußeren Druckwahrnehmungen setzen sich ins Innere zurückgenommen als Sinnesempfindung fort. Hier liegt ein gewisses urbildliches Verhältnis von äußerer Wahrnehmung und innerer Empfindung vor.

Man kann diese Verhältnisse auch in physiologischen Vorgängen erkennen, die unserem Erlebnis viel näher stehen. Wenn wir diese Druckfeldänderungen verfolgen, können sie der Reihe nach von oben nach unten aufgezählt werden. Da ist zuerst eine Druckänderung zwischen Trommelfell und Innenohr, nach innen die wechselnden Drücke des Gehirns auf seine Unterlage, die durch die verschiedenen Atmungsdrücke über den Liquor vermittelt werden: bei (abdomineller) Einatmung mehr, bei Ausatmung weniger innerer Druck. Das gleiche ist an der Herzfunktion mit dem wechselnden Blutdruck bei Ein- und Ausströmen des Blutes gegeben und durch den pathologischen Bluthochdruck wohl am meisten bekannt. Auch zwischen Atmung, Sprache und Stoffwechsel sind Druckverlagerungen gegeben: Die Ausatmung wird unterdrückt, stattdessen spricht der Mensch; ebenso wird die Ausatmung unterdrückt, und der Druck wendet sich nach unten in die Darmentleerung. Innerhalb der Darmorganisation sind die rechte und die linke Darmabknickung mit einer Verlangsamung der Darminhaltsbewegung und somit Druckänderungen verbunden. An diesen Stellen sind Orte mit den besonderen Bedingungen für die Krebsbildung aus langer ärztlicher Erfahrung bekannt.

Die Druckfeldänderung an der Dickdarmepithelspitze ist demgemäß als Spezialfall einer langsamen, dem Gehör entfernt verwandten Reaktion im Vibrationsbereich anzusprechen. In der Stuhlverstopfung ist die Druckänderung alltäglich, und in der Hypochondrie (Steiner[16]) sind diese gröberen Druckänderungen mit der seelischen Empfindung verbunden.

Dieser neue Begriff ist nicht mit den aufgezählten Erscheinungen erschöpft. Bei der Entstehung des Gallenblasenkrebses spielen Gallensteine mit den üblichen Reaktionen eine wichtige Rolle. Bei 90% aller Gallenblasenkarzinome finden sich Gallensteine. Man stelle sich das unter dem neuen Gesichtspunkt vor. Jede Atembewegung, jeder Schritt und jede Änderung der Körperlage im Schlaf ändert das Druckfeld unter dem Gallenstein.

Solche und ähnliche Erscheinungen der Druckfeldänderungen ergänzen die vorhergehend ausgeführten Wanderungen ganzer Gewebekomplexe. Diese letzteren wurden auf das Innenohr bezogen, während die Druckfeldänderung am äußeren Ohr abgelesen wurde, wo eine 20fache Druckverstärkung zwischen Trommelfeld und Innenohr stattfindet.

Tumorwachstum und Erziehung

In diesem Zusammenhange soll auf eine mögliche Verbindung von Pädagogik und Tumorgenese eingegangen werden. Dabei handelt es sich um die Metamorphose der Wachstumskräfte in das Gedächtnis. Wird diese Metamorphose rein räumlich vorgestellt, dann erfolgt sie von unten aus dem physisch-ätherischen Leib nach oben bis in die Gedächtnisbildung durch das Ich des Menschen. In diese Metamorphose greift der Lehrer ein, wenn er unterrichtet und das Kind anleitet, gewisse aufgefaßte Dinge und Daten zu wiederholen. In der Wiederholung ist ein Ausdruck gegeben, der für zweierlei verschiedene Vorgänge zutrifft. Wenn eine Zelle sich teilt, dann wiederholt sich die Zelle, und aus einer entstehen zwei und so weiter; die Zelle lebt in der Selbstwiederholung. Nach oben metamorphosiert meint der gleiche Ausdruck Wiederholung tatsächlich die Bildung des Gedächtnisses. Wenn Rudolf Steiner daher von Metamorphose der Wachstums- in Gedächtniskräfte spricht, so ist das kein bloßes Bild, sondern es ist eine Wirklichkeit im Ätherleib damit bezeichnet.

Wenn nun der Lehrer nicht genug an das Gedächtnis appelliert, «wenn wir zu wenig umwandeln», dann bleiben im Wachstumsbezirk unten «organisierende Kräfte» als Wachstumspotenzen bestehen. Daraus entstehen «jene karzinomatösen Neubildungen» bzw. jene Organisationsinseln, von denen auch die pathologische Anatomie als von stehengebliebenen Zellresten der normalen Entwicklung spricht und die sie für bestimmte Karzinome verantwortlich macht. Steiner hat hier einen bestehenden pathologischen Zusammenhang in das seelisch-pädagogische Vorgehen übernommen, in diesem Fall mit Hinblick auf die Bildekräfte.

Mit dieser plastischen Metamorphose kann man eine andere, darin verborgene Sinnesmetamorphose erkennen, nämlich die Lichtströmung und die Tonströmung.

Die plastische Schilderung Rudolf Steiners am 8. Oktober 1920 war vor Ärzten gegeben.[17] Tage vorher, am 21. September 1920, war vor Lehrern von der nach abwärts führenden (verkörpernden) «Sehbahn» die Rede und von der aus der Willenssphäre aufsteigenden «Hörbahn».[18] Der Willenseingriff (der *nicht* von den motorischen Zentren des Großhirns ausgeht) bedient sich der Tonerregung aus der Sphärenharmonie, wie sie im chemischen oder Klangäther des Muskelstoffwechsels lebt. Die Tonerregung befreit sich nach oben in die Stimme und in die Beweglichkeit der Hände und Finger. Wenn wir nun die Wachstumsmetamorphose von unten nach oben mit der Tonströmung im ganzen Menschen zusammenbringen, dann kommen wir zu der folgenden Vorstellung: Der Lehrer wendet sich an die Sinne und an das Denken seiner Schüler. Berücksichtigt er zu wenig den im Rhythmus wirkenden Willen, dann bleiben mit den Organisationsinseln des Wachstums und eben in diesen zellulär gebundene Töne haften. Die Zellteilung von 1 : 2, von 2 : 4, von 4 : 8 läßt deutlich die musikalische Proportion der Oktave erkennen, Wachstumsoktaven.

Die musikalische Tonströmung wirkt als übergeordnete Tätigkeit in der plastischen Metamorphose, so wie im Seelenleibe die Vorbilder für die ätherischen Bildekräfte liegen.[19] Wird plastisch zu wenig umgewandelt, dann bleiben in den Wachstumsinseln auch die gebundenen zellulären Tonwiederholungen stecken, und die Zellwiederholungen gehen weiter.

Wenn das Auge aus geistigem Licht für die Wahrnehmung des physischen Lichtes, wenn das Ohr aus der Sphärenharmonie für die Wahrnehmung der physischen Töne gebildet ist, dann haben wir es in den zellulär gebundenen unhörbaren Tönen des Klangäthers mit sonst nirgends so faßbaren Bedingungen der Ohrbildung zu tun. Man sieht die Aufgabe der Pathologie an einem solchen Beispiel, und man versteht, wie Steiner den Tumorprozeß als den Typus einer Sinnesbildung angesprochen hat. Nahezu selbstverständlich ist es, daß diese Sinnesbildungen irgendwo im Organismus auftreten können. Der von Schridde (1913)[20] gebrauchte Ausdruck «heterotope Epithelbildungen» ist inhaltlich dasselbe, was Steiner als «Sinnesorgan an falscher Stelle» bezeichnete. Aus dem Vergleich der beiden ist zu folgern, daß in allen Epithelien Sinnestätigkeit wirksam ist. Es wird damit die Wirkung vom Kopfe aus besonders unterstrichen.

(Aus diesen Beziehungen ergibt sich der Ansatz zu Experimenten: verschiedene Gewebekulturen von Organen differenzierten Tonfrequenzen mit Beschallung auszusetzen.)

Wir haben damit für die Tumorgenese eine Stufenfolge gewonnen, die hier herausgehoben sei: die *physische Stufe* mit Resten aus der embryonalen Organentwicklung; die *ätherische Stufe* aus den Resten nicht vollzogener Metamorphose von Wachstums- und Gedächtniskräften; die darin verborgen wirkenden *(astralischen) Töne* und schließlich die «Ichtrümmer»[21], auf die hier nicht mehr eingegangen werden kann.

Die selbstwirkende Zellteilung, deren Kräfte im ganzen Wachstum nicht mitwirken, haben in dem Wesensgliede der Ichorganisation ihren eigentlichen Grund. Die pathologischen Einzelfälle wären erst nach solchen Stufen mit ihren primär wirkenden Ursachen zu verstehen.

Entzündung und Geschwulst*

Die offizielle Pathologie ist nicht von den beiden entgegengesetzt gerichteten Erkrankungsweisen *Geschwulst (Krebs) und Entzündung* ausgegangen, sondern von der materiellen Zelle. Verloren ging dabei der Bezug zum ganzen Organismus. Autoritäten wie *Rudolf Virchow* und seine Schule haben auf viele Jahrzehnte die Pathologie auf die Zelle fixiert und damit auch die Therapie bestimmt. *Paul Ehrlich* wurde Zellulartherapeut in der Konsequenz der Zellularpathologie. Er wollte «chemisch zielen lernen» und jeden Bazillus einzeln treffen. Die Zellgifte sollen heute pathologische Zellen ausrotten. – Der Pathologe *Eugen Albrecht* schrieb: «... es ist eine Art zelluläre Kurzsichtigkeit entstanden, welche uns da, wo wir es mit Organen, Organzusammenhängen ... schließlich mit ganzen Individuen zu tun haben ... an den Zellveränderungen kleben bleiben läßt.» Ein offenes, scharfes, klares und wahres Wort! Ja, ein hilfreiches Urteil über eine lange Epoche der Pathologie und Medizin. Da weckt es dann unser Interesse, wenn wir einen älteren Pathologen auf ganz anderen Forschungswegen finden, dem – obwohl er das Mikroskop benützte – bei unserer Frage der Blick für das Ganze der Menschengestalt nicht getrübt war.

Der Würzburger Pathologe *Eduard v. Rindfleisch* hat schon vor 80 Jahren Entzündung und Geschwulst deutlich einander gegenübergestellt.[1] Seine Betrachtungsweise hat, soviel ich sehe, keine Fortsetzung gefunden. Erst Rudolf Steiner hat 1920 jene beiden Prozesse als Polarität geschildert.[2] An die Arbeiten von v. Rindfleisch können wir dadurch heute wieder anknüpfen. Er schrieb: «Entzündungen entstehen meist auf eine äußere Veranlassung, sie entstehen rasch, begleitet von einer Schwellung, Hyperämie mit Erhitzung und schmerzhaften Empfindungen. Eine Geschwulst dagegen wächst langsam, ohne Hyperämie, ohne Erhitzung, ohne Schmerzen, durch ihre Stetigkeit den Kranken ängstigend.»

* Dr. Rudolf Kreutzer, dem Gründer des Rudolf Steiner-Fonds für wissenschaftliche Forschung, gewidmet.

Es folgen weitere am Krankenbett beobachtete (makroskopische) Befunde: «Die Entzündung ist häufig von heftigem Fieber begleitet.» Der Erkrankte geht reduziert, entstellt, verkümmert aus «dem Sturm der Entzündung hervor, aber er ist von außen destruiert worden.» Und dennoch: «Eine ganz eminente Eigentümlichkeit der entzündlichen Prozesse ist deren spontane Heilung und die Wiederherstellung des gesunden Zustandes.»

Demgegenüber beginnt eine *Geschwulst* ohne erkennbare äußere Veranlassung, ohne Fieber, und vor allem, sie hat bleibenden Charakter und geht nicht vorüber wie eine Entzündung.

Während die Entzündung von außen angeregt ist (Kälteeinwirkung, Fremdkörper, Bazillen usw.), ist die vermehrte Substanzbildung bei einer Geschwulst ein im Inneren beginnender Prozeß. An irgendeiner Stelle der Magenschleimhaut fangen die Zellen an, sich zu vermehren. Dabei verwandeln sie auch ihren Charakter und ihre normalen Eigenschaften. In bezug auf ihre Form, Farbe und Größe fand v. Rindfleisch, daß sich die Krebszellen im Vergleich zu normalen Zellen «aus dem Zusammenhang des übrigen Organismus» herausgelöst haben. Hier gebauchte er einen wichtigen Begriff. Er sagte, daß die Zellen die Beziehung «zum Entwicklungsplan» verloren hätten, wenn sie zu Krebs entarten. Mit dem Verlust der Beziehung zum Ganzen sei auch «die Hemmung des Wachstumstriebes» verlorengegangen, denn die Geschwulst besteht aus planlos wachsenden Zellen. Hierbei ist bemerkenswert und wichtig, daß v. Rindfleisch mit einem Gestaltbegriff rechnet, dem Entwicklungsplan, der auch das normale Wachstum der Zellen in der gesunden Ordnung hält. Die Gestalt ist demnach etwas Aktives, nichts Fertiges. Seine erste Zusammenfassung in den *Elementen der Pathologie* lautet: «Entzündungen entstehen nicht spontan, aber sie heilen spontan; Geschwülste entstehen spontan, aber sie heilen nicht spontan.»

Diese Gegenüberstellung wurde aus makroskopischer Beobachtung getroffen. Es waren die äußersten Extreme, die dem Pathologen begegneten und von denen er ausging: die Entstehung und die Heilbarkeit der Entzündung und Geschwulst. – Mit dem Mikroskop hat v. Rindfleisch folgendes festgestellt: «Die entzündlichen Neubildungen werden wesentlich durch den Zusammenlauf der mobilen Zellen des Blutes und Bindegewebssystems angeregt, daher das schnelle Erscheinen und spurlose Verschwinden derselben. Die Geschwülste folgen mehr den Regeln des physiologischen Wachstums, daher das Bleibende und das Organartige ihres Daseins.» Eine äußerst wichtige Feststellung; sie zeigt, daß Geschwülste keine völligen Neubildungen sind, wie der medizinische Ausdruck *Neoplasma* nahelegt, sondern daß sie aus vorhandenen Bildungen des Körpers hervorwachsen.

Werden alle bisher erwähnten Bestimmungen einander gegenübergestellt, so wird übersichtlich, was für ein bedeutender Ansatz hier vorgelegen hat.

	Entzündung	**Geschwulst**
Entstehung:	Durch äußere Veranlassung bzw. Vermittlung	ohne äußere Veranlassung, von innen spontan
Verlauf:	– rasche Entwicklung	– langsame Entwicklung
	– Erhitzung	– ohne Erhitzung
	– vorübergehende Hyperämie («Tumor» als entzündliche Schwellung)	– stetige Substanzvermehrung
	– Schmerzen	– ohne Schmerzen
	– spontane Heilung	– keine spontane Heilung, bleibender Charakter
Herkunft:	– mobile Blutzellen und Bindegewebszellen reagieren	– ortsständige Zellen vermehren sich nach den Vorbildern des physiologischen Wachstums

Wenn man diese Reihen durchgeht, tritt daraus der Begriff der *Polarität* unmittelbar hervor. Der Unbefangene wird spüren, daß aus der Pathologie ein wesentliches Bildungsprinzip des Organismus entwickelt worden ist. Zwischen dieser Polarität von *Wärme und Blut* auf der einen Seite und *Wärmeverlust oder Kälte* auf der anderen

Seite, zwischen blutgebundenem Strömungsprozeß und ortsgebundenem Wachstum der Organe lebt also die Gestalt. Sie ist es, die aus den Wärmeprozessen das Blut und die Willensorgane, aus der Abkühlung die Nerven und die Denkorgane hervorgehen ließ. Unter diesen Bildungsprinzipien wuchs der Entwicklungsplan bis zur fertigen Gestalt aus.

Wenn nun eine Zelle der Darmschleimhaut im Wachstumstrieb gehemmt wird, weil sie die Beziehung zum Ganzen aufrechterhält, und umgekehrt erst bei zerrissener Beziehung die Zelle wuchern kann, dann wird mit einem Gestaltbegriff gerechnet, der unsichtbar und doch aktiv den Zusammenhang der Teile untereinander und der Teile zum Ganzen herstellt. Damit wird keineswegs das Problem ins Übersinnliche abgeschoben. Im Gegenteil: Die Gegenüberstellung von Entzündung und Geschwulst als Polarität liegt bereits auf der gleichen ideellen Ebene wie die Gestalt selbst. Es sind die Werkzeuge, mit denen die Gestalt ihre sichtbare physische Erscheinung herausbildet.

Es kann damit gerechnet werden, daß bei der heute gebotenen verwirrenden Materialanhäufung eine so einfache Darstellung wie die von v. Rindfleisch belächelt wird. Der Gehalt muß sich für uns erst dadurch zeigen, daß im Lichte dieser Gedanken neuere Tatsachen erklärlich werden. Daran muß sich zeigen, ob sie heute noch etwas wert sind. Vereinzelt haben Kliniker ihr Krankengut auf die sich gegenseitig ausschließenden Entzündungs- und Tumorerkrankungen hin untersucht, was auf die Polarität hinweisen würde. So hat *R. Schmidt* 1910 und 1948 darauf hingewiesen, daß Infektionskrankheiten, besonders Kinderkrankheiten, in der Vorgeschichte von Krebskranken «viel seltener zu finden sind» als bei den anderen Patienten.[3] Für Schmidt tritt damit die *Diathesis inflammatoria* (Neigung zur Entzündung) hervor, wodurch klinisch die in Rede stehende Polarität bewahrheitet wird. *F. Ungar* hat an der Basler Universitätsklinik das Material von 1927 bis 1945, insgesamt 6.435 Krankengeschichten, daraufhin untersucht; davon waren 4.172 Krebskranke. Bei den übrigen 2.263 Patienten war die Zahl der durchgemachten Infektions- und Kinderkrankheiten mehr als dreimal so hoch wie bei den Krebskranken. Ungar schlug vor, daß viele Kliniken solche Untersuchungen wiederaufnehmen sollten[4] (vgl. auch H. U. Albonico 1996[5]). *Von Bergmann* konnte sich therapeutische Konsequenzen vorstellen, die ihm als Kliniker nahelagen: «Träte also der Stoffwechsel der Entzündung als Reaktion auf den Reiz der Karzinomzelle ein, so müßte das Karzinom zugrunde gehen ... Ist der krebskranke Organismus entzündlich anergisch (untätig)? ... Ist es therapeutische Aufgabe, den krebskranken Organismus wieder entzündlich hyperergisch (übertätig reagierend) umzustimmen?»[6] Auch in diesen Äußerungen wird mit einer Polarität als wirksamem Prinzip voll gerechnet. Die angeschnittenen Fragen sind trotz vieler Beobachtungen, experimenteller Ergebnisse und therapeutischer Erfolge strittig geblieben. Vor allem fehlte es den meisten Pathologen und Klinikern an der klaren, begrifflichen Erfassung. Es fehlte die pathologische Organik, die zum Beispiel mit den Begriffen der Polarität die Erscheinungen ordnen kann. Aber außerhalb der großen Kliniken ging eine Entwicklung weiter, die die Wärme als Gegenprozeß zur Geschwulst pflegte und erforschte. Die anthroposophisch-medizinische Schule hat seit 1920 mit der Entzündung in der Krebstherapie gerechnet.

1942 hat *Anna Chranova* experimentell bei Tieren Krebs durch Temperaturerhöhung im Bad geheilt.[7] *Lampert* hat dann die Überwärmung durch Bad für die menschliche Tumortherapie entwickelt. Er gibt an, daß bei den Japanern mit viel heißen Bädern bis 47 Grad eine erheblich geringere Krebssterblichkeit vorliegt als im Westen. Lampert (1956) sieht in der Überwärmung eine Möglichkeit, die Metastasen zu verhindern. Nicht alle Krebse sprechen jedoch gleichermaßen günstig an; Extremitätenkarzinome und Sarkome (bösartige Geschwülste des Binde- und Stützgewebes) reagierten besonders günstig. Die Überwärmung ist keine eigentliche Fieberreaktion, so hebt Lampert selbst hervor. Wenn es gelingt, den Körper selbst ein Fieber erzeugen zu lassen, dann sind geringere Wärmegrade schon wirksam.[8] Das warme Bad könnte sehr wohl zum Wärmetraining des Organismus benutzt werden, wie ein behindertes Gelenk von außen bewegt wird, bis der Muskelapparat es wieder beherrscht. In solchen Maßnahmen darf nicht zuviel geschehen, wenn man die Eigenaktivität nicht schädigen will. – *G. Schulz* (1969) schreibt: «Aus meinen Beobachtungen, die ich im Jahre 1963 dem Hamburger Landesverband für Krebsbekämpfung und Krebsforschung anläßlich einer Sitzung zur Kenntnis gab, ergibt sich bereits jetzt für die ärztliche Praxis die Forderung, fieberhafte Erkrankungen nicht sofort mit fiebersenkenden oder den Fieberverlauf beeinflussenden Mitteln zu behandeln, soweit dies der Allgemeinzustand und die Kreislaufsituation des Patienten zulassen.»[9]

Im älteren Schrifttum (bis 1942) sind die Beziehungen von Krebs und Infektionskrankheiten (Tbc, Lues), besonders aber zur Malaria mit ihren Für und Wider viel besprochen worden. Neuere Untersuchungen lassen erkennen, daß man doch auch mit der hohen Sterblichkeit bei jenen Krankheiten rechnen muß, welche vor Krebs schützen sollten. Nur beim akuten Erysipel, der Wundrose, scheint die Antitendenz des Fiebers zum Krebs klarer zu sein. «Beachtenswert ist der wiederholt beobachtete günstige Einfluß des Erysipels auf andere Erkrankungen wie Tumoren, Darmentzündungen, Stoffwechsel- und Geisteskrankheiten» (A. v. Domarus [10, 11]).

Manfred von Ardenne ist ebenfalls von der Überwärmung mit Übersäuerung ausgegangen. Nach seiner ersten Veröffentlichung 1967 (Dresden / Berlin) erhob sich mancher Widerspruch. Im Mai 1972 berichtete er auf dem Gynäkologen-Kongreß in Halle/Saale und im *Archiv für Geschwulstforschung* (Bd. 38, 3. und 4. Heft). Inzwischen ist seit 1970 die Ganzkörper-Überwärmung von 4 bis auf 2,5 Stunden verkürzt. Schon nach 30 Minuten beginnt in den Krebszellen ein anderer Stoffwechsel, weitere 100 Minuten sind notwendig, um die Schädigung der Krebszellen voll in Gang zu bringen und sie irreversibel zu machen. Sie pflanzt sich dann auch bei 37 Grad (vorher 40 Grad) fort bis zur Auflösung aller Krebszellen. Die Wärmereaktionen gehen weiter wie bei 40 Grad.[12] *Von Ardenne* ist es also gelungen, den Wärmeorganismus durch äußere Wärmezufuhr voll anzuregen. Mit dieser Methode wurden in der Universitätsklinik in Greifswald 100 Behandlungen durchgeführt an Ovarial-, Zervix- und Brustkrebsen, die alle inoperabel waren. Es ergaben sich totale Remissionen nicht nur der Ovarial- und Gebärmutterhalskrebse, sondern auch der Metastasen in der Leber, Niere und im Gehirn. An 500 Ratten konnte eine nahezu hundertprozentige Heilungsquote ohne Rückfälle erreicht werden. Von den Greifswalder Patientinnen sind viele in das Leben und den Beruf zurückgekehrt. Endgültiges liegt noch nicht vor.

Nach diesen Ergebnissen wird die Krebsforschung in der Bundesrepublik ihr Urteil revidieren und auf die Wärmetherapie eingehen müssen. Für unseren Gedankengang wird daran überaus deutlich, daß tatsächlich im geschwulstkranken Organismus ein

Wärmedefizit besteht. Die elementare Wärme ist in der Tat die Polarität zur Geschwulst, und da die Steigerung der organischen Wärme vom Fieber und von der Entzündung begleitet und hervorgerufen wird, stehen beide Krankheiten im Verhältnis der Polarität zueinander.

Hugo Ribbert und Rudolf Steiner – Mistel und Krebs

Eine Arbeit von Hugo Ribbert, dem Pathologen an der Universität Bonn, aus dem Jahre 1916 hatte die Überschrift: «Heilungsvorgänge bei Karzinom nebst einer Anregung zu seiner Behandlung».[13] Er hatte einen Hautkrebs mikroskopisch untersucht und dabei festgestellt, daß Lymphozyten ausgewandert waren, die die Krebszellen zerstörten. Lymphozyten sind Zellen des Entzündungsvorganges. Ribberts Beobachtung setzt diejenige von Rindfleisch in direkter Linie fort. Die 6. Auflage (1919) von Ribberts *Lehrbuch der Allgemeinen Pathologie* befindet sich in der Bibliothek Rudolf Steiners. Von ihm wurde 1920 die Krankheitspolarität umfassend aus der Gesamtwesenheit des Menschen hergeleitet.[14]

Aus dieser Einsicht wurde von Rudolf Steiner die Misteltherapie empfohlen.[15] Er sprach davon, man müsse die Geschwulst mit einem «Wärmemantel» umgeben. Es wird durch die Applikation der Mistelpräparate mit einer Fieberreaktion gerechnet; der ganze Organismus soll in seiner Wärmeaktivität angeregt werden. Damals schon waren gewisse entzündliche Reaktionen um den Tumor herum bekannt.[16] Hätte man so entschieden, wie Virchow den Zellbegriff dachte, den Goetheschen Begriff der Polarität anzuwenden gewußt, wären Forschung und Praxis zielsicherer und schneller vorwärts gegangen. An dem Widerstand gegen v. Ardenne hat sich das zelluläre Vorurteil im Denken der offiziellen Medizin deutlich gezeigt. Auch heute sucht man nach Stoffen, welche als Zellgifte die Krebszellen töten sollen. Die schweren Schäden für die Patienten nimmt man dabei in Kauf.

In den westlichen Ländern kam man durch die chirurgischen Experimente zur Transplantation ganzer Organe (Herz, Niere), und auf diesem Wege begegneten sich Chirurgie und Krebsforschung in der Immuntherapie. Die Immuntherapie beruht auf der zelligen und humoral verfeinerten, entzündlichen Abwehr des Körpers, der den Krebs wie einen Fremdkörper behandelt. Im Mittelpunkt der Immuntherapie stehen die Lymphozyten.

Ein extremes Vorgehen versucht *G. Nossal* in Melbourne. Eine bestimmte Art von Lymphozyten wird als «killer cells» dem Blut entnommen. In der Kultur werden sie auf den Krebs abgerichtet, sie lernen die Krebsabwehr und werden ins Blut des Patienten zurück infundiert. Man sieht, wie das Rattenexperiment noch deutlich durch die Therapie durchscheint, das Laboratoriumsexperiment stand Pate. Der Mensch wird bei solchem Vorgehen von der Mitwirkung an seiner Heilung ausgeklammert.

Dietrich Boie hat in den *Beiträgen zu einer Erweiterung der Heilkunst* (1972) eine grundlegende Arbeit veröffentlicht, in der er die Immunprozesse und die Krebserkrankung in geisteswissenschaftlicher Sicht durcharbeitet. Er erläuterte in einleuchtender Weise das Zusammenwirken der *zellvermittelten* entzündlichen Immun-Reaktionen mit den *humoral vermittelten* immunologischen Prozessen.[17] Die ersten spielen sich vorzugsweise ab zwischen dem physischen Leib und der in der Wärme lebenden Ich-Organisation. Die letzteren dagegen verlaufen vorzugsweise im Flüssigen oder in dem ätherischen Organismus. (Im einzelnen muß auf die Originalarbeit verwiesen werden.) Für unseren Zusammenhang wesentlich erscheint aus den Arbeiten von Boie, daß er die Heilkräfte für den Krebs in einer übergeordneten Kräfteorganisation erblickt, hinter der «das höhere Selbst des Menschen» sichtbar wird. Diese höhere Kräfteorganisation ist im leiblichen Abbild die gleiche, welcher wir schon bei v. Rindfleisch als Entwicklungsplan begegneten und die sich als Gestalt manifestiert. Diese Begriffe bezeichnen demnach Kraftglieder, die im Leibe als Abbilder wirken und auf eine geistige Sphäre vom Leibe aus hinweisen. Die Zellen, Organe und Organsysteme werden durch die Gestalt zur höheren lebendigen Leibesordnung zusammengehalten.

Das Vergängliche des Leibes wird – von der Pathologie aus gesehen – zum Gleichnis einer höheren Ordnung, der er entstammt. So wie der Grundriß einer Kathedrale im Geist des Architekten lebt und eine Symphonie in der Inspiration des Komponisten erklingt, bevor sie vor unsere Sinne kommen – genauso ist es mit der Gestalt des Leibes und seiner zusammenklingenden Ordnung. Sie ist Gleichnis für höhere Ordnungen. Nerv und Blut, Kälte und Wärme, Geschwulst und Entzündung in gesteigerter Form – es sind die Werkzeuge, deren sich die Gestalt für ihren Weg ins Dasein bedient.

Mit einer Äußerung aus jüngster Zeit seien diese Betrachtungen abgeschlossen: «Das primär maligne Melanom (= bösartige Pigmentgeschwulst) ist in der Peripherie mitunter von unterschiedlich stark ausgeprägten, vor allem aus Rundzellen bestehenden, entzündlichen Reaktionen begleitet. Diese zellige Infiltration dürfte Zeichen einer Abwehr des Organismus gegen die Geschwulst sein. Zwar korrelieren der Zelltyp des Tumors und das Entstehen einer zellig-entzündlichen Infiltration nicht miteinander, aber Patienten mit einer starken kommittierenden (begleitenden) Entzündung lebten deutlich länger als andere, bei denen sie nur schwach ausgeprägt oder überhaupt nicht vorhanden war» (Tritsch[18]).

Von der Pathologie zur Therapie

Es liegt im Wesen der hier angewendeten goetheanistischen Methode, daß sie von mehreren Seiten aus und auf verschiedenen Ebenen das Hauptproblem zu beleuchten und zu verstehen sucht. So sind die fol-

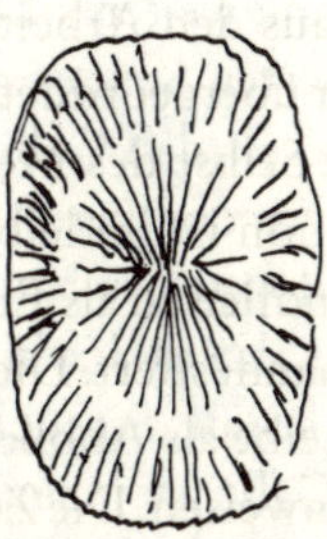

Cholesterin Solitärstein: Strahlstein, kristallisiert (Letterer 1959), nicht entzündlich

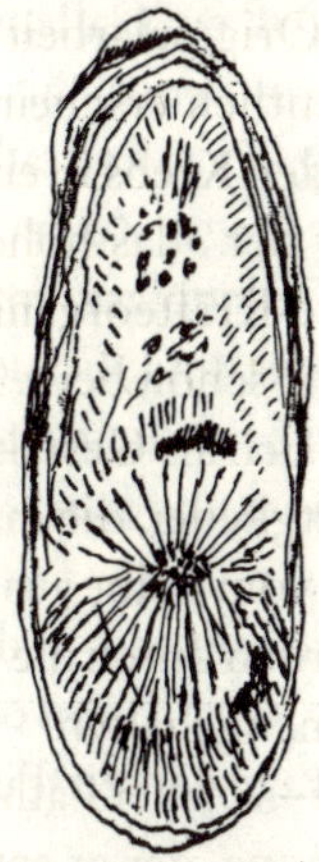

Kombinationsstein: im Zentrum Strahlstein, nicht entzündlich, Schale aus Pigmentkalk, entzündlich, weiße Zonen kohlensaurer Kalk (Orth, um 1909)

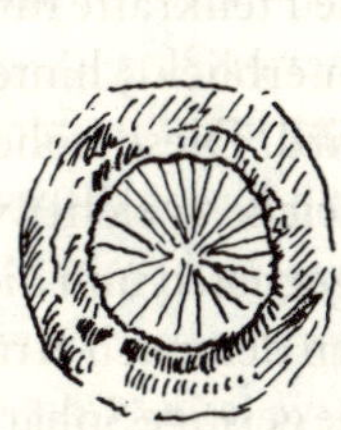

Kombinationsstein: im Zentrum Strahlstein, nicht entzündlich, aufgelagerte Cholesterin-Kalkschichten, entzündlich (Letterer 1959)

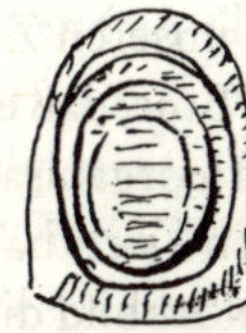

Schichtstein: Konzentrische Schichten aus Pigmentkalkstein (Letterer 1959), entzündlich

Nach Letterer[19] und Orth[20] gezeichnet.

genden Bilder von Gallensteinen zwar altbekannt, aber erst in unserem Zusammenhang verraten sie ihr pathologisches Geheimnis. In der Hauptsache werden die folgenden Typen unterschieden:

Wenn auch die Entstehungsursache der Gallensteine nicht restlos geklärt ist, so steht eine Tatsache doch sicher fest, daß ein Kombinationsstein aus einem zuerst nicht-entzündlichen Kern besteht, der dann als Reaktion des Organismus in der Gallenblase von den entzündlichen Schalen umhüllt wurde. Während der Strahlstein auf kaltem oder erkaltendem Prozeßweg aus einer Lösung ausfällt und ohne jegliche subjektive Beschwerden kristalliert, erlebt der Patient bei der Schalenbildung eine akut-fieberhafte Gallenblasenentzündung. Vom mittleren Typenbild treten nach beiden Seiten die Polaritäten von Kälte (Nerv) und Wärme (Blut) auseinandergelegt vor uns hin. In den Gallensteinen sind die allgemeinen Bildungsprinzipien des lebendigen Organismus gleichsam als Petrefakten einer «Mikrogeologie» aufbewahrt.*

Aber ebenso wie in der Geologie von einem Schichtfund Schlüsse auf die tiefer und höher gelegenen Schichten zulässig sind, so ist es auch bei den Gallepetrefakten. Die Gallensteine erlauben gewisse Voraussagen auf weitere Krankheiten. Im Krankheitsgeschehen liegt seiner Natur nach ein Vorauswissen. Daß ein Gallensteinträger mit einer Kolik rechnen muß, ist weniger prophetisch als ohne weiteres klar. Aber fällt nicht die Sonderbildung eines kristallisierten Steines aus dem Gesamtplan heraus? Es ist seit langer Zeit erwiesen, daß Gallensteinträger nicht nur lokal in der Gallenblase, sondern überhaupt an anderen Organen zu Krebs disponiert sind; Frauen doppelt so häufig wie Männer. *Ludwig Aschoff* hat ausdrücklich betont, daß es sich hierbei nicht nur um eine lokale Reizwirkung handeln könne. So suchte man für die «positive latente Krebssyntropie» der Gallensteine nach einem Stoff, welcher beiden Krankheiten zugrunde liegen könnte. *Butenandt* (1956) dachte an die Sterine, welche sowohl für den Cholesterinstein als auch für den Krebs in Frage kämen. Für den Stein trifft das zu, für den Krebs aber nicht.

* Bemerkenswerterweise finden sich Cholesterinsteine demographisch mehr im Westen (Nord- u. Südamerika), Pigmentsteine (Bilirubin) mehr im Orient. (Mc Phee, M. und N. Greenberger. Erkrankungen von Gallenblase und Gallengängen in: Harrison, *Prinzipien der Inneren Medizin*, Basel 1986, S. 2052 (Anm. d. Hrsg.).

Nun erschien von *Günther Lauth* eine Arbeit (1972), in der er in der krebskranken Brustdrüse mikrokristalline «sternförmige Opazitäten» (Opazitäten = Trübungszonen) abbildet und die er als direkte Karzinomzeichen festgestellt hat.[21] Hinter solchen Mikrokalzifikationen, die den sternförmigen Solitärgallensteinen dem Gestalt-Typus nach völlig gleichen, können sich vorhandene, eben beginnende Brustkrebse verbergen (Mammographie und Zusatzuntersuchungen). Der Zusammenhang von sternförmigen Gallensteinen und Krebs wird durch den Vergleich der Typen voll bestätigt. Nur ist den beiden sich anziehenden Krankheiten Gallenstein und Krebs ein zeitlicher Spielraum gelassen, während in der Brustdrüse beide, die Kristallisation und der Krebs, zeitlich und örtlich zusammentreffen.

Diese Phänomene geben dem mittleren Bild von unseren Gallenstein-Typen eine weitere Aussagekraft: Der Kern wird zum Bild für den latenten Krebs, die entzündlich bedingten Schalen aber bilden den Wärmemantel ab, den der Arzt um die Geschwulst herum künstlich erzeugen soll. So kann von den Bildern nicht nur der tiefere Zusammenhang der allgemeinen Bildungsprinzipien des Körpers mit der Krebskrankheit, sondern auch der vom Körper selbst hinterlassene petrifizierte Entzündungsprozeß als Vorbild für die Therapie mit dem Wärmemantel abgelesen werden.

So wie die Geologie aus den Petrefakten alte Lebenswelten erstehen läßt, kann aus der Pathologie ein neuer Weg der Heilung gestaltet werden. Solche Synthesen machen erst die gesammelten Einzelheiten zur organischen Pathologie. Die künftige pathologische Organik erweist sich als eine Wissenschaft, welche die Imagination, das synthetische Bild als Hinweis auf höhere Ordnungen «nackt vor die Augen stellt». Darin liegt die Aufgabe der Pathologie als systematischer Stufenleiter hin zum Bild und zur Therapie, nicht allein in der Beschreibung des Befundes an der Leiche.

Es zeugt von Rudolf Steiners Einblick in tief verborgene Prozesse des Leibes, daß er ein Mittel für Gallensteine auf der gleichen Maschine herzustellen vorgeschlagen hat, auf der das Krebsmittel hergestellt wird. So werden denn zwei Pflanzen – Chelidonium und Curcuma – auf der Krebsmaschine, aber für Gallensteine, die eine gedreht, die andere eingetropft. Die Wirkungen auf die Patienten bestätigen die therapeutische Idee (D. Boie[22]).

Wenn man sich nun den ganzen Organismus wieder vor Augen

stellt – die Gallenblase rechts unter dem Rippenbogen, in ihr die Steine, welche von der Entzündung ergriffen und wie von einer Wärmehülle umzogen werden –, dann liegt es nahe, sich jenes anderen Organs auf der gegenüberliegenden linken Seite zu erinnern, der Milz. Seit langer Zeit wurde sie als ein Organ bezeichnet, in dem die entzündlichen Prozesse zur normalen Funktion geworden sind. *W. Hueck* und *R. Rössle* sprachen von der Milz als «organgewordene Stätte physiologischer Entzündung». Ja, die Milz kann nicht nur Blutkörperchen, sie kann auch Krebszellen zerstören. Sichtbare Metastasen irgendwelcher Primärtumoren sind in der Milz eine Rarität! Die Milz vermag sich also als Entzündungsorgan so weitgehend zu schützen, daß der Krebs in ihr nur im mikroskopischen Bereich anzutreffen ist, aber keine Bedingungen findet, um bis in die makroskopische Sichtbarkeit heranzuwachsen. Die Milz als organische Wärmehülle der Entzündung spricht das Urphänomen der Krebsheilung aus. Damit gewinnt unsere Betrachtung wieder den Bezug auf den ganzen Organismus, von dem wir mit v. Rindfleisch ausgegangen waren. Unsere Polarität konnten wir bis in feinste Strukturen verfolgen, sie zeigte sich an Gallensteinen, sie tritt als allgemeine Manifestation des gleichen Typus zwischen rechter und linker Körperseite wieder vor uns hin.

Fortsetzung der Anthropologie zum Geist

Solche Zusammenhänge und Durchblicke werden dadurch erreicht, daß die Einzelheiten nicht sogleich auf einzelne Ursachen außerhalb des Körpers, auf Chemie, Physik und anderes zurückgeführt, sondern mit gleichartigen, anderswo im Körper auftauchenden Einzelheiten in Beziehung gesetzt werden. Das hat den Vorteil, daß man im Bezugssystem des Organismus selbst bleibt, statt zu vermuteten Ursachen Zuflucht nehmen zu müssen. Wenn man sieht, wie die Polaritäten von Geschwulst und Entzündung schließlich am Aufbau der ganzen Gestalt mitwirken, wie sich rechte und linke Seite (Galle und Milz) des Körpers, wie sich Nerv und Blut zwischen oben und unten aus dem pathologischen Phänomen ergeben, dann gewinnt eine solche Krankheitslehre erst eine Stellung im Rahmen der Anthropologie und Biologie. Als pathologische Organik leistet sie einen

Beitrag zum Verstehen «der idealen Natur» der Krankheit *(Schelling);* denn aus dem Pathologischen spricht die Idee eindringlicher zu uns als aus dem gesunden Organismus. Daher hatte sich Goethe pathologischen Pflanzenphänomenen zugewandt. Ja, die pathologische Organik vermag die Anthropologie zum Geist hin fortzusetzen. Die «ideale Natur» der Geschwulst liegt im oberen, «kühleren» Nerven-Sinnes-Organismus. Der Arzt muß ihre polare Natur über das Blut seines Patienten herausfordern und zur entzündlichen Abwehr anfachen. Die zerbrochene Gestalt lebt in der Wärme wieder auf: Zelleigensinn wird dem Plane eingefügt. Die dabei tätig werdenden Zellen, zum Beispiel Lymphozyten, sind die Werkzeuge der in Schwingung versetzten Pendelausschläge zu den Polen, zwischen denen das Menschenwesen in der Mitte seinen eigenen Weg findet.

Geruchssinn und Allergie

Das Riechen bei Tier und Mensch

Der Geruchssinn und der Sehsinn werden beide aus verlagerten Gehirnteilen gebildet. Der Riechnerv entstammt dem Endhirn, das Auge dem Zwischenhirn. Die Riechschleimhaut in der oberen Nasenmuschel und an der Nasenscheidewand nimmt eine Fläche von insgesamt fünf bis sechs Quadratzentimetern ein (beim Schäferhund z.B. 150cm^2; Kolb[1]). Die von den Riechzellen entspringenden Fasern vereinigen sich nach dem Durchgang durch die Siebplatte der Schädelbasis zum Riechhirn. Das Riechhirn ist der älteste Teil des Endhirns, es ist beim Menschen zu einem ganglionartigen Zellhaufen geschrumpft. Bei den niedersten Wirbeltieren ist das Endhirn überhaupt nur Riechhirn. Der Mensch entwickelt diesen Sinn nicht weiter, sondern läßt ihn verkümmern; er wird «geruchsschwachsinnig». Statt dessen aber läßt der Mensch das Großhirn anschwellen, so daß es alle Gehirnteile überdeckt, der Riechnerv aber ganz unter ihm verschwindet. Dem zurückgenommenen Geruchssinn und dem reduzierten Riechnervensystem verdankt der Mensch das Großhirn, dem alle anderen Teile subordiniert worden sind.

Der Hund hat zweieinhalb Milliarden Riechzellen, der Mensch nur fünf Millionen. Dafür hat der Mensch in der Großhirnrinde neun Milliarden, im ganzen Gehirn 14 Milliarden Zellen. Anstelle des Riechvermögens ist das Vorstellungsvermögen getreten. Vorstellen ist demnach verwandeltes, erhöhtes Riechen.

Der Mensch und die Tiere riechen beim Einatmen. Die Luft streicht dabei am hinteren Muschelende in Wirbeln aufwärts und bringt gasförmige Stoffe auf die Schleimhaut. Bei stärkerer Luftbewegung, dem Schnüffeln der Tiere, kommen feinere Geruchseindrücke zustande. Es gibt Menschen mit feinem Geruchssinn. Blinde nehmen in der Ausatmungsluft dessen, der mit ihnen spricht, unfehlbar den typischen Geruch wahr. Ärzte gab es, die Scharlach, Diphtherie, Leberkoma und anderes mit der Nase diagnostizierten. Braus erwähnt einen Mann, der aus vielen Büchern deren Besitzer in seinem Bekanntenkreise am Geruch erkannte.

Albinotische Menschen sind oft geruchsschwach. Außer der Haarfarbe, Hautfarbe, Irisfarbe fehlt bei ihnen das gelbe Pigment der Riechschleimhaut. Man denke an den gelben Fleck im Auge; das Pigment hat etwas mit dem Bildwerden zu tun, das zum Bewußtseinsspiegel gehört. Es ist in beiden Fällen der Niederschlag einer empfindenden Sinnestätigkeit. Es gibt auch Menschen mit fehlendem Geruchssinn, was aus seiner entwicklungsgeschichtlichen Stellung verständlich ist, er stirbt dann ganz ab, wie bei Walen und Delphinen, die einen angeborenen Mangel der Riechlappen des Gehirns haben. Wie beim Schnupfen oder nach Grippe unsere Geruchsempfindlichkeit unter der Wassersekretion aufhört, so ist bei ihnen dieser Sinn im Wasser erloschen; bei Haien wurde allerdings der Geruchssinn neuerdings experimentell festgestellt. «Der Geruch ist der Sinn für das Trokkene, wie der Geschmack für das Feuchte, und der Geruchssinn hat also potentiell eben diese Eigenschaft seines Objekts», schrieb Aristoteles. Nach ihm lebt also im Geruchssinn selbst etwas vom Stoffe und seinem Wesen. Hierin liegt das Geheimnis dieses Sinnes verborgen. Der Stoff verhält sich zum Geruchssinn wie das Licht zum Auge.

Der Übergang vom Wasser aufs Trockene setzt einen Abfluß des Wassers und das Heraustreten des trockenen Landes voraus. In der Luft hat der Geruchssinn seine Welt, insofern die Luft vom festen Stoffe feinste Partikel enthält. Durch die Luft ist er ein Fernsinn. Der andere chemische Sinn, der Geschmack, ist ein Nahsinn.

Das Riechen als Stoffsinn

Untersuchen wir nun die Fähigkeiten des Geruchssinnes genauer. Er dringt wie kein anderer Sinn in den Stoff ein. Mit dem Hörsinn können wir schon Metall von Holz unterscheiden, das Riechen vermittelt noch andere, verborgene Stoffeigenschaften: Bei zederartigem und moschusartigem Geruch besteht eine Beziehung zwischen der Anzahl der C-Atome zu der Qualität des Geruches:
Verbindungen mit 13 C-Atomen riechen zederartig, Verbindungen mit 14, 15, 16 C-Atomen riechen moschusartig, Verbindungen mit 17, 18 C-Atomen riechen zibetartig* (Weckenmann[2]).

* Parfüm-Stoff, Drüsensekret der Zibet-Katze

Das weist uns auf einen unsichtbaren, ja völlig unserer übrigen Vorstellungswelt entzogenen Weltausschnitt hin, in den die Nase dennoch hineinragt. Der Geruchssinn ist hinsichtlich der noch wahrgenommenen Konzentration mancher Riechstoffe zwar viel empfindlicher, aber auch unschärfer als der Geschmackssinn. Für Merkaptane wurde errechnet, daß für jede zweite Riechzelle nur noch ein Molekül verfügbar zu sein braucht, wenn man sie sich alle gleichmäßig über die Riechschleimhaut verteilt denkt. Der Aal reagiert noch mit bestimmtem Dressurverhalten auf wenige oder einzelne Moleküle von beta-Phenyläthanol an den Riechzellen. Der männliche Seidenspinner reagiert auf den weiblichen Sexualstoff, Hexadekadienol, mit Flügelbewegungen, «wenn eine Lösung von 10^{-17} g/cm^3 vor die Antenne gehalten wird» (Butenandt). «Die tatsächliche Stoffmenge liegt in diesem Fall bei wenigen oder einzelnen Molekülen.» (Alle Angaben nach H. Hensel.[3]) Wir befinden uns stofflich im homöopathischen Bereich; an den Stoffwirkungen kann kein Zweifel sein. Wenn wir diese Tatsachen schon erstaunlich finden, so werden sie noch übertroffen von Befunden, die sich an der Riechschleimhaut des Frosches ergeben haben. Von ihr können verschieden lokalisierte Potentiale abgeleitet werden, je nachdem ob die Hydroxylgruppe im Hydroxylbenzaldehyd in ortho- oder in para-Stellung steht.

Der «Geruchssinn» vermag in solchem Fall bis in die innere Struktur der Stoffe einzudringen. Da nun aber dieser Sinn in die emotionale Sphäre eingetaucht ist – «der Mensch nimmt überhaupt den Geruch nicht wahr ohne das Interesse des Angenehmen oder Unangenehmen» (Aristoteles[4]) –, so können wir ermessen, was für ein Segen es ist, daß dieser Sinn verkümmert ist. Dadurch wurde der Mensch diesen stoffbedingten, subjektiven Belastungen, ja Zerrüttungen seines Wesens entzogen und in die Welt des Auges mit seiner Neutralität befreit.

Wenn es nun wahr ist, daß ein Sinnesorgan aus den Qualitäten gebildet wird, die es ausgereift wahrnimmt, dann würde für den Geruchssinn zu gelten haben: Aus den Stoffbewegungen für das Wahrnehmen des Stoffes ist der Geruchssinn entstanden. An dieser Stelle sei eine Formulierung Rudolf Steiners angeführt: «In dem Geruchsorgan ist ... der nach außen strömende Stoff selbst zu denken, der sich im Geruchserlebnis als solcher unmittelbar wahrnimmt. Geruchsempfindung wäre demnach Selbstwahrnehmung des Stoffes

	I	II	III	IV	V	VI	VII
1. Aristoteles:	süß Safran, Honig		streng, herb Thymian andere Kräuter		scharf		fettig
2. Henning:	blumig	fruchtig	würzig		harzig	brenzlich	faulig
3. Crocker, Henderson:	duftig						
4. Weckenmann:	zart, warm schwach, süß	kühl säuerlich erfrischend	krautig warm	schwersüß betäubend	stark aromatisch kampferartig	stechend	muffig stinkend faulig penetrant
5. Amoore, Johnstar, Rubin:	blumig	ätherisch Fleckenwasser	minzig Pfefferminz-bonbon	moschusartig Angelikawurzel	kampferartig Mottenpulver	stechend Ameisensäure	faulig faule Eier
	angenehm symphatisch					unangenehm unsymphatisch	

Geruchsspektrum verschiedener Autoren in der Anordnung nach den Reaktionen von *Sympathie* und *Antipathie* (vom Verfasser des Aufsatzes) und Geschmacksorgan Selbstbelebung des Stoffes» (R. Steiner[5]). Daher können wir das Ergebnis unserer Untersuchung zusammenfassen: Der Geruchssinn steht dem Stoffe näher als die anderen Sinne. In der Geruchsempfindung nimmt der zum Geruchsorgan gewordene Stoff sich selber wahr. Dieses unmittelbare Sinnesverhältnis zur Umwelt spiegelt sich in der nur einmaligen Unterbrechung der Riechnervenfasern ab. Wenn Sehen heißt, im Licht den neutralen Abstand von der Welt zu gewinnen, dann heißt Riechen, im Angenehmen oder Unangenehmen befangen zu bleiben, dafür aber in denkbar größter Unmittelbarkeit im Stoffe zu leben. Der mikroanatomische Befund spricht alles das aus: Die Riechzellen (bipolare Nervenzellen) «sind der einzige Ort des Körpers, wo Nervenzellen an der Oberfläche liegen».[6] Eine Nervenzelle, sonst mitwirkend im Denkorgan, wird zur Riechzelle im Geruchssinn, wenn sie unmittelbar dem Stoffwirken unterworfen wird. Das dürfte der Selbstbeobachtung Steiners zugrunde liegen. (Die durch den Geruchssinn vermittelten begriffsfernen Eindrücke stehen den begriffsfreien Wahrnehmungen nahe.)

Jetzt kann man die Physiognomie der tierischen Schnauze und abgemildert der menschlichen Nase verstehen. Durch das Riechen wurde die Schnauze vorgezogen, und die Nase ist der Teil des Gesichtes, der sich am weitesten vorwagt und vor Mund und Augen in die Welt hineinragt. Dem Geruchssinn und der Nase eignet sinnlich-sittlich (im Sinne Goethes) etwas objektiv Schamloses, Unverschämtes. Das Auge dagegen kann vor Scham weggewendet, es kann geschlossen werden. Die Nase müssen wir zuhalten, wenn es stinkt, aber schließen können wir sie nicht. Und wenn ein Kind verplaudert, was es erspürt, die angemessene Zurückhaltung aber nicht wahrt, dann sagen die Erwachsenen: Du Naseweis! (mit der Nase wissend).

Geruchsspektrum und Allergie

Geht man die Spalten mit den verschiedenen Gerüchen (süß bis fettig) in der Tabelle auf S. 103 durch, so wird ganz deutlich, wie schwankend im einzelnen die Beschreibung bei den verschiedenen Autoren ist. Das gerade ist für den Geruchssinn charakteristisch. Bei gewissen Empfindungen stimmen wohl die Erlebnisse, aber nicht immer die gewählten Ausdrücke überein (III). Nur an zwei Stellen herrscht bei allen Autoren über die Zeiten hinweg Übereinstimmung, nämlich an den beiden Extremgruppen I und VII. Woher aber rührt diese Übereinstimmung? Die subjektive Reaktion auf den Geruch des Honigs, der Rose wird süß, blumig und sympathisch, die auf faule Eier allgemein als antipathisch empfunden. Beide Erlebnisweisen bilden die Extreme unserer Skala der Gerüche. Die Schwierigkeit, auch nur annähernd mit der Sicherheit der Farben- oder Tonskala die Gerüche zu bestimmen und anzuordnen, erweist sich als bedingt durch die zu große Nähe, durch den geringen Denk-Abstand, den wir im Geruch von den riechbaren Stoffen haben. Aber in den extremen Ausschlägen der unmittelbaren Reaktionen von Sympathie und Antipathie wird der Geruchssinn aus dem gleichen Grunde scharf – daher die Übereinstimmung.

Die Physiologie des Geruchssinnes macht diesen Sinn gegenüber dem Auge zu einem Affektsinn, und er bietet wie sonst kein Sinn die Möglichkeit, im Riechen das Vorbild für pathologische Reaktionen zu erkennen. Bestimmte Gerüche zeigen nämlich durch ihren Qualitätswandel eine Dynamik, wie wir ihn von der Pathologie der Allergie gewöhnt sind. In der Allergie reagiert bekanntlich der Körper auf Stoffe, die im allgemeinen vertragen werden, plötzlich ganz anders = allos. Der Einklang mit der Stoffeswelt wird unversehens zum Mißklang mit einem bestimmten Stoff: allergische Reaktion, Heufieber, Asthma, Ekzem. Die Empfindung artet aus in Überempfindlichkeit.

Ein Beispiel: Stark verdünnter Moschus ist wohlriechend wie eine Blume, also blumig in Gruppe I; Reaktion: sympathischer Einklang. Eine dichte Moschuswolke dagegen ist ekelhaft, würde also am anderen Ende des Spektrums stehen müssen. Reaktion: antipathischer Mißklang. Wir haben also im Geruchssinn die Möglichkeit, auf den gleichen Stoff ganz verschieden zu reagieren, je nach Konzentration des Stoffes. Dies hat der Geruchssinn mit allen anderen Sinnen gemein, daß sympathischer Einklang mit dem Reiz ab einer bestimmten Reizstärke in Antipathie umschlägt.

In Gruppe IV finden wir bezeichnende Hinweise: süß, betäubend, moschusartig. Die Qualität süß finden wir aber auch in Gruppe I, und hier wurde sie von allen in der Tabelle benutzten Autoren angegeben, denn mit blumig und duftig meint man dasselbe wie

Safran, Honig, süß. Die gleiche Qualität nimmt bei anderer Konzentration für die Reaktion des Menschen einen anderen Charakter an: physiologische Allergie in der Psychologie des Geruchssinnes. Dieser Sinn kann also als das physiologische Organvorbild für die allergische Reaktion gelten.

Ionon, stark verdünnt, riecht wie Veilchen, also blumig; konzentriert wie Zedernholz, würzig bis harzig. Die Schmeißfliegen reagieren ganz ähnlich: Bei bestimmter Verdünnung der betreffenden Chemikalien werden sie angezogen, durch Konzentration derselben Chemikalien aber vertrieben. So zeigt sich immer wieder, daß die Stoffexposition des Geruchssinnes zum physiologischen Vorbild der allergischen Reaktionsweise auf einer anderen Ebene dienen kann, auf der Ebene der humoralnervösen pathologischen Reaktionen.

1903 hatte Maurice Arthus beobachtet, daß Kaninchen ein Fremdserum nach der ersten Applikation reaktionslos vertrugen, aber nach der dritten oder vierten Applikation mit Ödem, Blutaustritten und Nekrosen reagierten. Sie waren durch die mehrmalige Zufuhr des gleichen Stoffes zu einer anderen Reaktion gezwungen, sie waren überempfindlich geworden. Die Mehrmaligkeit der Zufuhr wird in den angeführten Stoffbeispielen ersetzt durch die stärkere Konzentration.

In meiner Patientenschaft hatte sich während des Krieges eine Familie einen Hecht ergattert. Alle hatten ihn am 24. Dezember mit Appetit verzehrt. Die Mutter, welche den Hecht zubereitet hatte und dabei den Dünsten ausgesetzt war, erkrankte in der folgenden Nacht, etwa zwei Stunden nach der Mahlzeit, mit Erstickungsanfällen wegen Glottisödem, so daß sie sofort in der Klinik intubiert werden mußte; sie genas. Früher war eine Fischallergie nie beobachtet worden. Die Erwartung, die gesteigerte Sympathie, dazu die aufgenommenen Geruchsstoffe hatten durch die Nase eine andere Reaktionslage (Antipathie) herbeigeführt. Was riechend vorbereitet war, setzte sich im Geschmackssinn und in der Verdauung zur antipathischen Abwehrreaktion fort.

Diese Beobachtung führt uns zu einem anderen Fall mit einer rein seelisch bedingten Reaktion. Eine Arztfrau saß wartend im Garten eines Hospitals vor einem blühenden Malvenbeet, während ihr Ehemann – ein Chirurg – im Operationssaal am Leistenbruch operiert wurde. Der fachkundige Patient beobachtete die Operation mittels eines Spiegels bei Lokalanästhesie. Nach einiger Zeit, die der vor dem

Malvenbeet wartenden Ehefrau bedenklich lange zu dauern schien, wurde sie von der Schwester mit verstörtem Gesicht zum Operateur gerufen: Ihr Mann habe während der Operation einen schweren stenocardischen Anfall erlitten, an dem er verstorben sei. Als die Witwe nach Jahren wiederum in jenem Klinikgarten saß, bekam sie im Anblick der gleichen Malven, die damals während der Wartezeit vor ihr geblüht hatten, ein akutes allergisches Exanthem, über die ganze Haut.

Ein Kollege berichtete, daß das Bild eines Kornfeldes, das an der Wand hing, einen Heufieberanfall ausgelöst habe. Wenn diese Fälle vielleicht auch nicht häufig sein mögen, sie weisen doch von der grobstofflichen Seite, mit der es der Stoffwechsel zu tun hat (Fischallergie und zahllose andere) auf die andere Seite des Erlebens hin, auf die des empfindenden Menschen.

So lassen sich auch die extremen Krankheitsformen an das Geruchsspektrum angliedern, das auf der einen Seite von fauligen Eiern, auf der anderen von Blütendüften spricht. Wir können von der stofflichen Allergie, die mit dem Geschmack, dem Geruch und des weiteren mit dem Stoffwechsel zu tun hat, eine solche unterscheiden, die ohne Stoffe eidetischer Natur ist, wobei es sich sogar um Erinnerungsbilder handeln kann.

Betrachten wir aber den Fall der Arztfrau genauer. Damals bei der unerwarteten Todesnachricht wurde das denkende Bewußtsein durch den seelischen Schock übergangen. Das Bild, dem die Sinne in der Umgebung exponiert waren (die Augen und der Geruchssinn), als sie die Nachricht vom Ausgang der Operation empfing, hat sich mit dem schockierenden Erlebnis verbunden und im Unterbewußtsein festgesetzt. Es sei daran erinnert, daß man in der Biologie der Immunität von einem «immunbiologischen Gedächtnis» spricht. Wie man im Gedächtnis etwas aufbewahrt, so wird die überstandene Krankheit als Immunität gegenüber den Erregern zur «Fähigkeit» der Körpersäfte, zur gedächtnishaft fortwirkenden Gesundheit. Werden diese Kräfte des Ätherleibs von ihrer körperlichen Aufgabe und Wirkung entlassen, so dienen sie als Grundlage der bewußten Gedächtniskräfte. So finden wir das Gedächtnis in zwei ganz verschiedenen Schichten des Bewußtseins: gebundene und frei gewordene Bildekräfte. Bei der Arztfrau war das erste Erlebnis bei der Todesnachricht am Gedanken vorbei wie ein Fremdkörper oder Allergen im unterbewußten Gedächtnis liegen geblieben; es war nicht aufgelöst worden, es blieb ein Rest. Als nun die Außensituation sich wiederholte, da wirkte der neue Anblick wie eine erneute Serumapplikation; der Organismus reagierte, indem das äußere Bild mit den alten begriffsfreien Resten zusammentraf. Das äußere neue Bild sensibilisierte den Organismus – das biologische Gedächtnis – für die verborgenen Bildreste, und die Folge war die allergische Hautentzündung. Die Entzündung zeigt, daß noch ein «Fremdkörper» vorhanden war. Normal reagiert unser Organismus auf äußere Wahrnehmung mit einem inneren Vorstellungsbild oder Begriff; hier trat an die Stelle des Begriffs die entzündlich verarbeitende und daher pathologische Reaktion, das Exanthem. Die Haut anstelle des Gehirns wurde der Reaktionsschauplatz. In der Stoffnähe und in dem Distanzdefizit kann der Typus des Geruchssinnes noch wiedererkannt werden, wenngleich sich der Vorgang im Seelischen abgespielt hat. Unser Beispiel zeigt, daß «durch kaum einen anderen Sinnesreiz (als den Geruch) elementar und fast schlagartig ein früheres Erlebnis, eine Erinnerung vergegenwärtigt werden kann, und zwar in so rascher Folge und ohne gedankliche Zwischenschaltung, daß man von einer blitzartig raschen Visualisierung sprechen kann». So läßt sich ableiten, «daß dem Geruchssinn des Menschen ein viel größerer Wert beizumessen ist, als es gemeinhin in der Psychopathologie geschieht» (Klages[7]).

Den Arbeitern am ersten Goetheanum erklärte Rudolf Steiner den Unterschied zwischen dem Riechen beim Hunde und dem Denken beim Menschen. Riechen beim Hund setzt sich fort in die «Wedelkraft» seines Schwanzes. Das Endhirn des Menschen kehrt den Vorgang zum Denken um. Der Hund hat ein Gedächtnis für Gerüche. Das macht ihn zum «Spur-Verfolger». Davon geht etwas nun in den Menschen hinein. «Der Mensch ist schon abgestumpft fürs Riechen; aber zum Beispiel dem Mozart sind manchmal seine schönsten Melodien eingefallen, wenn er in irgendeinem Garten eine Blume gerochen hat. Wenn er nachgedacht hat, warum das ist, so ist das deshalb gewesen, weil er diese Blume schon irgendwo anders gerochen hatte, wo es ihm gerade recht gut gefallen hatte ... Daraus sehen Sie, wie das Riechen mit unserem Gedächtnis zusammenhängt.»[8] Diese Beobachtung beleuchtet den vorigen Fall und erklärt ihn durch den Geruchssinn.

Der Stoffsinn der Leber

Wenn wir uns ein genaueres Bild von jenem «immunbiologischen Gedächtnis» machen wollen, müssen wir im Stoffwechselprozeß den organischen Ort suchen, wo der Körper möglichst unmittelbar mit äußeren Stoffen – der Ernährung und den Krankheitserregern – in Kontakt kommt. Den verschiedenen Organepithelien ist zunächst das gemeinsam, daß sie nicht in direkten Kontakt mit dem Blut kommen. Immer sind Membranen eingeschaltet, an denen der Stoffaustausch stattfindet. Die Organepithelien berühren das Blut nicht direkt, sondern immer spezifisch gefiltert. Ein Organ macht eine Ausnahme: die Leber. Wir müssen diese Ausnahmestellung kurz schildern.

Im Reticulo-endothelialen System der Leber (RES) haben sich Eigenschaften erhalten, die sonst nur im embryonalen Mesenchym gefunden werden. Das Mesenchym spezialisiert sich in den anderen Organen definitiv ohne die Möglichkeit einer rückläufigen Entdifferenzierung. In der Leber bleibt die embryonale Indifferenzzone erhalten, sie begleitet die Gefäße perivasculär. Von diesen Früh-Potenzen rührt die unvorstellbar große Anpassungsfähigkeit der Leber her an alle Stoffe und Gifte, die den Körper überfluten. Die Leber ist in dieser Hinsicht der Mensch unter den Organen. Wie sein übriger Körper zahlreiche äußere morphologische Zeichen der Rückbildung trägt oder des frühen Indifferenzzustandes der Evolution, so auch die Leber. Diese Primivität rührt her von der Wirksamkeit des menschlichen Ich. Der grundlegende Unterschied des RES der Leber zu den gleichen Geweben in Milz und Knochenmark liegt in der denkbar engsten Berührung der epithelialen Leberzellplatten mit dem Blut ohne zwischengeschaltete Membranen. Das Blutplasma bespült in dem Zwischenraum zwischen Leberzelle und Sinusoid die Leberzellen unmittelbar. *«Dieser innige Kontakt zwischen Blutstrom, Gefäßwand und Leberepithel ist ein Unikum im Bau der Organe»* (Martin Schmid). Es ist nun kein Zufall, daß zum Beispiel beim Hunde anaerobe Bakterien ständige Bewohner der Leber sind, bei einem Tier, dessen Nase den Geruchskontakt mit der Umwelt in extremer Weise sucht.

Dieser Fall zeigt, daß wir einen Typus der Stoffexposition gestalten müssen, der das eine Mal nach außen zum gasigen Stoffzustand, das andere Mal nach innen zum Leber-Blutkontakt in den materielleren Stoff entwickelt ist. Beim Hund sind beide Waagebalken gleichmäßig belastet; mit dem stärkeren Eintauchen in die äußere Geruchswelt durch seine Schnauze mußte auch in der Leber eine spezielle Belastung geschaffen werden. Ein Mensch würde zum Beispiel an Gasödem sterben, wenn er dieselben anaeroben Bakterien in der Leber hätte. In der Leber ist der Geruchssinn nach innen gekehrt. Somit finden wir, wie die Leber geruchsartig dem äußeren Stoffe verwandt wird, gleichsam am Stoffe riecht bzw. schmeckt; wir sehen daran die Rolle dieses Organs in allen immunbiologisch-allergischen Prozessen. Das phagocytierende, Antikörper bildende, Fremdkörper eliminierende Netzgewebe der Leber (RES) zeigt die Abwehrfunktion, die wir seelisch als Antipathie kennen; die Antipathie ist balanciert mit der Sympathie in der Eiweißbildung durch das Blut. Beide sind zu einem Gewebenetz verwoben. Im Geruchssinn ist die Sympathie und Antipathie in der Bildsphäre der Sinnesorgane vorgebildet, die in der Leber sich am speziellen Netzgewebe (RES) zeigt, nun aber in materieller und dementsprechend vergröberter Form. Demnach wäre ein stofflicher Ansatz für psychiatrische Krankheiten gegeben: Beim Melancholiker riecht die Leber zu stark an den Stoffen (R. Steiner[9]).

Asthma bronchiale und Heuschnupfen

Um unsere bisherigen Untersuchungen für die Therapie des Asthma bronchiale und der allergischen Reaktionslage anzuwenden, gehen wir von einer einschlägigen Beobachtung von Jores[10] aus. Dieser Autor hat nämlich beobachtet, daß 50 bis 60 Prozent seiner Asthmatiker einen überempfindlichen Geruchssinn haben. Seine weiteren psychologischen Beobachtungen betreffen über die Empfindlichkeit dieses Sinnes (Unsauberkeitsgerüche, Schmutz, Küchendünste) hinaus die Unzufriedenheit mit sich selbst und demgemäß Spannungszustände zwischen hohen Anforderungen an sich selbst mit ausbleibender Befriedigung. Jores faßt die Situation so zusammen, daß Asthmatiker überempfindlich sind «in des Wortes weitester und tiefster Bedeutung, überempfindlich schlechthin, auf allen Lebensgebieten». Wir haben den Geruchssinn als Prototyp der physiologischen Allergielage zu schildern versucht. Daher sind diese Beobachtungen von Jores für unsere Auffassung eine Bestätigung und zum Ausgangspunkt des eigenen Vorgehens geworden. Bei den geruchsempfindlichen Asthmatikern kann ein der Lebenssituation schlecht angepaßtes Vorstellungsvermögen dem Schwergewicht des Riechens nicht das Gleichgewicht halten. Es wäre nötig, den Geruchssinn bei ihnen abzudämpfen und die Kraft des situationsgemäßen Selbstbewußtseins zu verstärken; statt dessen verzehren sie sich in überhöhten Erwartungen. Der Asthmatiker muß im seelischen Gleichgewicht konsolidiert werden. Hier hätte zunächst die Kieselsäure für die Riechschleimhäute und angrenzenden Nebenhöhlen eine bestimmte Aufgabe. Kieselsäure kann überempfindliche Regionen unempfindlicher machen. Die überempfindlichen Wesensglieder werden dadurch aus ihrer verkrampften Lage gelöst, weil das Gewebe durch die Kieselsäure elastischer wird. (Das zeigt die Aorta, welche je älter desto mehr an Kieselsäure verliert und statt dessen Kalk einbaut. Die Aorta ist dann unelastisch geworden.) Des weiteren ist an Plumbum zu denken und an kieselsaures Blei. Es sei daran erinnert, daß die häufigste Bleisehstörung die Neuritis nervi optici ist und daß es eine Bleitaubheit gibt. Die Sinne sind betroffen; denn dorthin zielt der Bleiprozeß und die Intoxikation durch das Blei. Rudolf Steiner schildert die Bleiwirkung wie folgt:

«Diese Bleiwirkung ist es, die den Menschen in sich selbständig macht, die ihn als Ich gegenüberstellt der Empfindlichkeit für die Außenwelt, die in ihm lebt. Ohne diese Bleiwirkung würde er z. B. ganz vom Sehen überflutet sein, nur sehen, nichts über das Gesehene denken können».[11] Wenn hier auch nur vom Sehen gesprochen wurde, können wir die Stoffüberflutung für den Riechnerv sinnesgemäß heranziehen.

1966 beobachtete ich einen Asthmakranken, dessen lange vergebliche Behandlung und seitheriges Ergehen mitteilenswert erscheinen. Der 68jährige Patient war seit über zwanzig Jahren wegen asthmatischer Bronchitis in meiner Behandlung. Über der Lunge bestand in wechselnder Stärke Giemen und Pfeifen bei verlängertem Exspirium. Die Schleimhäute der Nebenhöhlen des Kopfes, der Nase und speziell der Kiefernhöhlen waren oft entzündet. Nicht selten überfielen den Patienten asthmatische Anfälle; er mußte zahlreiche Klima- und Badekuren anwenden und Fachärzte aufsuchen. Teilerfolge waren Zeiterfolge. Hinsichtlich der Heilung des Leidens hatte der Patient längst resigniert; wenn keine Anfälle kamen, waren wir sehr zufrieden, die Bronchitis bestand aufgrund des Emphysems praktisch das ganze Jahr hindurch. Es ist kaum nötig zu sagen, daß alle erdenklichen Medikamente der anthroposophischen, homöopathischen, phytotherapeutischen, physikalischen und allopathischen Richtung in der jeweils günstig scheinenden Art angewendet worden waren, ohne auch nur den geringsten bleibenden Erfolg.

Da las ich den Aufsatz von Jores und stellte die hier ausführlicher mitgeteilten Überlegungen an. Dieser Patient hatte nun einen stark empfindlichen Geruchssinn, wenigstens früher habe er ihn gehabt. Ich überredete den Patienten und bat ihn, mir noch ein letztes Mal einen Behandlungsversuch zu erlauben. Daraufhin verordnete ich Plumbum praep. D 20 (später auch Pl. silic.) und in Ermangelung von Lobus olfactorius Lobus frontalis D 20; beides wurde in der Spritze gemischt und in der Nackengegend an zwei Stellen injiziert. Daß es daraufhin dem Patienten schon nach wenigen Injektionen besser ging, wäre nach Lage der Dinge und allem, was jeder Arzt in solchen Situationen mit neuem Mitteleinsatz kennt, nichts Besonderes oder Mitteilenswertes gewesen. Aber es war überraschend, wie der Lungenbefund abklang und normal wurde, die Schleimsekretionen aus den Nebenhöhlen versiegten und wie die Züge des Kranken sich langsam zum Lächeln entspannten und daß, als er eine fieberhafte Erkrankung durchmachte, diese ohne eine besondere Atmungsbeschwerde absolviert wurde. Die Lunge blieb frei und ist es bis zur Dauer von zwei Jahren nach jener ersten Kur im Januar 1966 geblieben (Bericht Januar 1968). Lobus frontalis konnte anstelle des Riechnervs treten, weil ja das Großhirn sein Anschwellen dem verkümmerten Riechnerv verdankt. Die Heilung setzte am Geruchssinn an und hat in der Folge auch die Atmung entspannt.

Eine Bauersfrau bekam, wenn sie nach stundenlanger Feldarbeit ein schwach alkoholhaltiges Hausgetränk (Most) genossen hatte, quälenden Juckreiz an den Händen, im Gesicht und anderen Stellen. Sie nahm Cichorium plumbo cultum 1 % in größerer Menge ein, drei- bis viermal vor und nach den Mahlzeiten 20 Tropfen. Nach vier Wochen waren die Symptome verschwunden; sie konnte wieder Most trinken.

Nur kurz erwähnt werden müssen die Licht- und Kälteallergie. Dabei löst sich der pathologische Prozeß vom Stoff ab, und es bleibt der sensibilisierte Sinnesvorgang als Krankheitsort übrig. Selbst für den Heuschnupfen hat Rudolf Steiner eine für den Pollen und die Krankheit selbst übergeordnete Entstehungsweise für die bessere Ursache gehalten als den Pollen: «Die Pollen selber bekommen zu der Zeit das Heufieber, nur ist er denen nützlich».[12] Da befinden wir uns in Wärme- und Lichtwirkungen auf die Sinnesorgane, nicht mehr im Stoffbereich.

Für den Heuschnupfen dürfte genau das zutreffen, was wir für den Geruchssinn darzustellen versucht haben. In der Sprache der Wesensglieder lautet der Befund für den Heuschnupfen: «Astralischer Leib und Ich-Organisation werden überempfindlich.» Daraus erklären sich die anfallsweisen Reaktionen auf Sinneseindrücke. Fruchtsäfte aus Früchten mit lederartigen Schalen (Quitte, Zitrone) wurden in «Gencydo» als Heilmittel verarbeitet. In der zusammenziehenden Wirkung dieser Fruchtsäfte kommt die schützende Schalenwirkung chemisch zum Ausdruck.[13]

Die Exantheme (Ausblühungen) der Kinderkrankheiten zeigen, wie das Ich durch die Wärmeerhöhung im Fieber und die Hautrötung den vererbten Leib verarbeitet. Die entstandene Immunität als ein biologisches Gedächtnis zeigt den Weg des Ich nach innen und dadurch seine Verstärkung. Der vererbte Leib kann als das physiologische Urallergen angesprochen werden.

Wenn sich neuerdings die Hinweise mehren, daß durch Impfung verhinderte Kinderkrankheiten Allergien erzeugen[14], so liegt die Ursache darin, daß dem Ich die Gelegenheit entzogen wird, das Vererbungsallergen zu überwinden.

Sinnesorganismus und Homosexualität

Die Geschlechtertrennung

In Platons Dialog vom Gastmahl (*Symposion*) wird von dem Teilnehmer Aristophanes, dem Komödiendichter, von der Geschlechtsindifferenz (Doppelgeschlechtlichkeit) und der Geschlechtertrennung erzählt. Er nennt den ursprünglichen Zustand des Menschen ein androgynes Geschlecht. Die nähere körperliche Beschreibung der zusammengewachsenen Menschen mit acht Gliedern, mit denen sich die doppelten Menschen radschlagend bewegten, wirkt zwar heute monströs, weist aber als Karikatur auf das völlige Anderssein eines kosmischen Sphärenmenschen mit rein geistigem Dasein hin. Wegen des Übermutes dieses Geschlechtes sann Zeus auf ihre Bestrafung: «... ich will sie in zwei Hälften zerschneiden, so werden sie schwächer sein und doch zugleich uns nützlicher, weil ihrer mehr geworden sind, und auch aufrecht sollen sie stehen, auf zwei Beinen.»[1]

Eine geschlechtliche Indifferenz beschreibt heute die Entwicklungsgeschichte des männlichen und weiblichen Keimes, deren ausgereiften Endstadien ein undifferenziertes Stadium vorausgeht. In der *Geheimwissenschaft* und auch an anderen Stellen wird von Rudolf Steiner der androgyne Mensch als geistiges Entwicklungsstadium im Sinne Platons beschrieben, ebenso wie die Genesis des Alten Testaments das androgyne Geschlecht beschreibt. In der *Geheimwissenschaft* wird als Folge der Geschlechtertrennung die Aufrichtung des Einzelmenschen geschildert, woraus erkennbar wird, daß Platon die Urweisheit vor Augen hatte. Das Zerschneiden, Abteilen wird im Lateinischen *secare* genannt, *sectus* heißt zerschnitten (daher das Worte Sekte), aus *sectus* wurde *sexus*; *sexus* bezeichnet den getrennten Zustand des männlichen und weiblichen Geschlechtes. Die Sprache hat getreulich aufbewahrt, was vor Urzeiten geschah, in der Mitte der-lemurischen Zeit. Die menschenkundliche Seite dieser Trennung könnte an mehreren Beispielen der Anatomie bestätigt werden, zum Beispiel daran, daß der Mittellappen der Prostata des Mannes entwicklungsgeschichtlich dem weiblichen Uterus entspricht.

Was so getrennt wurde, sucht sich wieder zu vereinigen. Die Liebe der Geschlechter zueinander ist der erste Tropfen jener wahren Liebe, welche den Menschen das Götterfühlen dereinst wiedergeben wird. Das ist aber nur durch die Freiheit möglich, die gerade in bezug auf die Geschlechtsliebe sich voll entfaltet hat. Vom Gesichtspunkt der persönlichen Freiheit wird Homosexualität hier nicht angetastet, es muß aufgrund derselben Freiheit aber erlaubt sein, über die Homosexualität auch von anderen Gesichtspunkten aus zu sprechen, etwa vom Gesichtspunkt der Notwendigkeit.

Sexualität wird durch unsere Sinne erlebt, überwiegend durch unseren Tastsinn. Welche Rolle spielt der Tastsinn im gesamten Sinnesorganismus?

Die Sinnesorganisation des Menschen

Die menschliche Sinnesorganisation läßt sich in zwei entgegengesetzte Sinnesgruppen gliedern. Mit dem Geschmackssinn angefangen, gelangen wir zum Wärme- und zum Sehsinn, des weiteren vom Hörsinn zum Wort-, Denk- und Ichsinn. In dieser Reihenfolge werden wir zunehmend vom Leibe weg nach außen geführt. Vom Geschmackssinn erreichen wir über die Lippen die Haut. In ihr findet sich ausgebreitet der Wärmesinn. Aus der Haut entstanden die örtlich eingeengten, höchst spezialisierten Sinnesorgane – Auge und Ohr, die ganz nach außen gerichtet sind. Im Gehör beginnt aber schon eine Wahrnehmung, die im Äußeren etwas vom Inneren erschließt, sofern die wahrgenommenen Objekte vibrieren können: Glockenton, Hörnerschall, Waffengeklirr, Wetterdonner und – «Donnerwetter!», das Menschenwort als Luftvibration. Töne verraten stoffliche und seelische Eigenschaften. Die äußere Wahrnehmungswelt wird verlassen, wenn wir im gehörten Wort einen Sinn (durch das Denken) vernehmen. Das Innerste des sprechenden Ich, dem wir zuhören, kann sich dem Ichsinn offenbaren.

In entgegengesetzter Richtung gelangen wir vom Geschmackssinn und Geruchssinn nach innen und über den Stoffwechsel zum Muskel-, Bewegungs- oder Lagesinn. In dieser Richtung nach innen liegen zwei weitere Sinne: der Gleichgewichtssinn, der etwas heller wahrnimmt als der Muskelsinn, und der Lebenssinn, der noch dumpfer den körperlichen Lebenszustand registriert.

«Ein Punkt nur ist es, kaum ein Schmerz / nur ein Gefühl, empfunden eben; / und dennoch spricht es stets darein, / und dennoch stört es dich zu leben.» So hat Theodor Storm den «Beginn des Endes» als eine Störung im Lebenssinne wahrgenommen und dichterisch zu gestalten vermocht. Er starb an Magenkrebs. Die Störung im Gesundheitsgefühl bringt der Lebenssinn in das Bewußtsein hinauf. Man sieht diesen Lebenssinn im positiv erregten Zustand, wenn sich ein Kind hüpfend bewegt und gesunden Appetit hat. – Noch tiefer im Körperlichen verankert ist der Tastsinn oder Drucksinn. Der Vibrationssinn ist mit dem Tastsinn in einer ähnlichen Art verwandt, wie der Schmerzsinn zu einer wach-hellen Modifikation des Lebenssinnes wird. In den Gelenken verschwindet der Drucksinn für unser Erleben im Lebenssinn und wird dort durch Gelenkschmerzen zum Wächter der Gesundheit, weil er unzweideutig die Krankheit anzeigt. «Schmerz als bellender Wächter der Gesundheit» zeigt, daß er zum Lebenssinn gehört.

Die Sinnesorgane gliedern sich in der angedeuteten Art zwischen nach außen und nach innen gerichteten Wahrnehmungsorganen. Im Fortpflanzungsprozeß spiegelt sich der Sinnesorganismus als Konzeptionsorganismus wider. Das eine Geschlecht legt die Keimorgane ganz nach innen, das andere legt sie ganz nach außen. Der Sinnesorganismus als Polarität wird, in verschiedene Geschlechter zerschnitten, zum Konzeptionsorganismus. Im Tastsinn erfolgt eine gleichsam zurückführende Vereinigung äußerer und innerer Wahrnehmung bis in den Lebenssinn zum ursprünglich ungetrennten Zustand. Darin liegt ja dic Möglichkeit der heutigen Fortpflanzung als Phänomen; verborgen ist dagegen, daß der ungetrennte doppelgeschlechtliche der ursprüngliche Zustand war. Über den Tastsinn erfolgt im Lebenssinn die heutige Fortpflanzung. Man sieht daran, daß die heutige Fortpflanzung (qualitativ) eine zeitliche Zurückführung zur Voraussetzung hat. Mit der Geschlechtsreife wird der Astralleib als dasjenige Wesensglied geboren, in welchem die zurückführende Zeitqualität wirksam wird: «Im Astralischen lebt man immer rücklaufend – aber selbständig wird dieses rücklaufende Leben eben erst mit der Geschlechtsreife.»[2]

Berücksichtigt man, daß in jedem Menschen vier verschiedene Wesensglieder in drei übereinander liegenden Systemen geordnet sind, dann ergibt sich das folgende Schema:

	geistige Sinne	**seelische Sinne**	**leibliche Sinne**
Ich	Ichsinn	Wärmesinn	Gleichgewichtssinn
Astralleib	Denksinn	Sehsinn	Bewegungssinn
Ätherleib	Sprachsinn	Geschmackssinn	Lebenssinn
phys. Leib	Hörsinn	Geruchssinn	Tastsinn

In dieser Aufstellung stehen in der Mitte die seelischen Sinne, links davon die geistigen Sinne, rechts davon die leiblichen Sinne: Seele, Geist und Leib.[3]

In waagerechter Folge ist der Ichsinn neben den Wärmesinn und den Gleichgewichtssinn gestellt. In der zweiten Zeile steht der Denksinn neben dem Sehsinn und dem Bewegungssinn. In der dritten Zeile steht der Sprachsinn neben dem Geschmackssinn und dem Lebenssinn. In der vierten Zeile steht der Hörsinn neben dem Geruchssinn und dem Tastsinn. In den waagerechten vier Zeilen gehören die Sinne in der ersten Zeile zum Wesensgliede des Ich: Der Ichsinn nimmt das andere Ich wahr; die Wärme ist das Element, im dem das Ich lebt; der Gleichgewichtssinn vermittelt der Ich-Organisation die Wahrnehmung des Leibes von innen und die aufrechte Orientierung in der äußeren Welt. So wird in der ersten Zeile das Wesensglied des Ich gleichsam beschrieben als dynamische Schritte von außen über die Wärme in den Leib. – In der vierten Zeile sehen wir den Hörsinn als die physische Stufe unter den geistigen Sinnen. Der Geruchssinn ist neben ihm die physische Stufe unter den seelischen Sinnen, und der Tastsinn erweist sich in zweifacher Hinsicht als ein physischer Sinn. Unter den leiblichen Sinnen steht er an vierter Stelle, wo er den physischen Leib mit seinen Veränderungen beim Tasten zum Inhalt hat. Im Tastsinn treffen die beiden Linien der senkrechten Gruppe und der waagerechten Gruppe zusammen. Die Ich-Organisation des Menschen hat sich gleichsam in den Leib hineingetastet, bis sie ihn ganz durchdringen konnte; damit wurden dann die inneren Veränderungen des physischen Leibes zum Inhalte des Tastsinnes. Die Zuordnungen zum Seelenleib und zum Ätherleib liegen zwischen diesen beiden Wesensgliedern.[4]

Umstülpung der Polarität

Außer dieser Gliederung in leibliche, seelische und geistige Sinne und deren Zuordnung zu den Wesensgliedern, spricht aus unserem Schema noch eine andere höchst bedeutsame Gegensätzlichkeit unter den Sinnen. Wir suchen den Gleichgewichtssinn als Ich-Stufe unter den leiblichen Sinnen auf; diagonal dazu liegt am entgegengesetzten Punkt des Schemas der Hörsinn, als physische Stufe unter den geistigen Sinnen. Nun kann man vom Gleichgewichtssinn dadurch zum Hörsinn gelangen, daß man den einen Sinn in den anderen umstülpt.[5] Der statische Sinn für die körperliche Raumorientierung besitzt eng lokalisierte Sinnesstellen; sie werden durch die Umwendung zu einer flächenhaften Membran, der Hörmembran im Tonsinn. Mit dem Gehör werden schnellere oder langsamere Frequenzen wahrgenommen, und insofern ist der Tonsinn weniger räumlich als vor allem zeitlich orientiert. Aus den drei halbkreisförmigen Röhrchen im Gleichgewichtssinn wird die vom Anfang bis zur Spitze Tonorte tragende Spiralmembran. In beiden Organen sind konstant geblieben die Endolymphe und die Art, wie der Sinnenreiz endigt: In beiden Organen werden sogenannte Sinneshaare nach dem Winkelhebelprinzip von der Endolymphe ausgelenkt. Danach können nur noch elektrische Potentiale abgeleitet werden, und diese sind etwas ganz Unspezifisches und Allgemeines. Das Winkelhebelprinzip in der einfachsten Form des Haares ist auch das Prinzip des mechanischen Sinnes und des Vibrationssinnes mit ausgelenkten Haaren auf der Haut. Die versteiften Gehörknöchelchen vermitteln die Luftbewegung am Trommelfell als Winkelhebel nach innen in die Endolymphe des Innenohres. Der ganze Gliedmaßenmensch bewegt sich durch Muskeln in Gliederwinkeln von verschiedenen Öffnungsgraden. Die Durchstülpung von dem Gleichgewichts- in den Gehörsinn beschreibt den Weg aus dem Körperinnern in die Wahrnehmung eines weiten Umkreises nach außen. Die Umstülpung ist begleitet von einer zunehmenden Beschleunigung der Bewegungen, welche von den langsamen Gliederbewegungen und dem Gleichgewichtssinne zu den höchstfrequenten Tonschwingungen führen. Der Tonsinn ist der «leibbefreite» Gleichgewichtssinn.

Eine gleichgeartete Polarität liegt zwischen dem Lebenssinn und dem Denksinn; sie sagt, daß aus der Region der Lebensprozesse und der Wachstumskräfte das Denken herausgehoben wird. Zwischen dem Bewegungssinn und dem Sprachsinn liegt wieder eine solche Polarität, welche zeigt, daß Bewegungen der Glieder zu Gesten werden und daß äußere Gesten der Hände vom Kehlkopf in die Luftgesten der Sprache umgewendet werden.

Ichsinn und Tastsinn

Als letztes sei nun die Diagonale ins Auge gefaßt, welche den Ich-Sinn mit dem Tastsinn verbindet. Deren Polarität ist geeignet, das Problem zu beantworten, das mit dem Titel dieser Arbeit gestellt ist. Wir gehen von der Frage aus, die Rudolf Steiner in seiner *Philosophie der Freiheit* formulierte: «Was habe ich denn zunächst vor mir, wenn ich einer anderen Persönlichkeit gegenüberstehe?»[6] Ich sehe das Gesicht und die leibliche Erscheinung des anderen. Ich höre, was er sagt, und ich suche seine Gedanken zu verstehen. In der Konzentration auf die Gedanken des anderen wird seine bloße Sinneserscheinung gleichsam ausgelöscht. Es treten sich gegenüber das denkende Wesen, das vor mir steht, und mein eigenes Denken. Wie im Auge sich die Trübe, so muß für die Wahrnehmung fremden Denkens sich das eigene Denken auslöschen; und wie im Auge die Gegenstände müssen an die Stelle des eigenen Denkens die Gedanken des anderen treten. Jetzt kann ich das fremde Denken als eigenes Erlebnis ergreifen. Hier erfaßt man den Gedankensinn. Kann man diesen Vorgang fortbilden, so gelangt man zum Wahrnehmungssinn des anderen Ich, das heißt zu einem übersinnlichen-leibbedingten Sinnesorgan; denn sowohl das eigene wie das fremde Ich sind keine physischen Gegenstände, sondern wesenhafte übersinnliche Erscheinungen innerhalb der physischen Welt.

Im Tastsinn werden Veränderungen im eigenen Leib wahrgenommen, nach deren Maßgabe und Stärke die Härte oder Weichheit, Rauhigkeit oder Glätte des Gegenstandes beurteilt wird. Im Tastsinn liegt das Körnchen Wahrheit der spezifischen Sinnesenergien von

Johannes Müller. Johannes Müller (1801-1858)[7] formulierte das Gesetz der spezifischen Sinnesenergien folgendermaßen: «Die Sinnesempfindung ist nicht die Leitung einer Qualität oder eines Zustandes der äußeren Körper zum Bewußtsein, sondern die Leitung einer Qualität, eines Zustandes eines Sinnesnerven zum Bewußtsein, veranlaßt durch eine äußere Ursache, und diese Qualitäten sind in den verschiedenen Sinnesnerven verschieden, die Sinnesenergien» (1840). Wir erleben nach Joh. Müller in den Sinnen nicht die äußere Welt, sondern Zustände im eigenen Sinnesleib. Die eigenen Zustände des Körpers müssen auf die äußere Welt bezogen werden. Dies war das Gesetz, das die experimentelle Wissenschaft, die Physiologie und Philosophie im 19. Jahrhundert beherrscht hat. Der Mensch schloß sich damit immer mehr von der Natur ab und in seinen eigenen Körper ein. Die angeblich objektive Wissenschaft war in Wahrheit eine völlige Befangenheit im Dunkel des eigenen Leibes. Das wissenschaftliche Urteil wurde getrübt. Solche Urteile wurden zu Dogmen fixiert. Aus dem Gesetz der eigentätigen Sinnesorgane geht direkt das Postulat von Nerven mit motorischer Eigentätigkeit hervor. Daher ist es kein Zufall, daß Johannes Müller die sogenannten motorischen Nerven in den physiologischen Instituten Europas zu seiner Zeit demonstriert und bekannt gemacht hat, nachdem sie in England gefunden waren. Es wird die spezifische Tätigkeit der Sinnesorgane auf einen Nerv mit spezifischer Energie übertragen. Aufgelöst kann dieses Rätsel daher nur werden, wenn man eine erweiterte Sinneslehre dafür heranziehen kann (s. S. 114 ff.).

Das Körnchen Wahrheit, das Joh. Müller aber auf alle Sinne ausgedehnt hat, gilt allein für den Tastsinn (und seine nächsten Verwandten wie Gleichgewichtssinn und Bewegungssinn). Der Tastsinn ist nicht an allen Stellen der Haut, auf welcher er verteilt ist, gleich empfindlich. Für die Feinheit der Tastwahrnehmung ist die Raumschwelle maßgebend, darunter versteht man den Abstand zweier auf die Haut einwirkender punktförmiger Reize, die eben noch als getrennte Punkte wahrgenommen werden können (H. Hensel[8]). An der Zungenspitze ist die Raumschwelle 1 mm, an den Fingerspitzen 2 mm, auf dem Lippenrot 4 mm, an der Nasenspitze 7 mm, am Daumenmittelglied 9 mm, an der großen Zehe 11 mm, an Oberarm und Oberschenkel 68 mm. Man sieht, wie sich der Mensch im Tastsinn zur Außenwelt verschieden verhält. Seine Zunge ist am weitesten gegen die Außenwelt als Raum vorgeschoben. Die Fingerbeeren kommen dem tastenden Geschmacks- und Sprachbildungsprozeß der Zungenspitze am nächsten. An diesen vorgeschobenen Stellen wird der Körper von außen wie ein Gummiball eingedrückt. In diesem Einstülpungsvorgang erfaßt man die inneren leiblichen Veränderungen im Tastsinn. Ist der Widerstand im tastenden Eingedrücktwerden stark, dann empfinde ich einen harten Körper, indem der Eindruck elastisch zurückschnellt. In diesem Moment liegt das Urteil, mit welchem das Ich auf den Eindruck machenden Gegenstand schließt. Diese körperlichen Zustandsänderungen enthalten den empfundenen Kraftaufwand als Sinnesvorgang, der durch Urteil dem Objekt beigelegt wird.

Den größten Gegensatz dazu bildet der Ich-Sinn. Man kann sich das Verhältnis der beiden Sinne, die sich in unserem Schema diagonal gegenüberliegen, unter dem Bild eines Punktes mit seinem Umkreis vorstellen. Im Tastsinn wird das punktuelle Eigensein erlebt. Wird der Punkt zum Umkreis ausgedehnt, dann kann man sich vorstellen, wie der Tastsinn in den Ich-Sinn umgewendet wird. Im Wahrnehmen des anderen Ich wird das eigene Ich ausgelöscht, und an seine Stelle tritt im Bewußtsein das andere Ich als Bewußtseinsinhalt auf. Die Vorbereitung dafür könnte man im Wahrnehmen der anderen Gedanken erblicken, im Denksinn. In diesem Sinn wird das andere Denken zum Erlebnis im eigenen denkenden Ich. Schon bei dem Seh- und Tonsinn tritt das Berühren der Umwelt weitgehend zurück, während die Berührung im Geschmacks- und Geruchssinne noch stark beteiligt ist (Zungenspitze; «Schnüffeln»).

Anhand des Schema auf S. 117 erkennen wir: Bei den physischen Sinnen verstärkt sich der Tastsinn; bei den seelischen Sinnen schwächt er sich ab, und bei den geistigen Sinnen spielt schließlich der Tastsinn keine Rolle mehr. Da nun das Tasten ein körperlicher Sinn ist, der das Empfinden an den Leib bindet, kann man die umgewandten Leibessinne als sich vom Leib befreiende Sinne vorstellen mit der Kulmination im Ich-Sinn. Der zwölfgliedrige Sinnesorganismus bietet die Möglichkeit, zwischen Leib-zugewandten und Geistzugewandten Sinnen zu unterscheiden. Zwischen beiden Gruppen liegt gleichsam eine Schwelle.

Der Sinnesorganismus findet durch den Lebenssinn das Tor in die Lebensprozesse. Einer von ihnen ist die Fortpflanzung, durch die der physische Leib über sich hinauswächst. So wie der Mensch geistig durch Wahrnehmen des anderen Ich über sich hinauswachsen kann, so wächst der Körper, ausgelöst durch den Konzeptionsorganismus, durch die Fortpflanzung über sich hinaus.

Dieses polare, geistig-physische Über-sich-Hinauswachsen der Eltern wird erfüllt durch das Nahetreten eines Dritten, des Kindes, das dann in seiner Entwicklung auch wiederum erst seine Individualität (Ich) mit seinem Leib (den es ertastet) zusammenführen muß. Wenn wir unser Kind an die Hand nehmen, seine Hand tasten, so liegt darin zugleich die pädagogische Aufgabe, mit unserem Ich-Sinn das Ich dieses Kindes zu erkennen. Fortpflanzung durch die Eltern und Entwicklung des Kindes sind ausgespannt in die größtmögliche Polarität von Ich-Sinn und Tastsinn.

In diesem Zusammenhang sieht man, was Homosexualität ist. Eine Fortpflanzung findet nicht statt, das heißt, der Ich-Sinn des homosexuell sich Betätigenden ist nicht auf ein Kind gerichtet. Sehr verbreitet ist der häufige Partnerwechsel, auch in bezug auf den Partner also ist der lch-Sinn um so schwächer, je intensiver eine Steigerung des fortgesetzten Eigenerlebens durch den Tastsinn gesucht wird. Der Ich-Sinn dient, nach der leiblichen Seite hin umgewendet, vorzugsweise dem Tastsinn. Die Eigenerlebnisse der leiblichen Vorgänge im Tastsinn machen durch die Homosexualität den eigenen Leib zu einer Art Gefängnis. Durch den raffinierten Sexismus ist dies zunehmend auch bei der Heterosexualität der Fall.

In einer solchen Feststellung liegt keine Intoleranz, sondern eine Bemühung um Erkenntnis. Es gibt nicht nur eine Toleranz gegenüber dem einzelnen Menschen, sondern auch eine Achtung, eine Verehrung gegenüber Wahrheit und Erkenntnis. Der hier vertretene Gesichtspunkt ist der ärztliche. Der Verfasser hat Betroffene zu beraten gehabt und hat dabei erfahren, daß einige unter ihnen solche Erkenntnis für sich als hilfreich empfanden.

Wenn man die Funktion des Ich-Sinnes im Seelischen aufsucht, dann kann man in die objektive moralische Seite unseres Problems hineinsehen. Wir haben es im gesunden Seelenleben mit dem Selbstgefühl (Ich-Erleben) und mit der Hingabe zu tun. Die Seele hat die Möglichkeit des Mitgefühls als einer sittlichen Kraft. Dafür muß das Selbstgefühl zurücktreten; man kann lernen, dieses Selbstgefühl gleichsam in einen inneren blinden Fleck zu rücken, um Mitgefühl entwickeln zu können. Wenn beispielsweise Knaben während der Pubertätszeit dem Spinnen der Kameradinnen zuschauen, tritt diese Situation ein; sie tritt auch ein, wenn sie im Chorgesang die Stimmen allein der Mädchen hören und umgekehrt, wenn die Mädchen den tieferen Knabenstimmen zuhören. Dies sind pädagogische Ratschläge Rudolf Steiners für die 9. und 10. Klasse.[9]

Hier liegen moral-hygienische Maßnahmen verborgen. Die Frucht des Mitgefühls, wenn über das Selbstgefühl gleichsam ein Schleier gezogen ist, ist die Liebe. Die Leiden und Freuden des anderen in sich fühlen, läßt als bedeutsamste Frucht des Seelenerlebens in der Sinnenwelt die Liebe erwachsen. Man sieht nun, wie im Ich-Sinn als geistigem Sinn das Hereinscheinen des Geistes in die Seele vorgebildet ist, ein Vorbild, welchem sich die Seele im Selbstgefühl und Mitgefühl nachgestalten kann. Durch solche Einsichten können zum Beispiel Konfliktstoffe im Zusammenleben innerhalb der Ehe durchsichtig gemacht und dadurch abgebaut werden. Ebenso wie in den Sinnesorganen leiblicher Natur die Umwelt mit der Eigenwelt ausgetauscht wird, wird auch in den seelischen und geistigen Sinnen ein Tausch der Welten vollzogen: «Wenn das Geistige im sinnlich-physisch fühlenden Menschen sich so verwandelt, daß es das Ich-Gefühl abdämpft und als Liebe auflebt, so bleibt dieses Geistige seinen eigenen ... Gesetzen treu. Man kann sagen, daß mit dem übersinnlichen Bewußtsein die Menschenseele in der geistigen Welt aufwacht; man muß aber ebenso sagen, *daß in der Liebe das Geistige innerhalb der Sinneswelt aufwacht*» (R. Steiner 1913).[10] Man sieht, daß Tugend und Moral auf einem herausgehobenen Sinnesvorgang zwischen der geistigen und der physischen Welt beruhen.

Die Betätigung des Ich-Sinnes kann also zurückgeholt, zurückverwandelt werden bis in sein absolutes Gegenteil, in den Tastsinn. Aber auch in die andere Richtung, ins Geistige hinein, kann der Ich-Sinn weiter verwandelt werden. Wenn der Ich-Sinn nicht nur das andere Ich, sondern andere Inhalte erfassen kann, wird er zu einem geistigen Tasten, zum Intuitionsorgan, der höchsten Stufe der höheren Erkenntnis. Nun liegt das bemerkenswerte Faktum vor, daß auch in diesem Zusammenhang Egoismus und Liebe gesetzmäßig auftauchen. Für das Leben in der geistigen Welt ist nämlich ein gesteigertes Selbstgefühl nötig, welches in die physische Welt hinunterversetzt den Menschen zum «ausgepichten Egoisten»[11] machen würde. Diese notwendig egoistische Seelenbetätigung darf und muß vom Ich-Sinn an aufwärts in die geistige Welt hinein betätigt werden. Vom Ich-Sinn an abwärts dagegen in die anderen elf Sinne unseres Leibes hinein muß die Liebe walten. Schematisch könnte man sich folgendes Bild machen:

höhere Welten (höhere Sinne)

↑ Egoismus

Ich-Sinn

↓ Liebe

physische Welt (11 Sinne)

Wenn man versuchen wollte, mit der in der physischen Welt notwendigen Liebe in die geistige Welt einzutreten, würde einem das Ich zerfließen; man braucht in der geistigen Welt ein erhöhtes, ein egoistisches Selbstgefühl, um sich genügend stark von der geistigen Umwelt zu unterscheiden. Für das Leben in der geistigen Welt ist der Egoismus also gewissermaßen gesund, während er hier in der physischen Welt krank macht. Solange der Mensch von der geistigen Welt etwas wissen will, wird der genannte Egoismus in richtiger Weise befriedigt. Wenn man aber materialistisch gesinnt ist, bleibt doch der Trieb zur geistigen Welt im Menschen vorhanden. «Nun gibt es ein

Gesetz, daß, wenn etwas auf der einen Seite durch Betäubung zurückgedrängt wird, es auf der entgegengesetzten Seite herauskommt. Die Folge davon ist, daß der egoistische Trieb sich in die sinnlichen Triebe hereinschlägt. Es schlägt aus der geistigen Welt die Art von Liebe, die nur für sie berechtigt ist, in die sinnlichen Triebe, Leidenschaften, Begierden und so weiter hinein, und da werden diese sinnlichen Triebe pervers. Die Perversitäten der sinnlichen Triebe, alle abscheulichen Abnormitäten der sinnlichen Triebe sind das Gegenbild von dem, was hohe Tugenden in der geistigen Welt wären, wenn man die Kräfte, die dann in die physische Welt gegossen werden, in der geistigen Welt verwenden würde.»[12]

Diese Versetzung eines geistigen Erlebens in den Leib ist ein ähnlicher Vorgang, wie er in der Tumorgenese als «Heterotopie» bezeichnet wird, womit man die räumliche Versetzung zum Beispiel des Plattenepithels in die Region des Drüsenepithels bezeichnet. Auf dem höheren seelisch-geistigen Plan wird durch die Versetzung der Egoismus verstärkt, der der Liebefähigkeit geradezu entgegenwirkt. Die Schwelle zwischen der geistigen und physischen Welt ist nachgebildet im Verhältnis zwischen Ichsinn und Tastsinn. Zwischen dem einen und dem anderen Sinn liegt im Sinnesorganismus die Umwendung, die Schwelle.

Die Brüderlichkeit an der Schwelle

Lassen wir nun einen Betroffenen zu Wort kommen, den vielleicht bekanntesten Homophilen, den englischen Dichter Oscar Wilde. Er wurde nach zwei Prozessen wegen seiner Homosexualität zu zwei Jahren Zuchthaus in Einzelzelle und mit Zwangsarbeit verurteilt. Der Gefangene schrieb in einem seiner Gnadengesuche, «daß derartige Vergehen eine Form von sexuellem Wahn darstellen ... Daß es Krankheiten sind, die ein Arzt heilen sollte, und nicht Verbrechen, die ein Richter zu verurteilen hat.»[13] Oscar Wildes Selbsterkenntnis erfaßte eine Wahrheit, die hier in unserer Untersuchung ernst genommen werden soll. Die Menschheit steht an der Schwelle, ja, sie hat die Schwelle schon überschritten, ohne es zu wissen. Der einzelne Mensch muß dieselbe Schwelle bewußt überschreiten. Wenn er bewußt vor dem großen Hüter der Schwelle steht, spricht der große

Hüter der Schwelle die Worte der allumfassenden Brüderlichkeit: «Ihr Menschen seid alle miteinander verbunden. Ihr mußtet alle hinabsteigen in die Sinnenwelt, um aus ihr heraufzuholen die Kräfte für eine höhere. Würdest du dich von ihnen trennen, so mißbrauchtest du die Kräfte, die du doch nur in Gemeinschaft mit ihnen hast entwickeln können. Wären sie nicht hinabgestiegen, so hättest es auch du nicht können; ohne sie fehlten dir die Kräfte zu deinem übersinnlichen Dasein. Du mußt diese Kräfte, die du *mit* ihnen errungen hast, auch mit ihnen teilen.»[14] Das bedeutet für das hier besprochene Problem: Wenn wir die Homosexualität im Lichte der Schwelle betrachten, so ist dies nur möglich im Lichte der Brüderlichkeit und der Hilfeleistung.

Zur Therapie der Homosexualität

In einem Gespräch mit Priestern hat Rudolf Steiner zur Behandlung der Homosexualität einen Vorschlag gemacht, der mit der hier entwickelten Polarität von Ichsinn und Tastsinn verständlich wird. Er empfahl das Plastizieren, eine Tätigkeit, wobei vorzugsweise der Tastsinn sensibel wird. Es war nicht gleichgültig, was vorgenommen werden sollte. Es waren die Säulensockel und Kapitelle des ersten Goetheanum, welche von den hier besprochenen Patienten plastiziert werden sollten. In diesem Nachtasten von Weltinhalten liegt eine Neuorientierung für das ganze Leiberleben. Das versetzte Selbstgefühl kann sich herauslösen und der Waagebalken für das Wahrnehmen des anderen Ich verstärkt werden. Dieser plastische Vorgang könnte über die Musik bis zu den Worten der Säulen fortgeführt und im eigenen Ich festgehalten werden. Die Anthroposophie als Geisteswissenschaft wird zur Kulturtherapie. Kulturtherapie, diesen Begriff gebrauchte Rudolf Steiner, wenn er sich vom hygienischen Gesichtspunkt aus zu kulturpathologischen Symptomen äußerte. Er steht hier insofern mit einem gewissen Recht, als ein soziales Problem therapeutisch zu erörtern versucht wurde. Darin liegt nun keine geistige Überhebung, die bei jeder Gelegenheit auf höhere Einsichten schwört. Wer ernsthaft auf irgendeinem Gebiet Erkenntnisse wie die hier vorgebrachten sucht, wird bescheiden, weil er sich von der Verantwortlichkeit gegenüber höheren Erkenntnissen gemahnt sieht. Das behandelte Problem wurde von einem sozialhygienischen Bewußtsein aus erörtert – einem Bewußtsein, das sich der anthroposophische Arzt, der anthroposophische Lehrer wie auch der anthroposophische Priester erringen wollen.

Gleiches heilt Gleiches

Das Simileprinzip vom Gesichtspunkt der Geisteswissenschaft

Der Gesichtspunkt der Geisteswissenschaft, von dem das von *Samuel Hahnemann* (1755-1843) entdeckte Prinzip «Similia similibus curantur» betrachtet werden soll, ist der Gesichtspunkt der Wesensglieder des Menschen. Zugleich ergibt sich daraus für diese Darstellung ein Überblick: Die Entdeckung Hahnemanns erscheint im geschichtlichen Werdegang der Menschheit zu einem Zeitpunkt, in dem sie, wie Hahnemann selbst, dem naturwissenschaftlichen Denken der Zeit und den Verleumdungen der Zeitgenossen ausgesetzt war. Dieser Kampf, der damals sogleich begann, lebt bis heute fort. Daß dabei auch die Kritiker eine Weltanschauung verteidigen und nicht nur die Anhänger, wie diesen Anhängern bei jeder Gelegenheit vorgeworfen wird, das eben können die Gegner so schwer oder gar nicht begreifen. Noch mehr, es steckt hinter der von ihnen vertretenen materiellen Weltansicht häufig ein gewohnheitsmäßiges blindes Vorurteil.

Wie läßt sich das Simileprinzip in seinem historischen Werdegang von den Mysterien des Altertums bis in unsere Gegenwart verfolgen?

Homer – Delphi – Euripides

Als die Griechen, so erzählt die Sage[1], auf der Fahrt nach Troja auf einer ersten Station in Kleinasien gelandet waren, gerieten sie in den Kampf mit den Mysiern, deren König Telephos war. Achill verwundete mit seinem Speer den König. Daraufhin wurde der Kampf beigelegt, und die Parteien verhandelten. Es stellte sich dabei heraus, daß zwei stammverwandte Heere in einem Bruderkrieg gekämpft hatten. Nun wurden Machaon und Podalirius, die beiden berühmtesten Ärzte ihrer Zeit im griechischen Heere, abgeordnet, Telephos zu behandeln. Aber die Wunde wollte durchaus nicht heilen. Nicht einmal die Schmerzen konnten die beiden lindern; die aufgelegten Pflanzen und Säfte hatten nur kurze Wirkung. Telephos lehnte begreiflicherweise ab, daß seine Truppen mit den Griechen nach Troja zögen, was diese gehofft hatten, zumal er, Telephos, in Troja selbst auch Freunde und Verwandte hatte. So fuhren die Griechen denn weiter und ließen den verwundeten König in seinem Lande ungeheilt zurück. Die Griechen lagen längst vor Troja, da schickte Telephos in seiner Ratlosigkeit zum Orakel Apollons nach Delphi, um zu fragen, was zu tun sei, damit er endlich geheilt würde. Der Gott ließ sagen:

«Nur der Speer, der die Wunde geschlagen, kann sie heilen.»

Daraufhin schiffte Telephos sich ein und gelangte als Kranker ins griechische Lager. Der Speer ward gebracht, die Griechen umstanden das Krankenlager, Hilfe war keine. Da fiel es Odysseus ein, Machaon und Podalirius nochmals zu konsultieren. Diesmal hatten sie Glück; denn als sie das Orakel vernommen hatten, verstanden sie es als Söhne des Asklepios sogleich. Sie feilten von dem Speer Achills rostige Eisenspäne ab und bestreuten damit die eiternde Wunde des Telephos. «Da war ein Wunder zu schauen.» Sobald die Eisenspäne auf der Wunde verteilt waren, fing sie an, sich zu schließen. In wenigen Stunden war sie geheilt. Telephos aber war durch den Speer des Achill von der Wunde desselben Speers genesen. Apollons Rat, richtig verstanden, hatte in der Therapie zum Ziele geführt.

In dieser Krankengeschichte wird vor einem Mysterienhintergrund eine bezeichnende Szene sichtbar. Die Mysterien des Heilergottes Apollon sprechen entscheidend mit, Apollon selbst gibt Rat. Das Simileprinzip ist darin enthalten. Wir sehen die beiden Ärzte am Lager des Kranken: Sie feilen feine Eisenspäne auf die Wunde! Im Speer des Ich werden Krankheit und Heilung identisch. Man kann von einer therapeutischen Abwandlung des sich selbst erkennenden Ich sprechen, wie sie der Gott in Delphi forderte: Erkenne dich selbst! Es ist das Simileprinzip auf der Stufe des Ich. Dennoch hätte der Rat Apollons, so gut er war, nicht zum Ziele führen können, wenn es Odysseus nicht gegeben hätte und wenn die Ärzte nicht gewußt hätten, wie man mit solchen Angaben umgehen muß, um sie zu verwirklichen.

Sind wir heute nicht oft genug in einer ähnlichen Lage? Der Arbeitsprozeß ist differenzierter geworden. Das «Abfeilen des Speeres» besorgen heute die Pharmazeuten, aber die Wachheit des Odysseus und das Wissen des Machaon und Podalirius müssen heute wie damals immer bereit sein und herausfinden, wie eine «Angabe» in die Wirklichkeit übergeführt werden kann.

Euripides schildert im Drama *Herakles* ebenfalls einen Heilungsvorgang, aber für das nächste Wesensglied, den Astralleib. Herakles mußte als achte seiner zwölf Arbeiten die wilden Rosse des Thraker-Königs Diomedes zähmen. Diomedes aber war selbst ein Wildling. Der Chor spricht:

> Halfterlos an blutbespritzten Krippen
> schlangen Diomedes' Thrakerrosse
> wüsten Fraß in unnahbarer Wildheit;
> gierig schroteten die eklen Kiefer
> blut'ge Glieder von zerriss'nen Menschen:
> aber er zwang ihnen ein das Gebiß in die Mäuler,
> bändigte sie, sie mußten den Wagen ihm ziehen
> hin nach Mykene, von den silbernen Fluten des Hebros.

Wie hatte Herakles das fertig gebracht? Er hatte den Diomedes, den wilden Eigner der Rosse, erschlagen und ihn seinen eigenen Rossen vorgeworfen. Da wurden die Bestien zahm, sie nahmen das Zaumzeug ohne Widerstreben und ließen sich vor den Wagen spannen. Herakles wußte um das Prinzip, daß Wildheit nur durch Wildheit – auch in diesem Falle per os – gezähmt werden kann. Übrigens leitete das Pferd König Alexanders seinen Stammbaum von jenen Stuten des Diomedes her.

Ebenfalls auf seelisch-astralischer Stufe begegnen wir dem griechischen Speer in Goethes *Tasso*:

> Die Dichter sagen uns von einem Speer,
> Der eine Wunde, die er selbst geschlagen,
> Durch freundliche Berührung heilen konnte.
> Es hat des Menschen Zunge diese Kraft.
> Ich will ihr nicht gehässig widerstehen.

Ein Wort kann verletzen, und ein Wort kann eben diese Verletzung wieder gut machen. Die Sprachorgane wurden der tierischen Natur des Menschen aufgeprägt, so wie die wilden Rosse dem Ich untergeordnet wurden. Das Prinzip der Zähmung wird im Ich-Bereich zur Kraft der Selbstbezwingung aus Selbsterkenntnis.

Nach der gleichen Methode wird auf seelischer Stufe in Goethes Singspiel *Lila* eine in Melancholie verfallene Hysterika behandelt. Der empfohlene Arzt macht den Geisteswahn zum Heilungsplan. Er rät «der gnädigen Frau, die Geschichten ihrer Phantasie zu spielen»; «wenn wir Phantasie mit Phantasie kurieren könnten, so hätten wir ein Meisterstück gemacht». Es wird ein Psychodrama aufgeführt, die Patientin spielt darin mit, sie wird geheilt. Darin leuchtet unmittelbar ein erzieherischer Griff auf medizinischem Gebiet ein.

Die folgenden Beispiele führen in die Gegenwart. Für die Behandlung der Temperamente hat Rudolf Steiner bestimmte Angaben gemacht, die auch in medizinischer Hinsicht in unseren Gedankenkreis gehören. «Das Beste ist für die Behandlung der Temperamente, die Kinder gleicher Temperamente zusammenzusetzen.» Der Lehrer hat mit dieser Sitzordnung eine leichtere Übersicht über die Gesamtseele seiner Klasse. Sitzen nun die Phlegmatiker zusammen, so werden sie sich langweilig, es tritt eine Antipathie gegen das Phlegma auf. Die innere eigene Disposition wird von außen als Fremdkörper empfunden und regt «Antikörperbildung» an. Sie wachen mit der Zeit auf. Die Sanguiniker stumpfen ihre Lebhaftigkeit ab zugunsten besserer Aufmerksamkeit und Konzentration. Die Choleriker werden ruhiger, bleiben am Platz sitzen und können vor größere Aufgaben gespannt werden. Im Melancholiker fließt mit der Zeit mehr Blut in Sinnesorgane und Nervensystem, er wird den Druck in der Atmung allmählich los und bekommt zur Genauigkeit auch Phantasie. Der Lehrer selbst muß dem zu Hilfe kommen. Er soll mit den Sanguinikern sanguinisch, mit den Cholerikern cholerisch umgehen. Das Kind wird geheilt am dargestellten Temperament durch den Lehrer. Der Lehrer muß über sein eigenes Temperament hinauskommen, dann kann er «Gleiches mit Gleichem behandeln und korrigieren» (Rudolf Steiner[11-14]).

In beiden Fällen, durch Sitzordnung und Lehrer, kommt das wirksame Agens wie eine den Leidenszustand enthaltende Medizin von außen; beide Male wird mit der eigentätigen Kraft zur Heilung von innen gerechnet. Diese Seite der Erziehungskunst ist ganz medizinisch homöopathisch entwickelt. Erfüllt der Lehrer alle Voraussetzungen, so kann er zum Therapeuten der Temperamente werden, die als Einseitigkeiten immer auch Krankheits-Dispositionen darstellen. Er ist zum Arzt geworden. In der Pädagogik, der Erziehungskunst liegen therapeutische Möglichkeiten verborgen; sie ist ein Schulungsfeld für medizinische Einsichten.

Hippokrates, Platon, Jakob Böhme

Während die medizinisch-pädagogischen Maßnahmen sich zwischen der Seele und dem Leibe abspielen, führen die folgenden Schritte mehr zu den Bildekräften im Ätherleib und schließlich zum physischen Leib.

Grundlegend für alle medizinischen Anwendungen unseres Prinzips ist eine Stelle aus dem *Corpus hippocraticum*. Da ist von zwei Heilprinzipien die Rede: «Die Beschwerden der Kranken werden geheilt durch ihnen entgegengesetzte Behandlungsweisen. Dies gilt für jede Krankheit ...» Ein anderer Weg der Therapie ist dieser: «Die Krankheit entsteht durch Einflüsse, die den Heilmitteln ähnlich wirken, und der Krankheitszustand wird beseitigt durch Mittel, die ihm (dem Krankheitszustand) ähnliche Erscheinungen hervorrufen.»

Schon hier wird ersichtlich, daß es ein altes Heilprinzip war, das durch Hahnemann wieder entdeckt wurde. Aufschlußreich ist zunächst, wie die griechische und die spätere Philosophie das Prinzip aufnimmt. Parmenides (um 480 v. Chr. in Elea bei Paestum) und Empedokles (495-435 v. Chr. am Golf von Tarent) formulieren das Prinzip in philosophischer Form, wie es als Ratschlag dem Telephos aus Delphi gegeben worden war: «Gleiches wird durch Gleiches erkannt» (homoia, homoiois). Platon entwickelt nach dem gleichen Prinzip den Vorgang des Sehens: «... da stürzt sich das Verwandte auf das Verwandte und wird ein Zusammengefügtes und tritt zusammen zu einem einzigen Körper in der Achse der Augen, wo immer das von innen herausstürzende Feuer auf dasjenige stößt, das von den äußeren Dingen ihm entgegenstürzt» (ekpipton homoion pros homoion). Was Platon als ätherische Strömung im Sehen schildert, die durchpulste Lebenswelt, hat die Hände der griechischen Menschen zum plastischen Gestalten erregt und befeuert. Wir befinden uns im Bereich der Bildekräfte (*Timaios*).

Im Neuplatonismus des Plotin (205-270 n. Chr.) tauchen solche Erkenntnisse wieder auf. Goethe hat Plotin übersetzt und Teile davon in Makariens Tagebuch übernommen. Daher stammt sein Spruch (1805): «Wär' nicht das Auge sonnenhaft, / Die Sonne könnt' es nicht erblicken; / Läg nicht in uns des Gottes eigne Kraft, / Wie könnt' uns Göttliches entzücken.» Hier kommt poetisch sein grundlegendes Erkenntnisprinzip zum Ausdruck, das man in seinen vergleichend-anatomischen Schriften angewendet findet. Dies gilt besonders für die beiden ersten Zeilen. Für die beiden letzten sei an eine Stelle erinnert, die sich in der *Aurora* Jakob Böhmes findet: «Gleichwie das Auge des Menschen sieht bis an das Gestirn, daraus es seinen anfänglichen Ursprung hat, so siehet auch die Seel' in das göttliche Wesen, darin sie lebet.» Rudolf Steiner bemerkt dazu, daß der Mensch innig mit dem Weltall verwachsen sei und die im Weltall waltenden Kräfte auch in uns wirken. In einem Sinnesorgan wie dem Auge ist das Weltall mit dem Menschen verwachsen, es ist in ihn hineingewachsen.

1820 hat sich Goethe eingehend mit Hahnemanns Lehre befaßt. Zwei eifrige Anhänger (Graf Paar und Baron Prokesch) trugen ihm die Lehre in Karlsbad vor; in Weimar fanden weitere Gesprächsabende statt; Briefe spiegeln sie wieder (J. J. u. M. von Willemer 1820): «... mir schien daraus hervorzugehen, daß, wer auf sich selbst aufmerksam, einer angemessenen Diät nach lebt, bereits zu jener Methode (Hahnemann) sich unbewußt annähert.» Der schmeckende Lebenssinn der Organe findet das ihm Gleiche und Bekömmliche heraus! Mephisto persifliert diese Lehre. Wegen erfrorenen Fußes um Rat gefragt, sagt er: «Erlaubet einen Tritt von meinem Fuß ... / Zu Gleichem Gleiches, was auch einer litt, / Fuß heilet Fuß, so ist's mit allen Gliedern.» K. J . Schroer bemerkt dazu: «Eine Hindeutung auf die homoiopathische Heilmethode.»[2]

Weniger bekannt ist, daß auch Tycho Brahe das Simileprinzip mit selbst hergestellten Medikamenten angewendet hat. Beide, Tycho Brahe und Goethe, kannten Paracelsus, und von ihm rührt der Ausspruch her: «Das Gestirn wird geheilt durch das Gestirn.» Der Mikrokosmos und der Makrokosmos sind durch die Signaturenlehre miteinander verknüpft (Kipp 1976[3]).

Der Tiefpunkt und der Aufgang:
Hahnemann, Goethe, Rudolf Steiner

Seit dem 15. Jahrhundert wurde der physische Leib zum alleinigen Spiegel der Gedanken. Das Denken wurde an das Gehirn gebunden, und so konnte es nur noch das Physische und das Tote erkennen. Man kann der materiellen Weltansicht gerade unter Anwendung des Simileprinzips voll gerecht werden. Wenn bei den vorausgehenden Schritten der Gang durch die Wesensglieder zu abwärts führenden Stufen wurde, dann gewahren wir auf der tiefsten physischen Stufe zum vierten Mal unser Prinzip: Mit dem Physischen konnte schließlich und sollte auch allein das Physische erkannt werden. Der Mensch sollte die Talsohle seines Abstiegs kennenlernen. Der Materialismus war eine notwendige Stufe auf der Leiter, auf der das Ich herabsteigen und sich von alten Hüllen der Tradition befreien sollte. In den bloßen, aber befreiten Gedankenschatten sich selbst zu begreifen, darin lag der pädagogisch-geschichtliche Sinn dieser Epoche; nicht aber darin, ein materielles Weltbild mit eingeschränktester Bedeutung zu liefern.

Dieses einseitige Weltbild hat im 20. Jahrhundert in der Weltzerstörung seine innewohnenden Kräfte bloßgelegt. Wird der Mensch nur als stoffliche Ballung anerkannt, dann muß er folgerichtig mit Stoffen behandelt werden. So konnte denn Hahnemann kein Gehör finden, als er mit seiner grundlegenden Entdeckung hervortrat. Wie kam er dazu? Hahnemann übersetzte 1770 die *Materia medica* von Culln aus dem Englischen. Beim Stichwort Chinarinde – er war damit wahrscheinlich früher wegen Malaria behandelt worden und daher sensibilisiert – sah er sich veranlaßt, Chinarinde einzunehmen, und fühlte sich bald darauf fieberkrank. Er schrieb: «Dabei ging mir zuerst die Morgenröte zu der bis zum hellsten Tage sich aufklärenden Heillehre auf: daß Arzneien nur mittels ihrer den gesunden Menschen krank machenden Kräfte Krankheitszustände heilen können, die aus Symptomen zusammengesetzt sind, welche das zu wählende Arzneimittel ähnlich selbst erzeugen kann im gesunden Menschen.» Aus dem Einnehmen der Chinarinde war der erste Selbstversuch geworden.

Ja, in der ungelenken ersten Formulierung wirkt noch das Neuartige mit seinem Überraschungsmoment mit. Mir scheint, daß dies zutrifft, obwohl es 1734 eine Dissertation in Halle gegeben hatte: *De curatione per similia* von La Bruyère. Auch wenn einer gedanklich vorbereitet ist, überrascht es ihn, wenn die Erkenntnis zu seiner eigenen Erfahrung wird. Vorausgesetzt, daß Hahnemann wirklich malariakrank war, wäre der erste Schritt zu einer Vergeistigung der Medizin einer individuell durchgemachten Krankheit zu verdanken.

Hahnemann setzte mit bewundernswertem Fleiß und Forschersinn die Selbstversuche fort. Er studierte an sich selbst das erzeugte Krankheitsbild und hatte den Mut und das Ingenium, die «Arzneipotenz» für die entsprechenden Krankheiten seiner Patienten anzuwenden. Das Arsen war ein weiterer grundlegender Gift- und Arzneistoff. Gerade das Wirken mit dem Arsen hat damals als sehr kühnes therapeutisches Wagnis gegolten (H. Schulz[4]). Es wurde für Hahnemann durch Selbstversuch zum Heilmittel gegen die Cholera. Rudolf Virchow sezierte einen Arsenvergifteten und schrieb, «wie sehr der Befund am Darm demjenigen bei der Cholera gleicht». Virchow bestätigte so wider Willen Hahnemanns Idee. Virchow lehnte das Diphtherie-Serum Behrings ab, denn er erkannte zutreffend, daß hier mit einem aus der Krankheit gewonnenen Stoff (Serum) die gleiche Krankheit behandelt wurde! Da er die Homöopathie aber für verfehlt hielt, verurteilte er auch das Serum! Im Endeffekt: Bestätigungen des Simile wider Willen nebst einem autoritativen Vorurteil.

Die am meisten gebrauchte Heilpflanze ist der Fingerhut, Digitalis. Sie ist ein typisches Homoion: Sie erzeugt als Gift Extrasystolen und kann sie im Krankheitsfall beseitigen. Digitalis wirkt spezifisch auf das Herz, den erlahmenden Muskel: organotrop. In Rudolf Steiners Sicht entstanden die Pflanze und das Organ zu der gleichen Zeit; daher die (auch von ihm anerkannte) Anwendung von Digitalis für das Herz.

1797 formulierte Hahnemann sein Prinzip: Similia similibus curantur! Man versteht nun, daß im Dreiklang dieser drei Worte Obertöne mitklingen bis in die Mysterien zurück. 1805 gebrauchte er zum ersten Mal den Begriff Homöopathie. Die Vorläufer dieses Ausdruckes haben wir kennengelernt (Platons Sinneslehre u. a.). 1810 ist das *Organon der Heilkunde* fertig. Goethe befaßte sich während dieser ganzen Zeit mit der *Farbenlehre*; erster Entwurf: 1797. Den Vierzeiler zum Auge brauchen wir nur noch zu erwähnen: 1805. Abschließende Bemerkungen: 1810.

Es läßt sich das Verhältnis zwischen Menschen nicht so leicht aussprechen wie das zwischen Naturgegenständen; dennoch kann sich auch in unserem Fall durch gegenseitige Abspiegelung ein geheimer Sinn zeigen. Ist es nicht eine sprechende Vorstellung: bei Hahnemann die Experimente mit verdünnten Stoffen von geistartiger Dynamik, bei Goethe die Experimente mit Farben zwischen Licht und Finsternis? Bei beiden Kampf! Was der eine mit dem Auge und am Auge fand (1805), ganz das gleiche Prinzip ergriff, schmeckte der andere und nannte es Homoiopathie, 1805. Es ist, als ob die gleiche Wolke über den Häuptern gestanden hätte: Nach der einen Seite fielen die Tropfen als Stoff, nach der anderen Seite erschienen die Farben. Goethe sah das Simileprinzip, ohne es so zu nennen, als Organbildungsprozeß des Auges; Hahnemann nahm es wahr mit dem nach innen fortgesetzten Auge, mit dem Geschmackssinn und Lebenssinn.

Rudolf Steiner knüpfte an den im Grabe des 19. Jahrhunderts liegenden Goethe an und verhalf ihm zur geistigen Auferstehung. Wahrlich nicht umsonst gab er 1917 dem Johannesbau in Dornach den Namen Goetheanum. Steiner kannte die Lehre Hahnemanns, er nannte sie einen «hoffnungsvollen Anfang». Er kannte bedeutende Homöopathen wie Emil Schlegel persönlich; homöopathische Ärzte waren unter anderen 1920 Zuhörer des ersten medizinischen Kurses. Wer die anthroposophische Medizin kennt, findet die Homöopathika darin ebenso wie deren Weiterführung, wie bei Digitalis angedeutet wurde. Ja, man findet bei Rudolf Steiner auch Schilderungen des Wirkprinzips von Heilsubstanzen, die, wie in der Homöopathie, von dem Vergiftungsbild ausgehen z. B. in Kapitel XIV des Buches *Grundlegendes für eine Erweiterung der Heilkunst*. Schließlich deckte er den Homöopathisierungsprozeß als einen physiologischen Prozeß im Menschen auf.[5]

Wenn wir uns an die medizinisch-pädagogischen Ratschläge Steiners erinnern, tritt noch klarer hervor, wie medizinisch bzw. homöopathisch sie sind. Da kann die Medizin von der Pädagogik lernen. Damit aber nicht genug. «Hätten wir nicht zwei Hände, so daß wir die Linke mit unserer Rechten angreifen können, so könnten wir nie eine ordentliche Ich-Vorstellung haben. Nur, daß wir *Gleiches mit Gleichem* angreifen, dadurch wird die Ich-Vorstellung in der rechten Weise allmählich möglich.»[6]

Der Prozeß, der im Leibe mit den Händen beginnt und sich zugleich im Sehen mit den konvergierenden Sehachsen vollzieht, kann nach oben im Denken vollendet werden. Im «Denken des Denkens» gilt das Simileprinzip auf der höchsten Stufe, die wir hier betrachten. In der *Philosophie der Freiheit* wurde dieser erste Schritt, aufwärts auf der Leiter, von Rudolf Steiner dargestellt.[7] Der Mensch kann die Schritte, die er durch die Wesensglieder nach abwärts in die Physis getan hat, wieder nach aufwärts lenken. Dabei entdeckt er, daß höhere Fähigkeiten des Erkennens in seinem Wesen schlummern.

Die neue Aufgabe

Hahnemanns Entdeckung nimmt sich aus wie der stofflich eingeengte Ausschnitt des Weltprozesses, der aus dem makrokosmischen Menschen den Menschen als sein Ebenbild, als Mikrokosmos, hervorgehen läßt. Es wirkt wie ein später Nachklang zu dem Erlebnis der griechischen Ärzte, als sie dem Rat Apollons folgten. Das homoion-homoiois wirkte von den Mysterien in die griechische Philosophie, tauchte wieder auf im Neuplatonismus und in der Mystik, findet sich bei Goethe und Steiner an entscheidenden Stellen. Insofern kann man in dem Simileprinzip den stofflich erinnerten, monistischen Erkenntnisprozeß der Menschheit wiederfinden. Darin kommt eine grundlegende neue Bestätigung dieses Prinzips durch die Geisteswissenschaft zum Ausdruck und ein Appell an unser Bewußtsein.

Rudolf Steiner hat auf das Prinzip hingewiesen, worin die Heillehre Hahnemanns eingebettet erscheint: Die schöne blühende Pflanzennatur draußen bedeutet lauter «imitierte Krankheitsprozesse». In der Pathologie lebt die Beziehung des Gleichen mit dem Gleichen wieder auf. In der Krankheit kommt die Natur dem ärztlichen Erkennen entgegen und weist hin auf jene Stelle, wo die parallele Heilpflanze steht. – «Man ahme die Natur nach …» und «Der Tag für die wahre Kenntnis der Heilmittel und für die wahre Heil- und Gesundmachungskunst wird anbrechen, wenn man einem einzelnen Arzneistoff zutrauen wird, ganze Krankheitsfälle allein heilen zu können … welcher eine in seinen Symptomenreihen dem Krankheitsfalle sehr ähnliche Symptomengruppe aufzuweisen hat.»[8] So schrieb Hahnemann. Und im Gleichklang damit Rudolf Steiner: «Die Medizin wird einmal eine Wissenschaft sein, wenn sie jede einzelne Krankheit in Parallele bringen wird zu irgendeiner Form der Pflanzenwelt.»[9] In der Organotropie bestimmter Medikamente kommt diese Erkenntnis u.a. als homöopathische Erfahrung zum Ausdruck!

Der Arzt ist gehalten, sich Bilder zu machen von den Krankheitsprozessen und sie sich in den Naturbildern spiegeln zu lassen; zu suchen, wie die Spiegelbilder zur Deckung kommen. Insofern ist es berechtigt zu sagen: Ärztliches Wissen von Therapie ist bildhaft realisierter Monismus. Die Lehre von den Krankheiten ist identisch mit ihrer Therapie.

Es liegt auf der Hand, welche Aufgaben hier vorliegen. Aufgaben für die homöopathische wie für die anthroposophische Schule, denn aus den Symptomen allein entsteht noch kein Bild und aus den Ideen allein noch keine Therapie. Können beide Schulen, jede auf ihrem Gebiet, im gegenseitigen Erfahrungsaustausch nicht vieles lernen?

Die äußere, vom Kampf um die Arzneimittelfreiheit diktierte «Vereinigung» möge zu einer gegenseitig freilassenden Zusammenarbeit führen.[10] Die unverkennbaren Hindernisse können zweckmäßig im Ausblick auf das Größere einer geistigen Medizin zurückgestellt, d. h. der Zeit überlassen werden. Die Zeit aber hält im Entwicklungsverlauf ihre neuen Wahrheiten und neuen Aufgaben immer für die geeigneten Menschen bereit. So mag beiden Schulen ein Schlußsatz von Hahnemann gewidmet sein: «Hat denn die *Wahrheit*, selbst wenn sie vor einer Stunde gefunden worden wäre, nicht ihre *Ewigkeit* in sich? ... Wo gibt es eine Entdeckung, die nicht anfänglich auch neu gewesen!»[11]

Sepia officinalis

Eine Heilmittelstudie

Die Tintenfische gehören in die Gruppe der Kephalopoden. Der Name sagt, daß die Füße, in diesem Fall die Tentakel, am Kopf ansetzen. Der Kopf hat die Bewegungsorgane noch an sich festgehalten, sie sind noch nicht, wie bei den Wirbeltieren, zur Erde herabgesunken. Als extreme Kopftiere sind die Kopffüßer als Ganzes höchst sensitiv; diese Eigenschaft läßt sich am deutlichsten an ihren Augen ablesen.

Es gibt kaum ein Organ, woran der Typus so evident wird wie am Auge. Überall dort, wo Licht auf (lebendiges) Epithel trifft, beginnt sich ein «Auge» zu entwickeln. Das beginnt in der Epidermis eines Buchenblattes, dessen einzelne Zellen linsenförmig sind; darin und darunter findet sich das assimilierende Chlorophyll. Das Licht löst, weitergeleitet, im tieferliegenden Blattstiel phototropische Bewegungen aus. Wie später im Tier sind die Rezeptions- und Erfolgsorgane örtlich voneinander *entfernt*, sie sind aber nicht voneinander *getrennt*, die Leitung ist nicht, wie an den Umschaltstellen des Nervenfadens, unterbrochen.

Was vom Licht im Blatt erregt wird, ist wesentlich nur Wachstum und seine Metamorphosen; keine Empfindung, kein Bild, kein Begriff. Die Empfindung beginnt, wenn wir in der Regenwurmhaut Sehzellen eingelagert finden. Mit dem Pigmentbecher, der die Sehzelle umschließt, ist der Grundplan des Auges in primitiver Form gegeben. Dieser Form begegnen wir auch im Rückenmark des Amphioxus, der Larvenform der Wirbeltiere. Die Sehzellen werden vermehrt und an einen Nerven angeschlossen. Es folgen die Grubenaugen, Lochaugen und als Gipfelpunkt bei den Wirbellosen die Linsenaugen der Tintenfische. Die Wirbeltieraugen setzen die Entwicklungslinie fort. Der Bauplan bleibt der gleiche, er wird nur wenig modifiziert. Wenn die Zoologen oder die Anatomen in Anbetracht solcher Augenreihen von «Konvergenzerscheinungen» sprechen, muß man sich fragen: Was heißt das in Wirklichkeit? Denkt man sich konvergierende Linien eines Halbkreises nach innen gehend bis zu ihrem Schnittpunkt im Zentrum, so liegt hier am Schnittpunkt der allen Augen gemeinsame Typus. Am Auge mit seinen Modifikationen kommt dieser übersinnliche Gestaltplan wie bei keinem anderen Organ zum Ausdruck.

Wirbeltier- und Tintenfischauge

Zwischen beiden besteht ein grundlegender Unterschied.[1] Das Tintenfischauge hat eine evertierte Netzhaut, das Wirbeltierauge ist dagegen invertiert. Das erstere Auge ist dem Lichteinfall zugewandt, das letztere lichtabgewandt. Eversion und Inversion beziehen sich auf die lichtempfindlichen Sehzellen der Netzhaut. Der Unterschied rührt daher, daß die Tintenfische ein rein dermales Auge besitzen. Das Epithel senkt sich bläschenartig ein und schnürt sich ab, wird vergrößert, mitten durch die Sehzellen zieht sich ein Pigmentstreifen durch, in der Cornea bleibt ein Loch, die Pupille. Die Sehzellen blicken in die gleiche Richtung zum Licht hin wie vorher auf der Haut. Ein dreifacher Faltenvorhang von Iris, Cornea und Lidern ist stehengeblieben.

Abb. S. 141 links:
Entwicklung des Auges eines Wirbeltieres (Wasserform). A Augenblase, B, C Augenbecher, D zeigt in der Retina die Inversion der Sehzellschicht und die Ganglionstruktur dieser Schicht.
1 Linsenepithel, 2 Linsenspalt, 3 Linsenfasern, 4 Pigment-Aderhaut, 5 Retina, 6 Iris, 7 Cornea, 8 Glaskörperraum, 9 Sclera, 10 Fasciculus opticus

Abb. S. 141 rechts:
Entstehung des konversen Auges eines Tintenfisches. A Becherauge (Nautilusstufe), B Blasenauge, C Bildung einer neuen, vorderen Augenblase. D Absonderung der Linse durch Sekretion; Irisbildung. Entstehung der 3. Ectodermfalte, Linse von Seewasser umspült (Teuthysarten). E 3. Falte als Primärlid (Sepia, Loligo).
1 Linse, 2 Iris, 3 Primärlid, 4 Retina (einschichtig), 5 optisches Ganglion (selbständig), 6 Sclera
(nach Portmann, *Einführung in die vergleichende Morphologie der Wirbeltiere,* Basel/Stuttgart [5]1976)

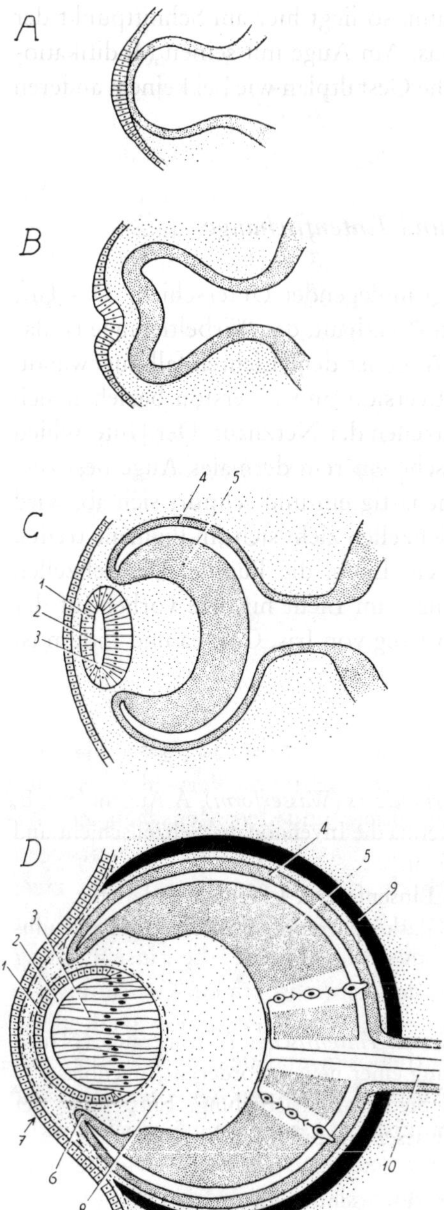
A
B
C
D
1
2
3
4
5
6
7
8
9
10

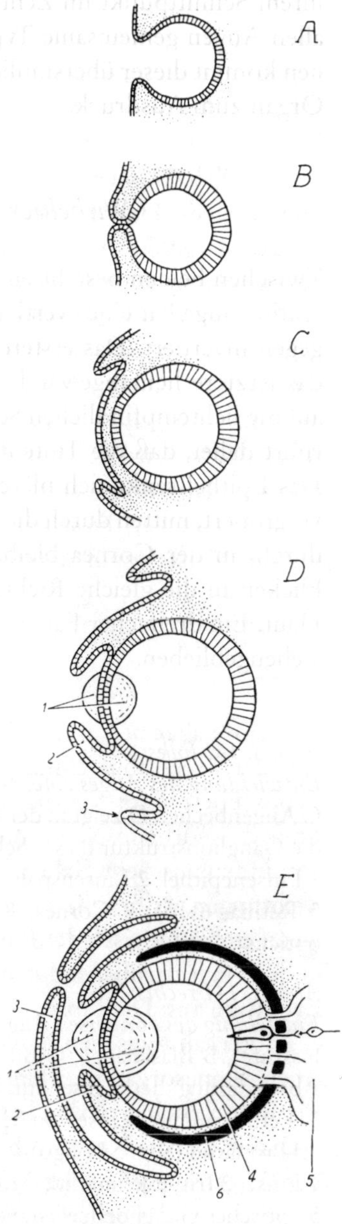
A
B
C
D
E
1
2
3
4
5
6

Die Eigenart des Wirbeltier- und menschlichen Auges wird aus seiner Entwicklung verständlich. Nicht die Haut, sondern eine weitere Umbildung der Haut, das Nervensystem, ist die Ausgangssubstanz des Auges. Das Nervenrohr schließt sich, zieht sich von der Haut nach innen zurück, und die Nervenzellen werden nach innen empfindlich. Wenn dann die Augenblase mit dem Sehnerv vorwächst und bis an die Haut zurückkehrt, dann werden die Haut (Linse) und das Auge von außen empfindlich. Aber die lichtempfindlichen Sehzellen kehren dem äußeren Licht den Rücken zu; denn sie liegen noch genau so wie im Gehirn bzw. wie im Augenbläschen. Das Licht kann sie nur durch die Reflexion an der Pigmentschicht erreichen, also von hinten. Der Wachstumsweg der Augenblase nach vorn ist die embryologische Vorwegnahme der späteren optischen Lichtreflexion. So wird das Auge schon auf der Wachstumsstufe als Spiegelorgan entworfen und zum Spiegel gebildet. Im Rückstoß des Lichtes erwachen die sehenden Wesen zum Bewußtsein und schließlich der Mensch zum Selbstbewußtsein.

Linse und Becher

Die Linse aber behält den Typus des Tintenfischauges bei. Sie wird von der Haut abgeschnürt und liegt vorn im Nervenbecher. Der Typus übernimmt für die Wirbeltiere und den Menschen aus der Linie der Wirbellosen nur die Linse; das innere Auge wurde dagegen von innen aus dem Gehirn gebildet. Das höhere Auge ist aus zwei Richtungen, von außen und von innen, entwickelt worden. Und wenn embryologisch der Rand des Augenbechers die Linsenbildung in der Haut darüber induziert, dann spricht sich ein Geheimnis der Evolution aus: Die Linseninduktion ist das wirksam werdende aktuelle Intervall zwischen den Wirbellosen und den Wirbeltieren. An einem Sinnesorgan wie dem Auge erkennen wir, wie die Skalen der Evolution zueinander im harmonischen Übergang geordnet sind.

Damit, daß die Nervensubstanz beteiligt ist, ist zugleich gesagt, daß der Augenspiegel in das Vorstellungsleben des Menschen und das Vorstellen in das Sehen eingegliedert sind. Aber der primitivere Linsentypus weist auf die Tatsache hin, daß das Auge sich völlig in den gesehenen Umkreis eingefügt hat, wie das bei den Tintenfischen der

Fall ist. Das Sepia-Auge entbehrt also das, was für den Menschen die bedeutsamste Aufgabe des Auges wurde, das Innere mit Vorstellungen zu erfüllen, die an der Umwelt entwickelt werden. Dafür aber erreichte bei Sepia die Umweltexposition des Auges das andere Extrem. Der Tintenfisch kann wie die Bienen polarisiertes Licht wahrnehmen. Die Bienen können bei bedecktem Himmel den Sonnenstand als Kompaß für ihren Navigationswinkel «rechnend» wahrnehmen. Solche Augen können außer den Farben das physikalische Wellenkleid des Lichtes empfangen. Beim zehnfüßigen Riesentintenfisch hat das Auge den Durchmesser von 37 cm; ein extremes quantitatives Phänomen in der materiellen Körperwelt; nur die vitalere Haut kann das ermöglichen. Die abgelähmte Nervensubstanz hat die andere Tendenz, das Gesehene mit dem Vorstellungsleben qualitativ zu verbinden. Augen dieser Art sind viel kleiner.

Der Farbwechsel, ein Äquivalent des Seelenlebens

Das seelische Element, das sich beim Menschen, insofern er das Auge benutzt, zunächst an den Farben entzündet, liegt bei Sepia ganz auf der Haut, von der ihr Auge stammt. Der Farbwechsel niederer Tiere und bei Fischen ist bekannt. Die Haut von Sepia hat gelbe, orangefarbene und schwarze Chromatophoren. Außerdem liegt in der Haut eine lichtreflektierende Schicht von Iridozyten, die Argentea. Muskeln setzen an den Chromatophoren an, so geschieht der Farbwechsel hier schneller als bei Fischen und beim Chamäleon. Wie im Großen die «Füße» am Kopf ansetzen, so im Kleinen die Muskeln an den Farbzellen. Tritt ein Beutetier in den Sehkreis, wird also das Tier erregt, dann laufen und huschen Farben und schwarze Bänder über den Körper. Die Oberfläche der ganzen Haut ist mit dem Augeneindruck verbunden geblieben, wie beim Menschen die Haut oder der Magen auf einen Eindruck mit Schweiß oder Übelkeit reagieren. Die Augeneindrücke lösen emotionale Reaktionen aus, sie bleiben äußerlich, wie das Auge selbst; an dem evertierten Auge können sich keine Vorstellungen entwickeln. Am Boden lebende Tintenfische werden auf gelbem Untergrund gelb, auf grünem Boden grün. Sie sind «Netzhaut» mit ihrer ganzen Oberfläche. Die farbige Umgebung wird genau abgebildet. Es bildet sich keine Komplementärfarbe wie in einem Auge, in welchem, wie beim Menschen, das Gehirn mitwirkt. Bei einer Sepiaart in der Tiefsee treten Leuchtorgane auf, wie sie auch bei anderen Tiefseetieren vorkommen. Über den Körper verteilt sind ultramarinblaue, perlgraue, rubinrote, schneeweiße und himmelblaue Flecken. Das Farbenschillern ist erstarrt. Der finstere Ort bannt die Farben, wie sie in einer Gesteinskluft oder einer Druse mit farbigen Kristallen vorhanden sind.

Bei Tintenfischen der Tiefsee kommen wie bei Leuchtfischen wohlausgebildete Leuchtorgane vor mit Reflektoreinrichtungen, die als Spiegel das Eigenlicht in die dunkle Umgebung hineinwerfen. Die Lichtquellen können sogar ein- und ausgeschaltet werden. In ihrer Art vollkommene Apparate – Scheinwerfer.

Denkt man sich diesen Spiegel, kombiniert mit dem äußeren Farbwechsel und den Nachbildern der Anpassung, statt in die Tiefsee in das Dunkel des Augeninneren versenkt, wo im Hintergrund die Pigmentschicht den Spiegelbelag darstellt, dann hat man aus den äußerlichen Teilen das höhere Auge zusammengesetzt. Mit einem Auge, das die Umwelt im Innern spiegelt, kann sich das Wesen von seiner Umgebung losreißen und absondern, was dem Tintenfisch versagt ist. Und doch zeigen sich auch bei ihm Symptome einer solchen Absonderung. Erscheint ein Tier in der Nähe des Tintenfisches, das ihm unsympathisch ist, dann sondert er sogleich einen dunklen Saft ab, er hüllt sich in eine dunkle Wolke ein und lenkt durch diese stoffliche Aura von sich ab.

Sehen wir einmal davon ab, daß, wie man sagt, das Tier den Zweck verfolge, sich auf solche Art zu schützen, und vergleichen wir diese beiden Reaktionsweisen. In der einen Phase haben wir das farbenschillernde erregte Tier, das sensitiv mit seiner Umgebung verbunden ist. In dieser Phase wird es zum Ausdruck der Sympathie mit der Umgebung. In der anderen Phase, wenn es sich mit dem dunklen Tintenwurf von der Umgebung absondert, wird es zum Ausdruck der Antipathie. Beide Äußerungen haben reflexartigen Charakter, eine Überlegung ist nicht eingeschaltet. Das vermittelnde Element eines rhythmischen Systems fehlt zwar nicht ganz, ist aber zu schwach entwickelt. Bei den paläontologischen Formen verschwindet der Tintenbeutel, wenn statt zwei vier Kiemen entwickelt sind, wenn sich also die rhythmischen Organe verdoppeln. So ist das Tier mit seinen empfindenden Substanzen «emotional» der Umgebung ausgeliefert. Die ausgleichende Neutralität unserer Sinne fehlt.

Physikalischer Apparat und seelisches Verhalten sind ein auseinandergelegtes Auge. In der Tiefe findet sich Melanin wie in der Pigmentschicht des Auges. Farbenschillern, Tintenwurf, die Rückstoßbewegung des Tieres sind das vereinzelt, was im Auge an der Pigmentschicht im Rückstoß des Lichtes zum Farbensehen synthetisiert worden ist. Der Typus baut die Teile in das höhere Auge ein. Das Tier hat den Farbstoff nicht, «um sich zu schützen», sondern der Farbstoff wird als Reaktion auf Gesehenes abgesondert.

Gefahr aus der Umwelt besteht auch für uns, wenn wir für eine Wahrnehmung keinen Begriff finden können. Angst, Zittern, kalter Schweiß, Weglaufen sind die Folgen, oder einfach Geschrei. Im Ernstfall Nervenzerrüttung, Ohnmacht bis Tod. In solchem Fall wird auch der Mensch zum Opfer der drohenden, bedrückenden Umwelt; er reagiert im Reflex, der Atem fehlt, so daß keine Überlegung eingeschaltet werden kann (Choc). Der Geruchssinn ist in vergleichbarer Form dem Stoff exponiert; er ist begriffsfern (vgl. S. 115 ff.).

Der Tintenfisch, von der Haut bis in das prospektive Leberorgan des Tintenbeutels reagierend, ist ohne Selbstbewußtsein der Umwelt hingegeben; er erlebt sie in einer Art von notwendigen Traumbildern, die Sympathie und Antipathie auslösen. Stellen wir uns hier schon einmal vor, daß ein Mensch, wodurch auch immer, dazu veranlaßt wird, mit Äußerungen solcher Art auf seine Umgebung zu antworten, dann liegt darin der Anfang, zum Simile von Sepia zu werden. Wir verstehen, daß gerade für dieses Arzneibild gewisse seelische Symptome von großer Bedeutung sind. Für den Menschen kommt noch hinzu sein Verhältnis zum eigenen Leib, das heißt zu einer inneren Umwelt, die Anpassung und Gleichgewicht fördert oder stört. Wir werden sehen, daß von innen besonders der Uterus das Gleichgewicht stören kann.

Zur Psychologie der Wahrnehmung

Der Riesentintenfisch hat an seinem Kopf 10 Tentakel von ca. 9 m Länge. So ein «Drachen» kann natürlich kleinen Booten gefährlich werden. Wir sehen darin ein vergröbertes, gesteigertes, nach außen gerichtetes Begehren. Auch in unserem Wahrnehmen lebt Begehren, aber es ist verfeinert, denn im Urteil wird das Begehren befriedigt. Beim Tintenfisch wird das Begehren so gesteigert, daß es sich in den Tentakeln als Organform manifestiert. In deren Sexualfunktion mit Ablösung des betreffenden Tentakels, kommt das deutlich zum Ausdruck. Dieses Begehren mußte gemäßigt werden, wenn unser Auge die Welt neutral erblicken sollte. Im Ich liegt das Maß des Menschen. Im Urteil wirkt das Ich; es befriedigt und stillt das Begehren der Sinne. Daher kann der Mensch im Bildempfinden der Welt deren Weisheit in sich entwickeln. Er hat die groben Begierden in andere Organe verlegt, die örtlich entfernt vom Kopfe liegen. Am entfernteren Ort bleiben sie den Sinnen unschädlich und werden nützlicher dem Dienst am Ganzen untergeordnet. Im Auge wurde die Begierde gelöscht und gereinigt, Sehen und Ernähren wurden getrennt. Der Mensch könnte sonst, wäre er Kopffüßer geblieben, nie zum Selbstbewußtsein heranreifen. Die Sinne würden ihn in Sympathie und Antipathie zerreißen. Er wäre ein Gefangener seines Leibes, nur Seele und Sinn.

Das Simile zu Sepia

Wird nun der Mensch zu sensitiv, so kann er sich in das Bild von Sepia hinein entwickeln: Nach außen und nach innen kann er übersensibel werden und abstumpfen, wenn die Reizbarkeit in ihr Gegenteil umgeschlagen ist. Er kann den Lärm nicht vertragen, Gerüche bewirken Übelkeit (sehr typisch), das Licht wird ihm zuviel; die Lider senken sich, der Gesichtsausdruck ist herabgestimmt. Geschmacksempfindungen treten auf, es sind idiopathische spezifische Sinnesqualitäten. Diese Art somatotropen Geschmacks setzt sich nach innen fort, so daß auch von anderen Organen aus Empfindungen aufsteigen. Aus dem Körper aufsteigende Lebensregungen drängen sich als innere Umweltschwankungen dem Lebenssinn auf und bringen den Menschen aus dem Gleichgewicht. Der Patient fühlt Hitzen, Wallungen, er bekommt Hypertonie. Es entwickelt sich eine körperliche Bestimmtheit des seelischen Verhaltens: Mißgelauntsein, Reizbarkeit, ablehnendes Verhalten, wie bei Sepia in der Phase der Antipathie.

Eine spezifische Sensitivität besteht nach der inneren Seite für den schwangeren Uterus; dazu gehören nach der äußeren Seite die Chloasmata der *Schwangeren*: Haut und Innenorgan. Die *Hyperemesis gravidarum* faßt das Sepiabild in Kurzform und spezifisch zusammen. Hierher zu rechnen sind die Beschwerden des *Klimakteriums* mit ihren Hautveränderungen, pigmentierten Flecken, Augenringen, Hemikranie, stechenden Schmerzen beim Erwachen über dem Auge.

Der Uterus hat eine ganz spezifische Augenbeziehung, die von den Gynäkologen und den Augenärzten hinsichtlich Sepia zu erproben wäre. Da sind zunächst die Lidödeme und Konjunktivitis während oder vor der Periode; sodann das sogenannte Blutweinen als vikariierende Blutung in die Konjunktiva; in der Menopause Blutungen in der Orbita, Vorderkammer, Retina; Keratitis sicca, Uveitis, Glaskörpertrübung, Kataracta complicata, sec. Glaucom; bei Hyperemesis toxische Neuritis N. optici. Daraus wird deutlich, daß der Funktionszustand des Uterus die Sensitivität zum Auge abnorm erhöht, so wie es zwischen Tintenwurf und Auge bei Sepia normal der Fall ist. Hierzu gehört auch, daß Melanin und Sexualhormone über die Hypophyse zu einer Wirkungskonstellation zusammengefaßt sind, so daß im Melanin selbst Uterus und Auge konvergieren.

Der vegetative Reizzustand hat des weiteren zur Folge, daß sich die «organischen Tätigkeiten über das Kopf- und Nervensinnessystem» ausbreiten (Rudolf Steiner, Ita Wegman[2]). Dringen die Tätigkeiten von unten aus der inneren Umwelt nach oben, so wird auf diese Weise das Bild des Kopf-Unterleibtypus oder des Kopf-Füßers hervorgerufen. Das Nervensystem, von innen gereizt, kann nicht richtig einschlafen; die nicht abflutende Stoffwechselwolke am Morgen erlaubt kein richtiges, sondern ein müdes Erwachen. Wir verstehen dadurch typische Symptome des Sepia-Arzneibildes: schlechtes Einschlafen, müdes Aufwachen. Wieder ist es das rhythmische System, das den Schlafrhythmus nicht genügend trägt, weil es die körperlichen Tätigkeiten nicht genügend balancieren kann.

In der Retina von Sepia fand sich ein auffallend hoher Aschengehalt von Kieselsäure. Dieser Stoff hat hier die Aufgabe, die Empfindlichkeit zu dämpfen (Steiner/Wegman[3]). Zum Sepia- sowie zum Kieselsäurebild gehören: Ptosis, Prolaps, Bindegewebsschlaffheit, Arthropathie, Metropathie, Adenome der Mamma, Fibrome. So geht Sepia in den Bereich der Kieselsäurewirkungen hinüber. Die Kieselsäure hat einen Funktionsarm nach außen und den anderen nach innen. Damit bildet sich auf mineralischer Stufe etwas Ähnliches heraus wie bei Sepia; nur ist das Mineral, der Quarz umfassender als der tierische Stoff, der dafür viel spezifischer ist. Sepia ist mit seiner Empfindungssubstanz ein Ausschnitt aus dem Kieselsäureorganismus.

Krankengeschichten

J. W., brünette 29jährige Frau, ledig. Sie war durch drei Jahre hindurch wegen ausgefallener Periode mit Tabletten und Injektionen von Hormonen behandelt worden. Schließlich kam eine Blutung nur noch mit Injektionen zustande; kein spontaner Stuhlgang; schlechtes Einschlafen und dumpfes Erwachen; der Kopf sei wie verkrampft; im ganzen Körper, wechselnd nach Regionen, ziehende Schmerzen; sie habe sich ganz von der Welt abgekapselt; sie könne, obwohl doch Malerin, keinen Zugang mehr zu Menschen und Welt finden. Es besteht eine dunkle Hautfarbe, dunkle Haare; belastetes Gemüt; kalte Hände und Füße. Verordnung: Sepia D 12, 2 x tgl. 5 Tr. Nach drei Wochen: wieder erstmals spontane dunkelbraune Blutung. Sepia D_6 abends 7 Tr. Nach weiteren vier Wochen: normale Blutung ist eingetreten. Nach weiteren acht Wochen: Patientin fühlt sich frei und schaffensfreudig; sie hat Bilder von sich mitgebracht und will zu einem anderen Meister zu Malstunden gehen. Sie lächelt zum ersten Mal, die Periode war wieder regelrecht und spontan eingetreten. Die früher geklagten Beschwerden sind – außer dem Stuhlgang – besser geworden. Die bisherige Verordnung wird beibehalten.

L. W., 46jähr. Frau mit bräunlichem Teint, hatte vor zwei Jahren einen Wespenstich mit Komplikationen: Ödem des rechten Armes vom Handgelenk bis zur Achselhöhle, Schmerzen bis in den Nacken. Es wurden Impletolinjektionen gemacht. Seit dieser Zeit Licht-Wärme-Lärmempfindlichkeit; Messerstichgefühle im Körper, depressive Stimmungslage; ihre Augen und Nerven seien geschwächt, gel. Schmerzen in der Herzgegend. Patientin ist schwer zum Sprechen zu bringen und, da sie erstmals kommt, wird von weiterem Examen abgesehen. – Sepia D 12, – 2 x tgl. 5 Tr. Nach zehn Tagen kommt die Frau wieder, eröffnet selbst spontan das Gespräch und berichtet, das Auffallende sei, daß Lärm- und Lichtempfindlichkeit besser geworden seien; ob es denn nur die Tropfen sein könnten, wodurch auch ihre Stimmung sich positiv verändert habe. – Nach weiteren 14 Tagen: die Tropfen helfen ihr für die ganze Empfindlichkeit der Nerven; die

Augen seien besser geworden. «Ich bin sogar wieder aktiv geworden und habe Lust, etwas zu tun.» Die Depression sei kaum noch vorhanden. Die Periode sei um 5 Tage früher gekommen, die Füße seien kalt, und es sei Schwindel aufgetreten. Daher Sepia D 12, 2 x 3 Tr.

Aus beiden Krankengeschichten treten die Depression, die Empfindlichkeit und die Beziehung zum Genitale klar hervor. Die Empfindlichkeit ist sowohl in den äußeren Sinnen als auch gegenüber dem eigenen Körper vorhanden.

Die psychologische Situation sei noch einmal zusammengefaßt: Man wird von einem Stadium ausgehen können, wo alles abgelehnt wird, weil alles langweilt; es ist das Stadium der schlechten Laune; es folgt das Zurückziehen und das Gefühl der Einsamkeit. Daraus folgt die trübe Stimmung oder Depression, wobei an Galle und Leber mit Pfortaderstauung zu denken ist. Die Homöopathie sagt: «sieht alles durch eine schwarze Wolke», womit auf die Tintenwolke hingewiesen ist.

Zur Depression

Es wurde erwähnt, daß bei Tintenfischen früherer Erdperioden der Tintenbeutel verschwand, wenn vier statt zwei Kiemen ausgebildet waren. Die heutigen Formen mit ein oder zwei Kiemen verhalten sich so, daß ihre Reaktionsweise aus einem schwachen rhythmischen System erklärt werden kann. Es bleibt die Frage, ob auch die Depression im Arzneibild von Sepia in der gleichen Art als Zeichen eines schwachwirkenden rhythmischen Systems erklärlich sein könnte? Schlechte Zirkulation, kalte Hände und Füße werden im Arzneibild angeführt.

Die Biorhythmik kennt größere und kleinere periodische Schwingungen. Die Einatmung entspricht dem Erwachen, die Ausatmung entspricht dem Einschlafen. Das schlechte Einschlafen und müde Aufwachen, die Unlust zu jeglicher Tätigkeit sind keine akuten Symptome, sondern solche, in die ein Mensch langsam versinkt. Es sind Zeichen von chronisch Leidenden. Alle Organe sind von rhythmischen Funktionen durchdrungen. Organrhythmen sind Metamorphosen des Herz-Lungenrhythmus. Er ist der Träger des Seelischen als mittleres Glied zwischen Leib und Geist. Somit erstreckt sich das Seelische auch in die Organrhythmen hinein. Es ergeben sich daraus ganz verschiedene Stufen des bewußten und unbewußten Seelischen. Am Herzen ist handgreiflich, welche leiblichen Folgen ein gestörter Rhythmus oder ein schadhaftes Organ haben kann: Das physische Ödem staut sich vor dem Herzen, weil das Wasser nicht mehr im Blutumlauf mitströmen kann. Die seelische Seite ist am Herzkranken in der Herzangst und Atemnot zu beobachten. Auch am Uterus kommt die seelische Seite zum Ausdruck, nur nicht so akut. Der Uterus ist für länger dauernde psychische Begleiterscheinungen hochgradig disponiert. Es sind Depressionen bekannt von der Pubertät an, in der Schwangerschaft, im Wochenbett, in der Laktationsperiode und in der Menopause (H. I. Weitbrecht 1973[4]). Der Zusammenhang ist für die Psychiatrie unklar.

In allen Fällen ist der Organrhythmus gestört. In der Pubertät staut sich die einsetzende Hormonumstellung; in der Schwangerschaft ist der Unterleib durch den neuen Uterusinhalt aufgestaut; nach der Geburt werden die Brustdrüsen gestaut. Diese Stauungen mit ihren Depressionen gehen später, wenn der Organrhythmus wieder einsetzt, vorüber. In der Menopause aber sind es die Rhythmen selbst, die sich vor dem Organ gleichsam anstauen. Vorher, in der gebärfähigen Phase, *war der Uterus nach außen sensibel* – für den Samen –; in der Menopause verdichtet sich der gestaute Rhythmus und geht in der Depression unter. Wir sehen, wie der Seelenstoff der Sympathie und Antipathie sich am Uterus in einer Metamorphose kundgibt, und wir können das umweltzugewandte Sepiaauge dem gebärfähigen Uterus zuordnen, und den Tintenwurf können wir parallelisieren mit dem Uterus in der Postmenopause. Von der äußeren Empfindlichkeit kommen wir damit zu der Empfindlichkeit für den eigenen Leib: Der Uterus ist wie von einer Antipathiewolke umgeben.

Viele Frauen machen in der Menopause eine depressive Phase durch. Was im Menschen eine längere Zeitphase dauert und auseinandergezogen ist, wird von der Sepiasubstanz vermöge ihrer aktuellen Kurzphasigkeit, die sie vom Tier mitbekommt, rasch beantwortet. Daraus erklären sich die positiven Wirkungen dieses Mittels; das «große Frauenmittel» der Homöopathen wird so verständlich.

Erinnert man sich, daß die Hypophyse, die Nebennieren und Genitalfunktionen hormonal zusammenspielen, dann strahlt die Sepiawirkung weiter aus: «Der Uterus ist immer im Spiel, wo auch immer die Krankheit sitzt» (Charette[5]).

Es folgt nun eine (nicht vollständige) tabellarische Übersicht der Arzneimittelsymptome mit wesentlichen Beispielen. Das Studium der Tabelle läßt den gesuchten Typus und aus ihm das Simile hervortreten.

Die Substanz Sepia: die Wirkung im oberen und unteren Menschen

obere Region

Überempfindlichkeit der Sinne:
Riechen von Speisen – Übelkeit
Licht (Auge)
Lärm (Ohr)
Geschmackssinn
Wärmedysregulation (Wärmesinn)
Wetterfühligkeit

mittlere Region
Blutstauungen
unregelmäßige Zirkulation
kalte Hände und kalte Füße

Psyche:
schlechte Laune
Zurückziehen von der Umgebung
Einsamkeit – mit ablehnender (ablenkender) Haltung
Depression: ausgeschalteter Rhythmus
Traurigkeit, von Erregungsphasen unterbrochen
erhöhte Reizbarkeit, alternierend Lachen und Weinen (Sympathie – Antipathie)

untere Region

Empfindlichkeit für den Leib:
Hauterscheinungen in Beziehung und im Wechsel **mit Genitalfunktionen** bzw. Nebennieren: gelbe Haut, Flecken, Akne, Ekzem
Melanin in Hypophysen-Sexualhormon eingeschaltet. Hitze, Wallungen, Klimakterium, Schweiße, Hyperemesis gravidarum; Hemicranie, Dyspepsie, Magenkatarrh, Meteorismus, Obstipation, Ptosis, Prolaps, Schlaffheit der Gewebe, Arthropathie, Metropathie, **Uterus-Augenrelation**, Adenome, Fibrome, Myom.

Schematische Übersicht zum Arzneibild von Sepia officinalis

Die Übersicht faßt die Sepia-Funktionen tabellarisch zusammen. Nach oben sind die Kopfsymptome besonders der Sinne aufgezählt, nach unten die den Stoffwechsel, den Uterus oder das Gelenksystem betreffenden Symptome.

Wir stellen einige Proben mit dem gewonnenen Typus an. Das Riechen von Speisen – ein Sinnes-Kopfvorgang – löst reflektorisch Übelkeit aus, einen Vorgang im Stoffwechsel: ein zum krankhaften Reflex gewordener Tintenfisch! *Ein* Symptom hat sich als krankhafte Sensitivität abgelöst. Der Name Kephalo-pode oder Kopf-füßer bekommt einen neuen Sinn, einen physiologisch-therapeutischen Inhalt.

Nehmen wir das nässende Ekzem. Die Haut ist ein Nervenorgan, das Nässen verrät Stoffwechseltätigkeit an falscher Stelle. Beide zusammengeschoben ergeben wieder unseren Typus. Die Hemicranie wurde schon in diesem Zusammenhang erwähnt. Wie beim Ekzem hat sich die Stoffwechseltätigkeit in die Nervensubstanz geschoben. Der morphologische Typus wird zur Dyskrasie. Denken wir an das Farbenspiel und die Tintenwolke als Empfindungssubstanzen, dann ergeben sich die Symptome von alternierendem Lachen und Weinen sowie die Erregungsphasen, welche die Traurigkeit unterbrechen (Sympathie und Antipathie).

Ein Symptom klärt sich dann auch, das seit je in der Literatur angeführt wird: Der Kranke wird ablehnend und gleichgültig gegen die, mit denen er vorher besonders verbunden war. Dieses Verhalten zeigt nun, wie mehrfach erwähnt, der Tintenfisch; er ist unter Erregbarkeitszeichen mit etwas in der Umgebung verbunden, etwas, das ihm sympathisch ist, um es zu fressen; gleich darauf die antipathische Reaktion, sich auszuschließen.

Herr Kollege M. Stübler machte mich auf die folgenden Punkte aufmerksam. Die Senkungszeichen an Gedärm, Magen, Uterus, die Bindegewebsschwäche, Kreuzschmerzen und Varizen können als Zeichen mangelnder Haltekraft verstanden werden und diese wiederum als Folge des Versinkens in die Umgebung; eine körperliche Parallele zur Depression. Die Haltekraft (M. Stübler) ist gleichbedeutend mit der Kraft der Ich-Organisation, die vor dem Versinken bewahren kann. Das seelische Glied, das hier eine Rolle spielt, ist die Empfindungsseele, wenn sie den Schritt in die Verstandesseele nicht findet.

Unter eingetretener Sepiakonstellation bleibt sie der Sympathie und Antipathie im Verhalten allein ausgesetzt. Der Kranke kann sich allein nicht daraus befreien.

Wird nun aber der dunkle Ausschlag ganz einseitig entwickelt, tritt ein Zustand ein, bei dem die Antipathie sich gegen sich selbst richtet, sich selbst verzehren will, wie um sich davon zu befreien. Ein Symptom dafür scheint mir «die Selbstvernichtungstendenz» zu sein, die nach Stübler im Sepiabilde vorhanden ist.

Der Typus des Kopffüßers als therapeutisches Simile

Wir können unseren Darlegungen eine dreifache Gliederung entnehmen, wenn wir den zoologischen Typus auf die Symptome des Arzneimittelbildes anwenden:

I. Die Substanz Sepia wirkt im Menschen auf ein überempfindlich gewordenes *Sinnessystem* im Kopfe (Nase, Auge, Gehör, Wärmesinn der Haut); daraus resultieren unvermittelt reflektorisch Reaktionen im *Stoffwechsel* (Magen, Hyperemesis gravidarum). Genau so reagiert der Tintenfisch, das Auge löst den Tintenwurf aus. Das Simile besteht in einem Überwiegen des Kopfpoles im Menschen.

II. Der gleiche Mangel an rhythmisch ausgleichender Tätigkeit macht sich auch von unten her geltend, wenn innere Stoffwechselfunktionen sich an falscher Stelle ausbreiten (Hemicranie, Wallungen, Ekzeme). Der *Uterus* und das *Auge* werden durch die Hypophyse zusammengespannt: Im Zwischenlappen produziert die Hypophyse Melanin (Augenpigment), im Vorderlappen Genitalhormone. Das Melanin im Sepiastoff zeigt das Simile an bei Überwiegen des unteren Poles im Menschen, ein speziell vom Uterus ausgehendes Übergewicht.

III. Die Folgenonzeption, so hat er seine Antipathiephase, wenn er sich aus der Biorhythmik ausschaltet und diesen Seelenstoff zur Depression verdichtet. Das Simile folgt aus dem Typus, so wie sich die seelischen Reaktionen aus der Morphologie des Tieres ergeben haben.

Als Summe können wir aus dem speziellen Fall Sepia festhalten: Was in der Natur normal ist, wird im Menschen zur Krankheit, in diesem Fall zur Sepiakrankheit. Die pathologischen Symptome weisen auf die Stelle in der Natur, wo sich das ihnen Ähnliche (Simile) findet.

Mit den Krankheiten sind Fragen gestellt, Fragen an das Schicksal und an den Arzt. Lernt der Arzt die Natur zu belauschen, hört er aus dem Kranken, wenn er erzählt, die Antworten der Natur.

Der Typus des Tintenfisches hat sich im Spiegel der pathologischen Symptome zum Therapeutikum gesteigert. Und wir lernen aus der Therapie die Krankheit besser und tiefer verstehen, als es durch die pathologische Physiologie allein möglich ist.

Im Anschluß an das vorangehende Natur- und Seelenbild kann das folgende Gedicht dem Leser vielleicht etwas davon verraten, wie der Einzelfall im künstlerischen Bilde aufgeht und seine tiefere Wahrheit ausgesprochen wird.[7]

Lope de Vega: Aus der «Dorotea»

Nach der Einsamkeit verlangend,
komm ich aus der Einsamkeit,
meine eigenen Gedanken
sind genug mir zum Geleit.
Weiß nicht, was das Dorf bedeutet,
wo ich lebend, sterbend weil',
denn ich komme von mir selbst her,
und das ist so weit, so weit.
Weder wohl wird mir noch wehe
bei mir selbst, ich weiß Bescheid,
denn ein Mensch, der ganz nur Seele,
ist Gefangner seines Leibs …

Krankheit und Heilung*

Über die Wirkungsweise von Heilmitteln

Mit den Sulfonamiden und Antibiotika hat die Medizin einen Feldzug gegen die Krankheit unternommen, so erfolgreich, daß gleichzeitig das Wesen der Heilung in Frage gestellt worden ist. Es gehört mit zu den Aufgaben des Arztes, dafür Sorge zu tragen, daß biologische Abläufe nicht zerstört und den Menschen die Früchte eines durchgemachten Schicksals nicht entrissen werden, sondern in Ruhe ausreifen können. Wir leben in der Medizin in einem krassen Lebensdualismus: hier chemische Erfolgsmittel, ohne jede Rücksicht auf das Entwicklungsgeschehen – dort psychologisierende Therapie, ohne Kenntnis der geistigen Ursprünge der Substanz. Um hier weiterzukommen, stellen wir uns den Sinn der Krankheit vor Augen und versuchen, mit ihm auch auf das tiefere Wesen, auf das Geheimnis der Heilung und Genesung hinzuschauen.

Der Mensch besteht aus den geistig-seelischen Gliedern seines Astralleibes und seiner Ich-Organisation sowie aus seinem physischen und ätherischen Leib. Beide Gruppen von Wesensgliedern verhalten sich wie ein Inneres zum Äußeren: Das Innere, Geistig-Seelische lebt in den schalenhaften Hüllen der unteren beiden Wesensglieder. Mit dieser Unterscheidung eines inneren und äußeren Menschen können wir das Wesen des Krankwerdens erfassen. Jedesmal nämlich, wenn zwischen dem Äußeren und Inneren eine Disharmonie eingetreten ist, besteht die Möglichkeit des Erkrankens. Ob uns ein äußeres Ereignis, beispielsweise ein Ziegelstein, trifft, ob wir uns den Magen verderben oder ob das Eiweiß seine Eigennatur, die von Pflanze oder Tier herrührt, nicht abstreifen kann, ist schließlich dem Wesen nach dasselbe: Es besteht darin, daß ein Äußeres eindringt, dem das Innere nicht mehr gewachsen ist. Wenn wir uns in den Finger schneiden, ein äußeres Ereignis, zieht sich der innere Mensch – Ich und Astralleib – aus dem äußeren Menschen, dem physischen und ätherischen Leibe, zurück, genau so, wie sie das der

* Nach einem Vortrag zum 10. Todestag von Dr. med. Ita Wegman (1953).

Niere gegenüber tun, wenn diese an einer Nephrose erkrankt ist. Die Folge ist der Schmerz des Fingers oder die Eiweiß-Ausscheidung und Verquellung der Nierenepithelien, weil der Astralleib nicht mehr in das Glied oder Organ bis in alle Teile eingreifen kann. Ein großer Teil der Krankheiten kann auf die bezeichnete Disharmonie des inneren und äußeren Menschen zurückgeführt werden.

Die Heilung wird darin bestehen, die Harmonie wieder herzustellen. Das kann auf verschiedene Weise geschehen, nämlich entweder, indem die äußeren Bedingungen verändert werden – physikalisch, klimatisch –, oder dadurch, daß der innere Mensch so verstärkt wird, daß er wiederum mit dem übermächtig gewordenen Äußeren fertig werden und die gestörten Hüllen durchdringen kann.

Dieser Gedankengang führt uns weiter zu einem anderen Geheimnis der Menschennatur, zu dem des Schlafens und Wachens. Jedesmal, wenn der Mensch eingeschlafen ist, haben sich der Astralleib und das Ich zurückgezogen aus dem physischen und ätherischen Leib, und sie können sich ihrer nicht mehr bedienen. Diese Dynamik der höheren Wesensglieder ist eine ähnliche wie bei der Erkrankung eines Organs. Aber es besteht der Unterschied, daß im Schlaf der physische und ätherische Leib als Ganzes in die Lage versetzt werden wie in der Krankheit nur ein Teil, die Niere oder der Finger. *Daher entspricht das Kranksein,* wenn wir es im Spiegel des Rhythmus von Schlafen und Wachen betrachten, *dem Schlafzustand.* – Indessen ist dies nur die eine Seite der Sache; die geheimnisvollere wird uns klarer, sobald wir bedenken, daß ja im Schlaf eine durchgreifende Regenerationsarbeit, zum Beispiel am Nervensystem, stattfindet. Sollte sich, müssen wir fragen, eine solche Tätigkeit des Aufbaus auch während des Krankseins abspielen? Die Frage stellen heißt sie eigentlich schon bejahen, denn für jene große Gruppe von Erkrankungen, die wir hier im Auge haben, trifft es zu, daß der Krankheitsverlauf in die mögliche Wiederherstellung des erkrankten Teiles ausläuft. Diese Phase des Krankheitsgeschehens dient dazu, dem Ich und Astralleib wieder ihre normalen, vorgezeichneten Wege in die Organe zu bahnen: Es sind die gleichen Vorgänge, die wir in Fortführung unseres Gedankenganges mit dem Aufwachprozeß vergleichen müssen. *Der Vergleich des Aufwachens mit der Heilung offenbart das Mysterium der Genesung.* Ebenso wie sich der Mensch im Erwachen auf eine höhere Bewußtseinsstufe erhebt, als es die des Schlafes war, so erreicht der innere Mensch in der Genesung ebenfalls eine höhere Ebene, als er sie vor der Krankheit innehatte. Im Schlaf stärkt sich nämlich das innere Menschenwesen, so daß es die äußeren Hüllen wieder voll durchdringen kann; so auch stärkt sich der innere Mensch während des Krankseins für das gleichsam morgendlich-frische Erwachen in der Genesung, wenn er mächtig geworden ist, den kranken Organismus wieder neu unter seine Herrschaft zu bringen. Das tiefere Wesen des Krankseins enthüllt sich so als eine Gelegenheit des inneren höheren Menschen, am Widerstand etwas zu gewinnen, was auf keine andere Art sonst erobert werden kann, außer durch eine methodische Erhöhung und Verstärkung der Bewußtseinskräfte. Die Krankheit ist ein Aufruf der inneren Wandlungskräfte des Menschen, die mit seinem Wesenskern verbunden sind. Sie auch sind es, die in der bewußten, höheren Entwicklung zum Erwachen, ja zur Geburt kommen. – Man kann den Vergleich zwischen Krankheit und Einschlafen, Genesung und Erwachen weiter ausspinnen, man wird seine Bedeutung immer mehr erkennen. Wie es den zu tiefen, ungesunden Schlaf gibt, so kann sich der Mensch in der Krankheit gleichsam verlieren. Es kommt vor, daß jemand mehrmals erwacht und wieder einschläft – ebenso gibt es den wechselhaften, labilen Zustand von wieder aufflackernder Krankheit, den rezidivierenden rhythmischen Krankheitsverlauf und so weiter. Bedeutsam aber erweist sich die Beziehung von Erwachen und Genesung, wenn wir berücksichtigen, daß der Mensch eine bestimmte Zeit des Schlafes zugemessen bekommen hat, die aus einer kosmischen Gesetzmäßigkeit, nämlich der des Sonnenlaufes herrührt. So haben viele Krankheiten ihren gesetzmäßigen Verlauf, der mit dem Rhythmus der Wesensglieder zusammenhängt (z. B. die Pneumonie oder die Masern). Die Schlafdauer und der gesetzmäßige Verlauf der Krankheit, sie weisen beide auf dem menschlichen Bewußtsein übergeordnete Ordnungen hin.

Wenn wir diese Tatsache mit den modernen Versuchen kontrastieren, welche darauf hinauslaufen, Krankheit kurzerhand auszulöschen, dann wird uns gleichzeitig das Bedenkliche dieses Vorgehens greifbar. Was unter chirurgischer Indikation richtig und gut sein kann, wird auf dem Gebiete des allgemeinen Krankheitswesens unter Umständen zu einer fragwürdigen Möglichkeit, die allein nach dem Wesen des Menschen, nicht nur nach dem «Erfolg» beurteilt werden sollte. Was uns eine geisteswissenschaftliche Überlegung gezeigt hat, war ja dieses: Wir müssen einer jeglichen Krankheit dankbar sein, weil sie eine Erhöhung des inneren Menschen bedeutet, sofern sie in die Heilung ausläuft; in der Krankheit wirkt sich ein intensiver Vorgang aus, der mit der Hinwendung des Menschen zum Göttlichen vergleichbar ist. In Krankheit und Schicksalsnotwendigkeit spricht der Gott zum Menschen, welcher im Schicksal waltet und Gesundheit und Freiheit wieder herstellen will, nachdem sie vorher verloren gingen. Die Freiheit wäre in unserem Zusammenhang ein Geschenk des Erwachens, des Morgens, die Krankheit wie ein Weg durch die Finsternis der Notwendigkeit hindurch.

Angesichts dieser Lage ist die Industriereklame von Roboterstoffen eigentlich als eine Verdeckung der vorliegenden geistigen Tatsachen zu durchschauen. Seinem Beruf nach dazu bestimmt, den Kranken durch eine Nacht der Prüfung zu leiten, gerät der Arzt in eine Versuchung, die ihm schnell die freie Entscheidung abnimmt und ihn dazu bestimmt, die «Heilung mit einem Schlag» zu betreiben. Sie bringt den Kranken um das Beste, nämlich um die Frucht des Schicksals, das zur Krankheit führte; denn nur was langsam wächst und Zeit hat, sich zu entwickeln, kann zur Frucht ausreifen. *Die Krankheit muß, wie alle anderen Knotenpunkte des Lebens, als eine Lebenstatsache zum Gesamtentwicklungsgeschehen des Menschen hinzugerechnet werden.* Heilung ist Pflicht für den Arzt – aber sie sollte aus freier Erkenntnis fließen, die dem ganzen Menschen gerecht wird.

Mir bedeuten daher die Insektenschwärme der Zaubermittel eine der sieben Plagen, welche auf die Medizin losgelassen wurden, damit sie daran lernt, sich ihres wahren Wesens stärker bewußt zu werden. Was wir erleben, ist wie ein Krankheitssymptom am Leibe der Medizin, aus dem wir erwachen müssen, um das Heilwesen aus den fremden Einflüssen wieder zu befreien.

Wie sich der Einzelne im speziellen Fall entscheidet, wird von mir nicht angetastet. Hier sollte nur einmal das Grundsätzliche angedeutet werden, das bei all den Erfolgen allzu leicht vergessen wird.

Stufen der Therapie

Die anschließenden Ausführungen über einige typische Heilmittelprozesse, wie sie aus der anthroposophischen Medizin hervorgehen, mögen als *vorläufige Mitteilungen* aufgefaßt und in der gebotenen Kürze gestattet sein. Weitere Arbeiten zur Vertiefung sind notwendig.

Das Heilmittelwirken auf geisteswissenschaftlicher Basis rechnet grundsätzlich mit dem Geistig-Seelischen im Menschen ebensowie mit dem Geiste in der Natur (Schwenk[1]). Mensch und Natur stehen auch heute noch in einer innigen Beziehung zueinander, die Evolution hat bestimmte Marken dieser Beziehungen stehengelassen, an denen das Verwobensein des Menschen mit der Natur deutlich abgelesen werden kann. Solche Erinnerungsmarken sind die Heilmittel. Warum wirkt Digitalis auf das Herz, warum steigert es, in den Bindehautsack geträufelt, die Sehkraft[2]? Weil zwischen dem Rachenblütler und dem Sinneswesen des Menschen eine Urbeziehung besteht. Die Pflanzen werden am Sinneswesen giftig, der Mensch erwarb statt des Giftes einen höheren Bewußtseinsgrad, in dem er Sinnesorgane entwickelte. Die Digitaliswirkung auf das Herz beruht auf einer Verstärkung von dessen Sinnestätigkeit, daher die Pulsverlangsamung und die bessere Blutaufnahme, womit die Akkomodation des Herzens an den Wasserorganismus verbessert wird. Hier blicken wir auf eine Ordnungsebene hin, die derjenigen der chemischen Detailfragen – Glykoside usw. – übergeordnet ist. Mit «Ordnungsschichten» dieser Art wird gerechnet, wenn des weiteren von bestimmten Mittelwirkungen die Rede ist. Die Anthroposophie nennt diese Ordnungsschichten weniger abstrakt und menschlicher die Wesensglieder.

1. Diät und Substitution

Schon mit der zugeführten Ernährung, der Diät ist für zahlreiche Krankheiten eine Heilmittelwirkung verbunden. Die Heilung vieler Säuglingskrankheiten ist im wesentlichen eine Regulierung der zugeführten Ernährung. Die diätetische Heilmethode wird noch sehr viel mehr Erfolge erzielen können, wenn qualitativ bessere Getreide-, Gemüse- und Futterpflanzen entstehen.

Ganz entsprechend der zugeführten Nahrung werden auch Heilmittel verabfolgt, beispielsweise die Kieselsäure in tiefer Potenz oder als Equisetum-Tee. Daher werden auf dieser ersten Stufe solche Mittel besprochen, deren Quantität noch derart ist, wie ein zugeführtes Nahrungsmittel. Als Beispiele seien hier das Bienengift und die Ameisensäure erwähnt. «Wird die Ameisensäure in der notwendigen Menge erzeugt, so entfernt der Organismus die zum Leblosen zählenden Produkte in richtiger Art. Ist die Erzeugungskraft zu schwach, so entstehen die gichtischen oder rheumatischen Zustände. Führt man sie dem Organismus von außen zu, so unterstützt man ihn, indem man ihm gibt, was er nicht selbst erzeugen kann» (R. Steiner/I. Wegman[3]). Die Krankheitserkenntnis enthält das Heilmittel: Die rheumatische Erkrankung erweist sich als Schwäche der Ameisensäureproduktion, daher auf dieser Stufe des Heilprozesses das Fehlende zugeführt und der Mangel mit der *Zuführung* ausgeglichen wird. Die zugeführte Ameisensäure aber ist außerdem der Anreiz für die Bildung der eigenen.

(Hiermit wird die Verwendung höherer Potenzen der Ameisensäure nicht ausgeschlossen.)

2. *Die Gegenwirkung*

Die nächste Stufe einer Heilmittelwirkung kann an Mitteln wie dem bekannten Gencydo abgelesen werden. Beim Heuschnupfen – ein Fall, der aus einem ganzen Symptomenkomplex isoliert ist, für den das Folgende ebenfalls gilt – überwiegen die zentrifugalen Kräfte, der Astralleib zieht sich zurück wie im Schlaf (s. S. 156). Dies ist die allergische Disposition unserer Zeit: Der Mensch beginnt wachend zu schlafen. Das Heilmittel muß dem besseren Erwachen helfen. Dies geschieht durch Säfte aus Früchten mit lederartigen Schalen. Sie verstärken den Gegenprozeß im Menschen, so daß er sich im Sinnessystem besser verkörpern kann, was die Heilung bedeuten würde. Die Natursubstanz stellt also einen direkten und *einfachen Gegenprozeß* zum pathologischen Vorgang des Menschen dar. Ähnlich ist die Eisenwirkung im Kephalodoron. Das Eisen bewirkt hier eine «Eindämmung der rein vitalen Stoffwechseltätigkeit», wobei es die Rolle der Ich-Organisation, die den Stoffwechsel regulieren sollte, gleichsam übernimmt. Auch Salben-Anwendungen, zum Beispiel Antimon-Salbe bei Ekzem, gehen in der Richtung des einfachen Gegenprozesses.

3. *Das Übernahmeprinzip*

Die erwähnte Eisenwirkung führt uns bereits auf die nächste, dritte Stufe der Heilmittelwirkung, wo wir sehr viele der bekannten und durch alle Zeiten berühmten Heilsubstanzen antreffen. Als Prototypen dieser Stufe dienen uns die Kamillenwurzel, die Wegwarte und der Schachtelhalm. Alle Schilderungen, die Rudolf Steiner von der Wirkung dieser und noch anderer Pflanzen gibt, laufen auf das gleiche hinaus: In der Pflanze besteht eine Imitation des pathologischen Vorganges im Menschen. Wir erkennen die Marken der Evolution, welche die Urbeziehungen von Mensch und Natur anzeigen. In der homöopathischen Literatur findet sich der Begriff der Organotropie, der Verwandtschaft bestimmter Heilmittel zu Organen des Menschen. Er muß rätselhaft bleiben oder als Zufall angesehen werden, wenn man sie nicht aus einem Mensch und Natur umfassenden Entwicklungsgeschehen verstehen kann. Wenn ein bestimmtes Organ unter bestimmten pathologischen Symptomen erkrankt, so weist der Organismus des Menschen durch den Krankheitsvorgang über sich selbst hinaus auf eine bestimmte Stelle in der Natur, wo der zugehörige Naturprozeß entwickelt wurde. So können die Kamillenwurzel, die Wegwarte, der Schachtelhalm und auch Sepia (s.o. S. 139 ff.) etwas von den falsch eingreifenden, gleichsam sich im Schlaf zurückziehenden Wesensgliedern (Ich und Astralleib) *übernehmen,* diese Wesensglieder von ihren pathologischen Funktionen *entlasten.* Die solcherart entlasteten Wesensglieder vermögen sich dann wieder neu und besser mit dem erkrankten Organ zu verbinden. Ein Erwachen im Kleinen findet statt. Die erwähnten Pflanzen bilden durch die Art ihrer Substanz-Kombination eine Art *«menschlichen Phantoms»,* das durch seine differenzierten Beziehungen zum Menschen die Wesensglieder in gewissem Grade ersetzen kann. Daher ist es der geisteswissenschaftliche Phantombegriff, der die Beziehungen von Mensch und Natur im Sinne eines Urphänomens der Evolution erhellt. Die Organotropie erinnert an die erprobten Erfahrungen, die mit diesen Heilstoffen gemacht wurden. Der erstere Begriff setzt ein Durchschauen der Natur und des Menschen voraus, der letztere entstammt der Erfahrung und auch dem Experiment. Hier liegt einer der wesentlichen Unterschiede zwischen der anthroposophischen Medizin und Therapie gegenüber allen übrigen Heilmittelfindungen vor uns.

Der Schachtelhalm bildet ein Phantom der Niere, die Wegwarte ein solches des Gallen- und Lebersystems. Die Schätze der alten Signaturenlehre sind auf dem Phantombegriff aufgebaut. «Was die schöne Natur draußen ist, sind eigentlich lauter imitierte Krankheitsprozesse. Beim Menschen sind es innerliche Krankheitsprozesse, draußen ist es die wunderbar schöne Natur. Aber man muß den Zusammenhang verstehen und muß wissen, wie man aus dem weiten Feld der Naturprozesse in den Menschen Krankheitsfunktionen hineinbringen und daher Krankheitsprozesse den übersinnlichen Gliedern der menschlichen Natur abnehmen kann» (R. Steiner[4]).

Eine neue Möglichkeit, mit deren Erschließung auch bereits in fruchtbarer Weise begonnen wurde, liegt hier verborgen. Sie besteht in der Steigerung der Heilmittel anhand der natürlichen Modelle. Die Kunst des Pharmazeuten kann sich hieran erneuern und gleichzeitig krönen.[5]

4. Die Metalle

Eine zentrale Stelle nehmen die Stoffe der nächsten, der vierten Stufe ein, die *Metallsubstanzen.* Sie vermitteln im Menschen das Gleichgewicht zwischen oberen und unteren Prozessen, zwischen rechter und linker Seite wie zum Beispiel das Eisen, zwischen Innerem und Äußerem, Absonderung und Resorption wie zum Beispiel Merkur, kurz, sie haben eine universelle Prozeßwirkung im Sinne der Herstellung eines spezifischen *Gleichgewichts* (K. König[6]). Alle Metalle haben eine stoffliche und eine geistige Wirkung, so daß der metallische Gleichgewichtsprozeß auch ein solcher zwischen Stoff und Geist genannt werden kann. Je nach der beabsichtigten Wirkung im Menschen kann das Metall, als Salzverbindung oder als Spiegel, zu tieferer Salzpotenz («Zufuhr» im Sinne von Stufe 1) oder zu höherer Spiegelpotenz verarbeitet und verabfolgt werden. Das Antimon ist unter den Metallen diejenige Substanz, die eine der umfassendsten Wirkungen auf den Menschen ausübt. Eine ähnlich umfassende Wirkung kommt dem Eisen zu, das aber seiner Herkunft nach aus einer anderen Richtung stammt. Es steht dem Arzt als irdisches und als kosmisches Eisen (Meteoreisen) zur Verfügung. Wir sehen, wie das Eisen als therapeutische Substanz für einen Gleichgewichtsprozeß empfindlich ist, demjenigen zwischen Erde und Kosmos, wie das auch schon sinnfällig in der Atmung offenbar wird; denn bei ihr wird Kosmisches in irdisches Leben umgesetzt bzw. an dieses weitergegeben.

5. Das Umkehrprinzip

Wollte man alle Verständnisbedingungen für die fünfte Stufe beitragen, so erforderte das einen eigenen Aufsatz, der das Verhältnis des Menschen zur Natur in bestimmtem Sinne ins Auge faßt.

Die Wirkung der ersten drei Stufen ist noch eine verhältnismäßig äußere, nunmehr kommen wir zu Wirkungen, die ganz im Innern des Menschen liegen und von hier impulsiert werden. Die Heilmittelwirkungen werden geheimnisvoller und tiefer, die Mittel mächtiger. Hierher gehören als Prototypen der Phosphor, Carbo vegetabilis und andere mehr.

Worin liegt die Wirkung von Phosphor? Das Verhältnis des Menschen zum Phosphor ist als ein Denkmal der Evolution des Menschen und des Mineralreiches aufzufassen. Dabei ergibt sich das Folgende: Der Mensch kehrt die Qualitäten der Natur in ihr zugehöriges Gegenteil um. An der Erde entwickelt er den Lebensäther, am Wasser den chemischen Äther, an der Luft den Lichtäther. Der Mensch ist die vollendete Anti-Natur. Sein Dasein verdankt er dem Umstand, daß er die Natur in durchgreifender Art überwindet und verwandelt. Dieses Verhältnis des Menschen zur Naturumgebung liegt auch gewissen Heilmittelwirkungen zugrunde, zum Beispiel der Phosphorwirkung bei Rachitis. Die Vergiftungserscheinungen deuten an, «daß die Entstehung der Rachitis im menschlichen Organismus ein ähnlicher Prozeß ist wie derjenige, der sich in der Entstehung des Phosphors draußen in der Natur vollzieht» (Steiner[7]). – Hat nun das Kind Rachitis, dann sind kleine Phosphordosen für die Ich-Organisation der Hebelpunkt, die Anregung, um vom Kopfe aus dem Rachitisprozeß entgegenzuwirken. Ähnliches, die Rachitis im Menschen, wird mit Ähnlichem, dem Phosphor-Rachitis-Prozeß der Natur, geheilt. Diese Heilwirkung aber beruht auf dem Umkehrprinzip, welches der ganzen Gestalt des Menschen als einer aufgerichteten gegenüber dem Lagernden der Naturgrundlage das Gepräge gegeben hat. Mit dem Umkehrprinzip erfassen wir physisch die aufrechte Gestalt und die Überwindung und Abwehr der Naturgrundlage im Stoffwechsel- und Muskelsystem; seelisch-geistig ist es die Fähigkeit, im Vorstellungsleben ein Spiegelbild der Natur zu schaffen; im Willensleben sind es Opferkräfte, welche Gewordenes in Werdendes, Krankes in Gesundes, Böses in Gutes wandeln. Damit ist die Mittelwirkung ein Spezialfall tief im Menschen verankerter Wesenskräfte.

Die Heilmittelwirkung als Merkmal der Evolution besteht noch heute als eine aktuelle Bildekraft, denn mit dem betreffenden Stoff wird an die Urkräfte des Menschen, an die Macht der Wandlung in seiner Ich-Wesenheit appelliert. Es kann einleuchten, daß unter diesem Prinzip, das man den *Antiprozeß* oder die *Antinatur* nennen könnte (Krüger[8]), bedeutsame Heilmittel entstehen, zu denen der Phosphor und andere, ähnlich mächtige Substanzen gehören. Die Ähnlichkeitsregel findet hiermit ihre Einordnung in einen naturwissenschaftlich und geisteswissenschaftlich sinnvollen Zusammenhang. Wir beobachten, wie Allopathie auf den ersten Stufen ihr Feld hat und wie die dritte und fünfte Stufe dem experimentellen Entstehen der Homöopathie mit einem überaus wertvollen Erfahrungsgut Gelegenheit gegeben haben. Wird neuerdings das Durchschauen der inneren Zusammenhänge wieder geübt, so werden die Experimente auf diesem Gebiet von selbst wieder mehr zurücktreten.

6. Die Transformation

Die beiden folgenden Heilmittelprozesse führen uns noch tiefer in das innere Wesen des Menschen ein. Wollte man die geisteswissenschaftlichen Hintergründe in ausführlicher Art haben, so würde der hier gesteckte Rahmen gesprengt. Die sechste Stufe bezeichnen wir mit einem Ausdruck Rudolf Steiners als diejenige der *Transformation.* Das innere Kraftwesen des Menschen wird durch die Prozesse der vorigen und dieser Stufe so angesprochen, daß es mit seiner Urkraft antwortet, derjenigen zur Metamorphose, zur Wandlung dergestalt, daß die geistigen Funktionen bis zum Physischen herabwirken. Sie gehen als eine Steigerung aus dem erworbenen Gleichgewicht (und der Antinatur) unmittelbar hervor. Hierher gehört die

Wirkung von Oxalis. «Man erhält durch Kleesäure eine Verstärkung des ätherischen Leibes, weil die Kraft der Ich-Organisation durch diese Säure in eine Kraft des Astralleibes verwandelt wird, der dann verstärkt auf den Ätherleib wirkt.» Oder: «Oxalsäure wirkt so, daß die Tätigkeit der Ich-Organisation in eine solche des Astralleibes umgewandelt wird» (Steiner / Wegman[9]).

Beim Kephalodoron kommt dem Schwefel als der einen seiner drei Komponenten die Aufgabe zu, die rhythmische Tätigkeit aus einer solchen, die dem Stoffwechsel zugeneigt ist, in eine solche, die der Atmung zugeneigt ist, zu *transformieren.* In ähnlicher Weise wirkt der Honig im Skleron. In diesem Mittel *überträgt* der Honig die abbauende Wirkung des Astralleibes auf die Ich-Organisation. Der Honig hat die Aufgabe, die Prozesse «flüchtig» zu erhalten und zu verhindern, daß sie frühzeitig festgelegt werden.

Es erscheint an dieser Stelle bedeutsam, daß die Mittelfunktion der Übernahme oder Entlastung, die auf Stufe 3 geschildert wurde, in die jetzt besprochene, in die der flüchtigen Metamorphose oder Transformation innerhalb der Wesensglieder übergehen oder auslaufen kann.

Mit solchen Gedankengängen wird die Mittel*kombination* ebenfalls durchaus rationell; sie hat im Rahmen der Funktionsmetamorphose der Heilmittel ihre volle Berechtigung. Das Zusammenschütten von Medikamenten, um die Wirkung sicherzustellen, wird von der echten Homöopathie mit Recht abgelehnt.

7. Die großen Phantome

Die siebte und letzte Stufe gehört zu der dritten, wo von den kleinen Phantomen die Rede war, als die höchste Steigerung von Heilmittelwirkungen hinzu. Wir bezeichnen sie als die *Stufe der großen Phantome.* Die hier zu besprechende Wirkung beruht auf tiefgeistigen Tatsachen, die wir hier nur an ihrem Rand berühren können. Was anläßlich der dritten Stufe von den Urbeziehungen des Menschen zur Natur gesagt wurde – was die schöne Natur draußen ist, sind lauter imitierte Krankheitsprozesse –, gilt hier in verstärktem Maße. Mit der Pflanzenwelt ist dieser Sachverhalt im wesentlichen für den astralischen Leib gegeben. Durch den Abstieg und die Hinwendung zum mineralischen

Reich erweitert sich die Beziehung auf die umfassendere Ich-Organisation, und diese Beziehung findet ihre höchste Steigerung darin, daß gewisse hochpotenzierte Stoffe, z. B. Antimon, die Funktionen der höheren Glieder des Menschen nicht nur übernehmen oder entlasten können, sondern dieselben neu schaffen. Das Antimon ist in diesem Sinne eines der mächtigsten Mittel, weshalb es der älteren Medizin als Universalmittel galt (Basilius Valentinus: «Currus triumphalis antimonii»). Die Wirkung des Antimons ist eine verschiedene, je nachdem, ob man es innerlich oder äußerlich anwendet. Bei einer äußerlichen Salbenanwendung wirkt es im Sinne von Stufe 2, indem es den zentrifugal wirkenden Kräften, die sich beispielsweise in Ekzemwirkungen äußern, entgegenwirkt. Anders wirkt es im Typhus (Wotschke[10]), innerlich gegeben: «Führt man dem Organismus Antimon zu, so schafft man die fehlenden Astralkräfte künstlicherweise. Man wird immer bemerken, daß die Antimonaufnahme Gedächtnisverstärkung, Hebung der schöpferischen Kräfte der Seele, innere Geschlossenheit der Seelenverfassung hervorrufen. *Der Organismus wird von der verstärkten Seele aus regeneriert.»*[11] Nicht der Stoff selbst ist das Heilmittel, sondern *der Geist der Substanz spricht* gleichsam *schöpferisch zum Geistig-Seelischen des Menschen, und aus dieser Begegnung mit der Substanz geht die physische Heilwirkung hervor.* – In ähnlicher Weise steigert sich die höhere Potenz auch anderer Metalle in die Phantomwirkung dieser Art, zum Beispiel die des Eisens und des Arsens. Mit Skorodit D30 beispielsweise werden fehlende Astralfunktionen «künstlicherweise» geschaffen.

Heilprozeß und Lebensprozeß im Stoffwechsel

Es gibt außer der angeführten gewiß noch andere Orientierungsmöglichkeiten in den Heilmittelwirkungen. Wir haben es hier mit einer siebenfachen Gliederung zu tun, die uns die Vielgestalt und Differenzierung der ganzen Menschennatur nach Leib, Seele und Geist vor Augen führen kann. Voll verständlich wird sie allerdings erst, wenn man sie sich nach zwei Seiten hin ergänzen kann. Die Heilmittelwirkung bedarf erstens einer Fortsetzung in die Lebens- oder Stoffwechselprozesse, gleichsam nach unten; zweitens setzt sie sich fort nach oben, wo man sie im Spiegel der Bewußtseinsstufen wiederfinden kann. Zur Ergänzung des Gesamtbildes seien auch darüber noch einige Bemerkungen hinzugefügt.

Der Ernährungsprozeß beginnt mit der Zuführung des Nahrungsmittels (Stufe 1). Je nach dem Grade der Verwandtschaft, welche der betreffende Nahrungsstoff zum Menschen hat, muß der Organismus Abwehrkraft aufwenden, um ihn abzubauen, ihn seiner Eigennatur zu entkleiden und dem Anorganischen ähnlich zu machen (Stufe 2, 3 und 4). Das Antimon ist auch hier wirksam, «es entkleidet die Eiweißsubstanz ihrer Eigenkräfte und macht sie geneigt, sich den Gestaltungskräften der Ich-Organisation einzufügen».[12]

Im Blut lebt das icheigene Eiweiß. Fremdprozeß und Eigenprozeß, Natur und Mensch stoßen, morphologisch gesehen, in der Darmwand aneinander. In ihr vollzieht sich der Pendelausschlag von anorganisch gemachter Naturgrundlage und lebendig werdender Eigensubstanz im Menschen. Geburt und Tod als physiologischer Gleichgewichtsprozeß ist das Wesen dieses Vorgangs. Zu ihm gehört die vierte Stufe der Heilmittelwirkungen, auf der wir die Metalle als Gleichgewichtswirkungen gefunden haben. Da nun die Übernahme der Nahrungsstoffe in das Ätherische des rhythmischen Systems physisch mit einer Oberflächenvergrößerung vergesellschaftet ist, offenbart sich die Metallwirkung als eine intensive, eine Oberflächenwirkung (Schwenk[13]). Wir verstehen, daß die Metalle *physisch* nur in Spuren oder gar nicht vorhanden sind und dennoch eine Wirkung ausüben, die dann ganz im Ätherischen verläuft.

Das Gleiche kann man von der nächsten Stufe der Heilmittelwirkung sagen, die zur Herstellung des Eiweißes gehört. Nunmehr ist die Naturwirkung ausgetilgt, so daß der Eigenprozeß immer mehr an Übergewicht gewinnt, was schließlich mit der Übernahme des Nahrungsprozesses in die höheren Wesensglieder des Astralleibes und der Ich-Organisation, physisch in das Nierensystem und in das Leber-Galle-System endet. Die Naturgrundlage dient als Anregung zur Neuschöpfung der menschlichen Substanz; die Natur geht durch den Nullpunkt hindurch, und aus dem Gegenraum (Anti-Raum) des Wesensinnern wird die Menschensubstanz neu erzeugt (Krüger[14]). Zu diesen Prozessen gehören die Heilmittelwirkungen der fünften, sechsten und siebenten Stufe. Daher kann man sagen, *daß die Heilmittelprozesse, im Spiegel der Lebens- oder Stoffwechselprozesse betrachtet, zu einer verinnerlichten höheren Metamorphose der Stoffwechselprozesse werden.* Die verinnerlichte Stoffwechselnatur klärt den Arzt über die Wirkung tiefgreifender Heilmittelwirkungen auf. Aus diesem Spiegelbild wird denn auch ersichtlich, daß die Stufen der Mittelwirkungen ebenso wie die Lebensprozesse ineinander übergehen können, ja müssen, soll eine vollständige Heilung vor sich gehen – wenn es auch häufig Fälle gibt, wo nur eine oder zwei Stufen durchlaufen werden. Daher sind die besprochenen Glieder unserer Skala nicht schematisch zu nehmen, sondern als dynamische Prozesse einer Metamorphose, bei denen ein Eimer zum anderen weitergereicht wird und dabei eine Steigerung erfährt. Wir haben es mit einem Typusbegriff der Heilfunktion zu tun, der sich auf verschiedenen Stufen manifestiert. *Die Heilmittelfunktion hat ihre Wurzeln in der Ernährung, sie erblüht mit den höheren Potenzen in der Phantomwirkung, und sie hat ihr Urorgan in der Mitte mit der Metallsubstanz.* (Im Eisen «liegen die Ursprünge der heilenden Blutwirkung».[15]) Wo bei der Manifestation des Pflanzentypus das Blatt erscheint, da tritt dem Arzt, der Heilwirkungen zu verkörpern hat, die Metallsubstanz entgegen. Es erscheint bedeutsam, daß auch im Pflanzenblatt eine Substanz wirkt, die man als Schwestermetall des Eisens bezeichnen kann, das Magnesium. Beide haben als gemeinsamen Stammvater die «alte Sonne». Das Eisen ging den Weg in das Innere des tierischen und menschlichen Wesens, wogegen das Magnesium im Blatt an der kosmischen Außenseite der Lebensprozesse stehenblieb.

Die Metallsubstanz aber führt gleichzeitig zu den Stoffwechselprozessen des unteren Menschen wie zu den Bewußtseinsprozessen des oberen Menschen, sie führt den Arzt zu den unteren und oberen Göttern. – Er ist der Mittler geworden zwischen dem Geist der Natur und dem des Menschen, zwischen dem Makrokosmos und dem Mikrokosmos!

Heilprozeß und Bewußtseinsentwicklung

Die zugehörigen Bewußtseinsprozesse können am besten auf der vierten Stufe erkannt werden. Der Mensch hat heute ein Spiegelbewußtsein, das heißt, sein Vorstellungsleben arbeitet normal, wenn es die Wahrnehmungsinhalte ihrer Lebendigkeit entkleidet und zum bloßen Spiegel ablähmt. Dieser Tatsache, die dem geschilderten Geschehen der ersten Phase im Stoffwechsel entspricht, trägt nun auch die Therapie Rechnung, indem sie Metallspiegel anwendet. Ohne ein gewisses künstlerisches Begreifen der Welt wird man diese Verhältnisse nicht erfassen können – so darf wohl mit Rudolf Steiner gesagt werden, da er an ähnlichen Stellen seiner Ausführungen an das künstlerische Begreifen zu appellieren pflegte. Die metallischen Spiegel kommen der Tatsache entgegen, daß der ganze Mensch Bewußtseinsgrundlage ist und daß man daher in seine verschiedenen Lebensprozesse mit Metallspiegeln eingreifen kann. Wünscht man die Wirkung stoffwechselnäher, mehr nach der Wurzel der Heilwirkungen hinzielend, so wird man ein Metallsalz, wünscht man sie mehr nach den höheren Wesensgliedern oder bewußtseinsnäher innerhalb der Lebensprozesse, so wird man einen Metallspiegel verabfolgen. Hier liegen die großen Möglichkeiten, mit der Substanz in das Seelische und Geistige des Menschen hineinzuwirken – ohne daß der Arzt ein Wort zum Kranken spricht: medikamentöse «Psychotherapie»! Das Gespräch mit dem Arzt soll damit in seiner Bedeutung nicht berührt sein.

Die dritte Stufe der Heilmittelwirkungen macht die Urbeziehungen, die vorausgesetzt wurden, ihrem inneren Wesen nach deutlich, sobald man sie im Spiegel der Bewußtseinsprozesse betrachtet. Das dem Spiegelbewußtsein der Erdenstufe vorangehende Bewußtsein war nämlich ein Bilderbewußtsein. Wir werden damit auf die zurückliegende Embryonal-Entwicklungsstufe der Erde geführt, auf den alten Mond. Das Bilderbewußtsein des Menschen von damals bestand darin, daß er bestimmte traumbilderartige Bewußtseinserlebnisse hatte, die das Äußere nicht abbildeten, wohl aber in einem gesetzmäßigen Zusammenhang mit dem Äußeren auftraten. Man kann dieses Bewußtsein daher ein symbolisches nennen. Die Bewußtseinssymbole, nach denen sich damals der Mensch richtete, sind heute ihrer Lebendigkeit entkleidet und zu bloßen Abbildern seines Spiegelbewußtseins geworden, aber in der Pflanzenwelt ist die gesetzmäßige Beziehung der Naturumgebung zum Menschen als Entwicklungsmarke festgehalten und stehengeblieben, daher man für die dritte Stufe der Heilmittelwirkungen auch den Begriff der *sinnbildlichen* oder *symbolischen Heilmittel* benutzen kann, sofern man den urbildlichen Zusammenhang zu bezeichnen wünscht. Die Pflanzenwelt wäre demgemäß als der im Erdenbereich verkörperte Mondentraum der Menschheit zu bezeichnen.

In der Reihenfolge der Bewußtseinsprozesse würde die fünfte Stufe, die der Anti-Natur, derjenigen gegenüberzustellen sein, auf der das Denken durch methodische Schulung eine erste Stufe der leibfreien Erkenntnis erreicht. Damit gehört sie auf der geistigen Seite zu jener Phase des Stoffwechsels, auf der sich die Eigennatur gegenüber der äußeren Natur mit der Herstellung der wesenseigenen Nahrungssubstanz durchgesetzt hat. Der in die Vorstellung abgestorbene Wahrnehmungsinhalt wird in der imaginativen Erkenntnis neu belebt und seinem geistigen Zusammenhang, aus dem ihn die nervenbedingte Vorstellung herausgelöst hat, wieder zurückgegeben. Die Schöpfung beginnt auf dieser Stufe noch einmal: physisch mit dem Eiweiß, geistig mit der Imagination.

Heilung als Mitte zwischen Leben und Bewußtsein Arzt und Priester

Wenn man auf diese Art die *therapeutischen Prozesse* als eine Skala der Heilfunktionen an den Lebensprozessen und den Bewußtseinsstufen des Menschen orientiert, dann stehen sie selbst in der Mitte zwischen *beiden.* Wie die Prozesse des rhythmischen Systems halten sie die Waage zwischen dem Stoffwechselsystem und dem Nervensystem. Der Arzt als Vertreter der Mitte hat den Menschen mit der Darreichung der Substanz durch das gestörte Gleichgewicht hindurchzugeleiten, um ihm zu helfen, die seinem Wesen gemäße Harmonie wieder herzustellen. Im Idealfall endigt die Heilung daher erst dann, wenn im Bewußtsein des Genesenden ein neues Licht für seinen Zukunftsweg aufleuchtet. Dieses vermag ihm vielleicht ein Stück seines Schicksalsweges aufzuhellen. Der Weg des Arztes führt demnach von der Mitte aus zur Substanz und mit ihr von unten über die Lebensprozesse, wo die Heilung wurzelt, bis zu den Bewußtseinsprozessen, wo sie von einem eigenen Neuerwerb im Denken des Genesenden besiegelt wird. Dieser Neuerwerb ist der Krankheit verdankt. Wenn es nun bei Lukas nach der Heilung eines Kranken einmal heißt: Gehe hin und zeige dich dem Priester – so bedeutet dies, daß das Priesteramt an der Stelle zu walten hat, wo der Bewußtseins-Neuerwerb stattfindet und wieder in den Lebensprozeß schicksalsgestaltend zurückgeführt wird. Die Neuorientierung der Lebensprozesse durch die Natursubstanz wird vollendet mit der Neuorientierung im Schicksal.

Auf solche Art ist es möglich, dem Arzt wieder seine Stellung im Rahmen einer uraltheiligen Ordnung zu zeigen, die ihn an den Platz neben den Priester stellt: Beide wirken an der Schicksals*synthese* (statt Analyse) mit, der eine mit der Substanz der Natur, die den Menschen vergeistigend heilt; der andere mit der Geistsubstanz, die den Menschen verkörpert. Die heilende und die heilige Substanz werden in ihrer Geistverwandtschaft erkennbar.

Ebenso wie Krankheit und Gesundheit aus dem Rhythmus des Einschlafens und Aufwachens verstanden werden, so können die Heilfunktionen aus dem Rhythmus zwischen Bewußtseinsprozessen und Lebensvorgängen begreiflicher werden.

Wer diese Gedanken in sich lebendig machen kann, wird den modernen Mitteln mit Skepsis und Sorge gegenübertreten, denn sie greifen in gleichmacherischer und daher gewalttätiger Natur in den Krankheits- und Schicksalsprozeß ein, statt ihm zu Metamorphosen zu verhelfen, zur Wandlung, in der das eigentliche Wesen des menschlichen Ich besteht. Wenn von «schädlichen Nebenwirkungen» dieser Mittel gesprochen wird, so ist auch die zuletzt charakterisierte Art zu den schädlichen Nebenwirkungen zu rechnen. Der Heilung «auf einen Schlag», wie sie Paul Ehrlich vorschwebte, möchten wir daher die differenzierte Heilung nach Art der Metamorphosen gegenüberstellen. Wenn Paul Ehrlich sagte, «wir müssen chemisch zielen lernen», so möchten wir dagegen sagen: Was wir lernen müssen, ist die Orientierung der Heilmittelprozesse an den Urgeheimnissen des Menschen, ist die Hinführung des menschlichen Geistes zum Geiste der Natur, damit die Medizin sich wieder ihres Zieles bewußt wird. Dieses zu lernen kann heute als eine Aufforderung für den Arzt gelten, damit das Heilmittel- und Arztwesen, sich an fremden Einflüssen immunisierend, seiner selbst stärker bewußt wird. Dann hätte die Gegenwartssituation, die oft so schwer zu beurteilen ist, einen guten Sinn gehabt.

Der hydraulische Widder und die Herzbewegung

*1. Maschine und Organismus**

Zur Mechanik des Widders

Ein Bach fließt zu Tal und nimmt eine frische Quelle auf. Der Mensch tritt hinzu und will die Kraft des stürzenden Baches nutzen, um die reine Quelle in sein höher gelegenes Haus zu leiten. Er trennt die beiden Gewässer und verbindet sie wieder mit einer Maschine, die das Bachwasser rhythmisch staut und das Quellwasser durch den Staudruck in die Höhe hebt. In solchem Naturrahmen und zu diesem menschlichen Zweck wurde der hydraulische Widder früher benützt. Kilometerweit konnte man damals die Schläge des Wasserhammers hören.

Der Stoßheber oder Wasserhammer, der als einfacher oder doppelter Widder technisch ausgefeilt wurde, ist von den französischen Ballonfahrern, den Brüdern Montgolfier, 1796 erfunden worden. Schmidt als erster, dann Rudolf Steiner, später Havlicek und Manteuffel verglichen ihn mit der Herzbewegung. Der von einer Membran unterteilte Widder, wie er uns nun in mehreren Modellen für Lehrzwecke zur Verfügung steht, wurde von Roland und Wolfgang Braun konstruiert und mit einer detaillierten Beschreibung versehen (Abb. 1).

Zwei voneinander durch eine Membran (M) getrennte Wasserläufe fließen. Der im Folgenden so genannte Bach- oder Wildwasserlauf wird durch ein Stoßventil (Stv) rhythmisch unterbrochen. Der dadurch entstehende Staudruck wird über die elastische Membran auf das obere im Folgenden so genannte Quellwasser übertragen, wo sich, durch Ventile gelenkt, ein Kreislauf ergibt. Die Energie, die das Ganze betreibt, ist zu suchen in dem Druckgefälle zwischen Ein- und Auslauf des Bachwassers (h). Die Energie, die den kleinen Kreislauf betreibt, entsteht aus Druckverwandlung.

* *Autor des ersten Teiles der Arbeit (S. 172 - 185) ist Friedwart Husemann.*

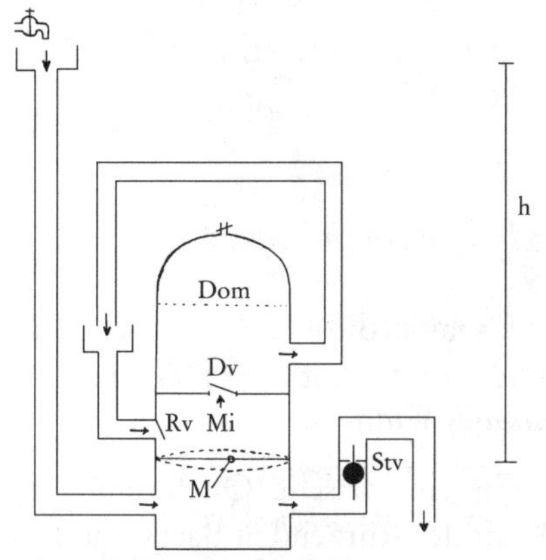

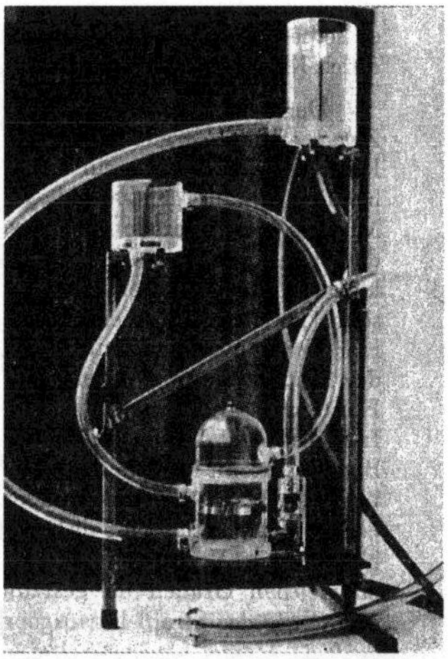

Abb. 1

Im einzelnen ergibt sich das Folgende. Das Bachwasser fließt durch das Stoßventil, reißt es mit und verschließt es; das Wasser steht still, der Staudruck wölbt die elastische Membran nach oben und gibt seine Energie als Bewegung an das Quellwasser ab. Damit wird das Bachwasser von seinem Staudruck entlastet, das Stoßventil kann durch sein Eigengewicht sich wieder öffnen, und das Spiel beginnt von neuem. Bei geschlossenem Stoßventil schwingt die Membran nach oben, das Bachwasser steht, das Quellwasser erhält aber seinen wesentlichen Bewegungsimpuls. Bei geöffnetem Stoßventil schwingt die Membran nach abwärts, das Bachwasser fließt, das Quellwasser fließt ebenfalls, aber in entgegengesetzter Richtung als vorher. Bei aufschwingender Membran fließt das Quellwasser durch das Domventil (Dv) von der Mittelkammer (Mi) in den Dom (D). Bei abschwingender Membran fließt das Quellwasser aus dem Rücklaufventil (Rv) in die Mittelkammer zurück. Rücklaufventil und Domventil verhalten sich gegensinnig, wenn das eine geöffnet ist, ist das andere geschlossen. Dadurch bleibt das Wasser in der Mittelkammer nie in Ruhe, bei herabschwingender Membran fließt es durch das Rücklaufventil ein und bei heraufschwingender Membran fließt es durch das Domventil aus. Im Dom dagegen bleibt das Wasser bei geschlossenem Domventil stehen, so wie auch das Bachwasser bei geschlossenem Stoßventil stehen bleibt und dann wieder fließt. Drei Kammern besitzt so dieser Widder. Durch die Stoßkammer entwickelt er seine Kraft. Durch den Dom erreicht er seinen Zweck. In der Mittelkammer fließt ein kontinuierlicher, rhythmischer, durch Klappen gerichteter Strom.

Statt der alten Maschine nur eine neue?

Der hydraulische Widder ist eine Maschine, die einen vom Menschen gedachten Zweck erfüllt. Vergleicht man ihn mit dem Herzen, kann man von vornherein keine Punkt-auf-Punkt-Übereinstimmung erwarten; schon deswegen nicht, weil auf lebendige Organe der Zweckbegriff nicht anwendbar ist. Die naturwissenschaftliche Medizin hat ja gerade mit Harveys Herztheorie dieses Zweckmäßigkeitsdenken auf die Spitze getrieben und das Herz für die Druck- und Saugpumpe des Blutes erklärt. Sinnige Forscher bezweifelten früher schon diese Theorie (Schmidt, Mendelssohn, Havlicek). Am entschiedensten hat Rudolf Steiner die Pumpentheorie der Herzbewegung abgelehnt.[1] Seine Schüler haben seitdem in mehreren Ansätzen mit der Blutbewegung sich befaßt (Kolisko, Paede, O. Wolff, Manteuffel, Appenzeller, Lauboeck, Basfeld). Heute wird auch innerhalb der Lehrmeinungen diese Theorie in Frage gestellt. Der Internist Paul Vogler (früher Direktor der 3. Medizinischen Klinik der Charité in Berlin) schreibt im Eingangskapitel seiner *Neuen Anthropologie* (erschienen 1972) über die Hämodynamik und erklärt Harveys Theorie als Irrtum, weil sie schon energetisch gar nicht möglich sei. Hier einige seiner Sätze, die leider Entwurf geblieben sind, da Vogler über ihrer Ausarbeitung im Jahre 1969 starb. «Wir sehen, bis zu welchen Graden im gestauten Arm bei der Venenpunktion der Venendruck steigt, wie der Strahl herausgepreßt wird, obwohl durch die Binde die Aspirationskraft des Herzens ausgeschaltet ist. Dies mag einen Begriff geben von der Vis a tergo, die hinter dem Kreislauf, hinter Herz und Gefäßen steht und sich etwa unter dem Bilde von Gebirgsbächen, die zu immer größeren Einheiten zusammenschießen, fassen läßt. Im Organismus ist das Ganze nun gesteuert.» – «Wir erkennen heute: das Herz ist wesentlich ein regulierendes Organ.» – «Sehen wir zunächst von der Angstvorstellung ab, die den Unwissenden überkommt, wenn er sich die unerhörte Leistung, die von jenem kleinen Muskelchen gefordert wird, vorstellen soll, und die einfach von ihm abfällt, wenn er die Dinge neu begreift. Kann es beliebig sein, mit welchem Modell einer lebt, mit dem mechanischen der Druck- und Saugpumpe oder mit dem beinahe pflanzlichen Modell, wie es sich in der modernen Forschung abhebt?»

Allerdings haben wir hier kein pflanzliches, sondern ebenfalls ein mechanisches Modell im Auge. Der hydraulische Widder steht aber durchaus, wie Vogler es meint, *hinter* dem Kreislauf und *hinter* Herz und Gefäßen, indem er die von Vogler genannten Gebirgsbäche rhythmisch staut; erst im Denken des Menschen kann das Stauprinzip des Widders dann auch pflanzenähnlich und lebendig werden. Die Pumpe ist draußen in der Natur und drinnen im Menschen eine Maschine; der Widder ist draußen in der Natur eine Maschine; denkt man ihn aber ins Herz hinein, *so wird er lebendig, weil er das lebendig bewegte Blut voraussetzt.* Drei Fragen sind dafür zu beantworten:

1. Welche Gründe sprechen für die Pumpentheorie?
2. Was hat Rudolf Steiner gemeint?
3. Welche Aufgabe hat das Herz wirklich?

Auch der orthodoxeste Vertreter der Pumpentheorie wird zugeben, daß sie eine Theorie, also eine Deutung von Tatsachen, nicht eine Tatsache selbst ist. Die Tatsache, die allerdings am entschiedensten für die Pumpentheorie zu sprechen scheint, ist, daß vor den Herzkammern ein geringer Blutdruck, nach den Herzkammern in Lungen- und großer Körperschlagader ein viel höherer Blutdruck zu messen ist. Was liegt näher, als dem Herzmuskel diese druckerhöhende Kraft zuzuschreiben? Jedenfalls muß jede andere Theorie den Druckunterschied vor und nach dem Herzen erklären können, denn er ist eine meßbare Tatsache.

Rudolf Steiner lehnte die Pumpentheorie ab und meinte, die Herzbewegung würde mechanisch zunächst dem hydraulischen Widder entsprechen. Auch von Schülern Rudolf Steiners wird die Ansicht vertreten, Rudolf Steiner habe hauptsächlich die *Ventil*-Pumpe, nicht aber das pumpende Prinzip abgelehnt. Andere Schüler Rudolf Steiners deuten seine Herzanschauung so: er habe diese nicht physisch gemeint. Im Laufe dieser Darstellung wird sich zeigen, daß solche Deutungen nicht richtig sind. Rudolf Steiner lehnte deswegen die Pumpe ab, weil er meinte, daß das Blut nicht durch das Herz bewegt wird. Das Herz war ihm auf keinen Fall der Motor der Blutbewegung, sondern ein Stauorgan des Blutes.

Welche Kräfte das Blut bewegen, hat Rudolf Steiner in sehr verschiedener Art dargestellt. So eindeutig seine Aussagen darüber sind, daß das Blut nicht vom Herzen bewegt wird, so vielseitig und umfassend hat er die Kräfte benannt, die das Blut bewegen. Den hydraulischen Widder gab Rudolf Steiner als Modell der Herzbewegung nicht an, damit anstelle der alten eine neue Maschine in den Thorax hinein gedacht werden soll, sondern weil der Widder draußen in der Natur in eine bereits strömende Flüssigkeit versetzt ist, die er als Apparat in rhythmische, aufsteigende Strömung wandelt. Das Herz wird bewegt vom Blut so wie der Widder vom Wildwasser. Nur deswegen ist der Widder das geeignete mechanische Herzmodell, weil er die Eigenbeweglichkeit des Blutes voraussetzt und damit gerade antimechanische Kräfte, die wir uns noch schwer vorstellen können.

Widderbewegung und Herzbewegung

Es seien nun zuerst der Widder und die Herzbewegung betrachtet; dann erst werden wir die dritte Frage, welche Aufgabe das Herz in Wirklichkeit hat, beantworten können.

Wir haben es zu tun mit Wasser von zweierlei Qualität: zum einen dem frischen Quellwasser, zum anderen dem zum Trinken nicht geeigneten Bachwasser. Auch das Blut hat zweierlei Qualität: sauerstoffreiches, lebenbringendes, man kann sagen frisches, arterielles Blut und kohlensäurereiches, der Erneuerung bedürftiges venöses Blut. Wie die Widdermembran Quellwasser vom Bachwasser trennt, so trennen die Vorhof- und Kammerscheidewand arterielles und venöses Blut.

Umgekehrt stellt sich die Sache dar, wenn man beide Wasserströme vom Druck her betrachtet. Der bewegende Druck entsteht durch das Stoßventil im Bachwasser, hier ist der Druck größer als im Quellwasser. Das Bachwasser kann als Hochdruck-, das Quellwasser als Niederdrucksystem bezeichnet werden. Im Menschen fließt das arterielle Blut im Hochdrucksystem, das venöse im Niederdrucksystem. (Was wir am Arm als Blutdruck messen, bezieht sich auf den Druck im arteriellen System.)

Es ergibt sich also eine umgekehrte Zuordnung, je nachdem, ob man nach der Wasserqualität oder nach dem Druck Widder und Herz miteinander vergleicht. In beiden Fällen jedoch bleibt die Membran als Trennendes den Herzscheidewänden zugeordnet.

Herzscheidewände

Bachwasser venöses Blut	Quellwasser arterielles Blut	Qualität
Niederdruck Quellwasser	Hochdruck Bachwasser	Druck

Widdermembran

Wieder eine andere Korrelation ergibt sich, wenn wir den Kreislauf betrachten. Der Quellkreislauf des Widders ist leicht zu überschauen. Der Bachwasserkreislauf schließt sich erst, wenn wir Bach, Fluß, Strom und Meer in ihrem Verdunsten zu Wolken verfolgen. Die Wärmekraft der Sonne hebt dabei das Wasser als Dampf empor. Wetter und Wind tragen die Wolken zurück ans Land und dessen Gebirge, wo es als Schnee oder Regen fällt und in Gletschern oder Flüssen wieder zu Tale fließt. Auch der Widder wirkt so in einem großen und kleinen Kreislauf wie das Herz im Warmblüterorganismus. Die Widdermembran erhält dadurch eine andere Bedeutung; man erkennt ihre den großen und kleinen Kreislauf vermittelnde Funktion, die sie im Widder durch ihr elastisches Auf- und Niederschwingen erfüllt.

Im Herzen wäre dies die Ventilebene, die mit jeder Herzaktion auf- und niederschwingt, während das Herz als Ganzes ziemlich ruhig bleibt. Durch dieses Schwingen der Ventilebene fließt das Blut vom großen zum kleinen und vom kleinen zum großen Kreislauf. Als Ventilebene bezeichnet man die beide Herzkammern abschließenden Klappen, die alle vier etwa in einer Ebene dicht nebeneinander liegen (Abb. 2).

Rechtes Herz (Tricuspidalklappe und Pulmonalklappe) und linkes Herz (Mitralklappe und Aortenklappe) sind ineinander verschlungen, so daß die Aortenklappe zentral zu liegen kommt und ihre drei Taschenklappenränder jeweils sternförmig zu den anderen drei Geschwistern zeigen. Blutdurchströmt und rhythmisch durchlässig, auf- und niederschwingend muß man sich diese Ebene vorstellen.

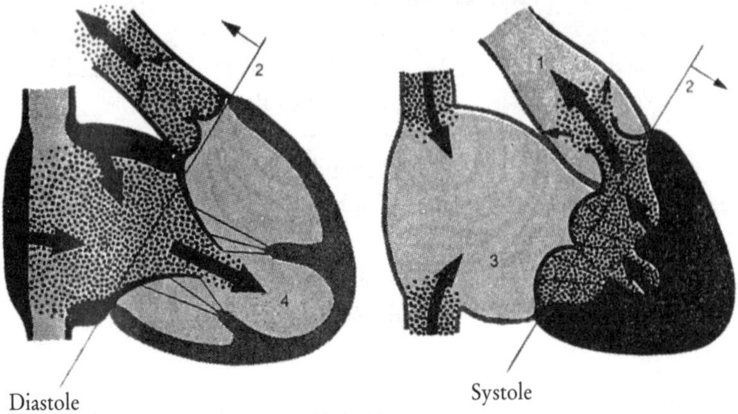

Schwingende Ventilebene (nach Leonhardt)

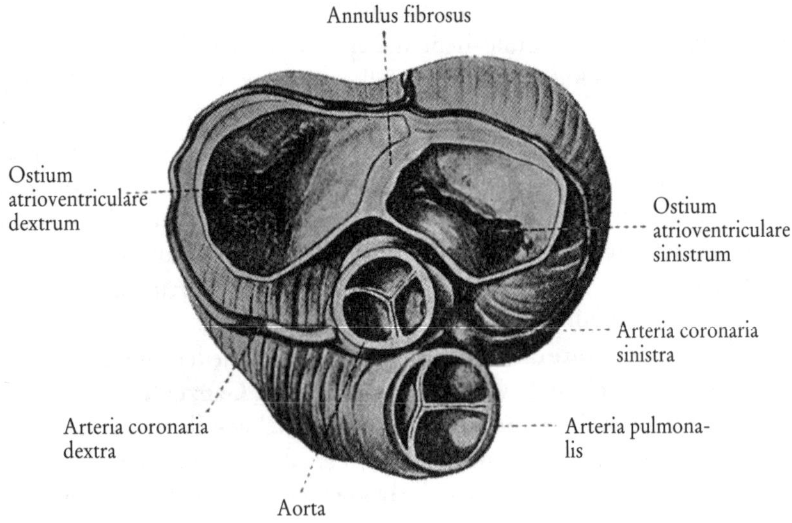

Abb. 2: Ventilebene des Herzens mit den Ostia arteriosa und Ostia venosa. Die ventrale Herzfläche schaut nach unten. Die Vorhöfe sind abgetragen, die vier Ostien mit den Segel- und Taschenklappen freiliegend. (Präparat der Anatomie Heidelberg, von Göppert, publiziert in «Blutgefäßsystem» 1913, Gegenbaur-Fürbringer, Lehrb. d. Anat., Bd. 3, Lief. I.)

Daß hier rechtes und linkes Herz, großer und kleiner Kreislauf ineinander verschlungen sind, sieht man nicht auf den ersten Blick; man sieht es, wenn man nicht von oben auf das Herz, sondern von unten auf dessen Spitze blickt, wo ein wunderbarer in sich verschlungener Wirbel von Muskelfasern sich zeigt:

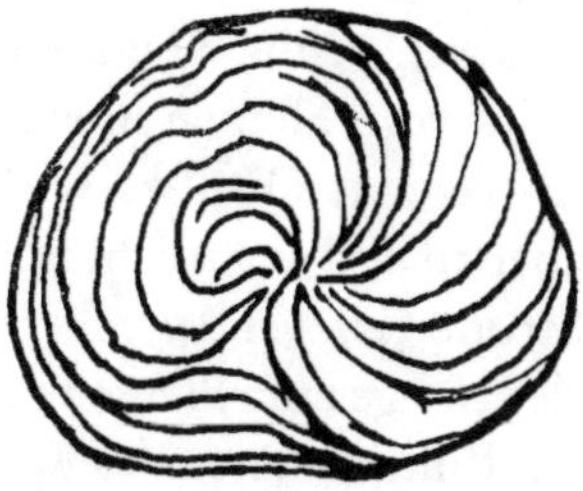

Abb. 3: Herzspitze von unten (nach Leonhardt)

An der Herzspitze, wo das Gegenteil von Durchlässigkeit ist, wo vielmehr die Blutströme umkehren müssen, sehen wir als Gegenbild der Ventilebene ein in die Muskelfasern geronnenes Bild der Herzfunktion. Die Klappen sind entweder offen oder geschlossen, der Herzmuskel ist für das Blut in dieser Form undurchlässig, aber so gebaut, daß durch ihn das ankommende Blut umkehren und danach weiterfließen kann:

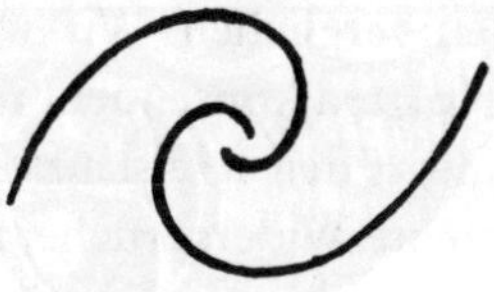

Abb. 4

Im Herzen ist die Ventilebene zwar schwingend, aber für das Blut vom großen zum kleinen Kreislauf und vom kleinen zum großen Kreislauf durchlässig. Im Widder schwingt ebenfalls eine Membran, aber sie ist undurchlässig. Wenn man den Widder im großen Naturkreislauf sieht, wäre das Bachwasser bis zum Meer hin arteriell, der Blutdruck hätte sein Korrelat im Höhenunterschied zwischen Gebirge und Meeresspiegel. Venös würde das Wasser, wenn es durch die

Sonnenwärme zu Wolken verdunstet. Der Wind treibt dann die Wolken an Land, wo sie als Regen wieder die arterielle Richtung nehmen. Durchaus entsprechend begegnet das venöse Blut in der Lunge der Luft des Erdenumkreises und steigt als arterielles Blut wieder in den Körper hinab und zum Gehirn hinauf. Entsprechendes gilt für den kleinen Widderkreislauf. Das aufsteigende Quellwasser hat höheren Druck, ist somit arteriell, steigt aber auf und ist somit, verglichen mit dem großen Widderkreislauf, venös. Ganz entsprechend fließt im Menschen das venöse Blut vom Herzen in einer Arterie zur Lunge (Lungenarterie). Das absteigende Quellwasser hat niedrigen Druck, ist somit venös, steigt aber ab und entspricht im großen Kreislauf dadurch dem arteriellen Strom. Ganz entsprechend fließt im Menschen das arterielle Blut von der Lunge zum Herzen in einer Vene (Lungenvene). Die verschiedenen Blutqualitäten des Menschen erscheinen in den Widderkreisläufen als zur Erde hinabfließendes, der Schwerkraft gehorchendes «arterielles» Wasser und als die Schwerkraft überwindendes «venöses» Wasser. Das Herz selbst verhält sich zu den Blutqualitäten wie die Sonnenwärme zum Meer und den Wolken oder wie das Sonnenlicht zum Regen und den Flüssen.

Mechanik und Leben

Von drei verschiedenen Gesichtspunkten aus wurde der hydraulische Widder mit dem Herzen verglichen. Wir wählten die Qualität als Ausgangspunkt und verfolgten konsequent in der weiteren Betrachtung den Druck und zuletzt den Kreislauf. Logisch ergaben sich in bezug auf einzelne Elemente Widersprüche, angeschaut jedoch werden diese Widersprüche gerade zum lebendigen Begriff der Sache. Was die Membran des Widders bedeutet, ist eben mit einem Wort nicht zu sagen, sie *ist* Scheidewand, aber nur, wenn man Druck oder Qualität betrachtet; sie *ist* Ventilebene, aber nur, wenn man die Kreisläufe betrachtet. So erst, wenn die Elemente des Widders gleichsam im Denken lebendig geworden sind, dürfen sie auf das Herz angewandt werden. Der Widder ist eine tote Maschine, das Herz ein lebendiges Organ. Dadurch wird der tote Widder lebendig, daß seine verschiedenen Elemente einer höheren, organischen Ordnung sich fügen und seine mechanische Ordnung zerfällt. Draußen in der Na-

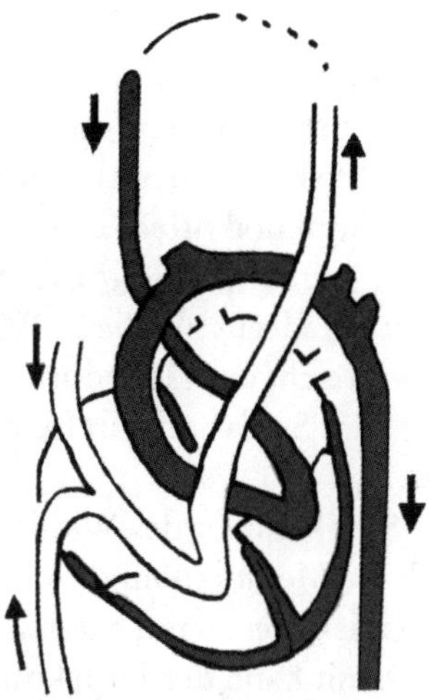

Abb. 5 untere Hohlvene Aorta

tur kann der Widder nur mechanisch funktionieren, drinnen im Organismus verstehen wir durch ihn in lebendiger Weise die Herzbewegung. Im Widder ist die Membran erstens trennend, zweitens schwingend. Im Herzen sind diese beiden Funktionen auseinander gelegt worden; die Ventilebene schwingt und ist durchlässig für die einzelnen Blutströme; die Herzscheidewände trennen beide Blutqualitäten. Ventilebene und Herzscheidewände stehen senkrecht in Kreuzform aufeinander. Todesblut und Lebensblut müssen getrennt sein, aber das Kreuz des Rhythmus verbindet beide zu Höherem.

Fahren wir weiter fort. Wie ist die Druckentstehung durch das Stoßventil zu erklären? Insofern als vor und hinter jeder Herzklappe ein Druckunterschied herrscht, kann das Stoßventil mit der Gesamtheit der Herzklappen verglichen werden; da diese aber wechselsinnig geöffnet und geschlossen sind und zudem an ihnen kein Staudruck entsteht, führt dieser Vergleich nicht weiter. Wirklichkeitsgemäßer ist, den durch das Stoßventil bewirkten Stillstand des Wassers, die Impuls-Umkehr ins Auge zu fassen. Das Blut kehrt im Herzen um (Abb. 5). Zwischen Ein- und Ausflußbahn der Herzkammern liegt die Impuls-Umkehr, der wir morphologisch im Bild der Herzspitze schon begegneten.

Mit den eigentlichen Herzklappen kann man nur die zwei Widderventile vergleichen, die im Quellwasser sind. Das Stoßventil entspricht der Herzkammermuskulatur. Wie das Stoßventil an seinen Rahmen, so prallt das Blut an den Kammerwänden an. Das Stoßventil im Widder öffnet und schließt sich, die Herzmuskulatur dagegen dehnt sich aus und zieht sich wieder zusammen, sie ist nach außen geschlossen und innen hohl und offen. Der ganze Blutstrom kann so im Herzen umkehren, während am Stoßventil nur der Druck umkehrt, das Wasser aber geradeaus ausfließt. Was das Stoßventil durch den Wasserstopp, das erreicht das Herz durch die Blutumkehr. Dabei sei daran erinnert, daß das Stoßventil ein Eigengewicht hat, wodurch es sich wieder öffnet.

Man stelle sich die Stoßkammer des Widders elastisch umhüllt vor und nach oben durch die Membran hindurch in rhythmischer Wechselwirkung mit den Kreisläufen, dann hat man ein hinreichendes Bild der Herzkammern. Damit kann der Druckunterschied vor und nach dem Herzen erklärt werden, der das Hauptargument für die Pumpentheorie ist. Wie das Stoßventil Bewegungsenergie in Druckenergie wandelt, so entsteht durch die Staukraft der Herzkammern im selbstbewegten Blut nach dessen Umkehr ein höherer Druck als vorher. Das Herz selbst trägt zu dieser Druckerhöhung des umgekehrten Blutstromes nur soviel bei, wie im Widder das Stoßventil Eigengewicht besitzt. Es hat somit unsere Widdertheorie der Herzbewegung auch ihre härteste Probe bestanden und den Druckunterschied vor und nach dem Herzen erklärt. Aber nicht nur in unserem Modell das Stoßventil, das Herz selbst hat ein charakteristisches Eigengewicht, das bis zu einer kritischen Grenze nicht überschritten werden darf, sonst verlangsamt sich der Blutstrom, und das klinische Bild der Herzinsuffizienz tritt auf. Das einzig wirklich Mechanische am Herzen ist sein Eigengewicht, wodurch es den Blutstrom stauen kann, durch dessen Überwiegen es aber auch erkranken kann.

Die Ursache der Blutbewegung

Weiter interessiert die Frage nach der Ursache der Blutbewegung. Energetische Ursache im Widder ist die Niveaudifferenz zwischen einfließendem und ausfließendem Bachwasser (Abb. 1, h, S. 173). Kosmisch gesehen muß die Sonnenwärme, die das Meer zu Wolken emporsteigen läßt, als Ursache genannt werden; denn das zu Tale fließende Wasser mußte ja durch diese Energie erst hochgehoben werden. Bergab fließend folgt das Wasser der Schwerkraft, aber nur deswegen, weil es vorher gegen die Schwerkraft gehoben worden war. Schwerekräfte *und* antigrave Kräfte, die den Widder bewegen, muß man sich metamorphosiert im Blute vorstellen.

Organische Niveaudifferenzen von der Spannung, wie sie zwischen Wasser und Sonne herrschen, muß man sich als Ursache der Blutbewegung vorstellen. Rudolf Steiner selbst nannte unter anderem arterielles und venöses Blut, Lunge und Leber, oberen und unteren Menschen, Stoff und Geist, physischen Druck und geistigen Sog und einen physisch-geistigen Wärmewirbel, auf den wir am Schluß noch zurückkommen. Es handelt sich also nicht nur um verschiedene sichtbare Pole wie etwa arteriell und venös, Lunge und Leber, sondern sogar um Stoff überhaupt und Geist überhaupt, also weitgespannte Gegensätze in verschieden gestufter Offenbarung. Dafür ein Bild ist die Niveaudifferenz des Bachwassers, die wir als Höhe h sichtbar vor uns haben, in deren Hintergrund unsichtbar aber die Sonnenwärme und die Erdenschwere wirken.

Als letzten Punkt wollen wir nochmals betrachten, daß der Widder in eine bereits fließende Strömung gesetzt ist. So beweist der Widder selbstverständlich nicht die Eigenbeweglichkeit des Blutes, aber er drückt sie aus. Der Widder zeigt, wie aus einem gleichmäßigen Flüssigkeitsstrom Rhythmus, Druckunterschied und Kreisläufe entstehen können. In der Mittelkammer des Widders ist ein Bild des gleichmäßig, aber rhythmisch durch Klappen gelenkten Flüssigkeitsstromes gegeben. Wenn die Membran herabschwingt, fließt Wasser durch das Rücklaufventil ein; wenn sie heraufschwingt, fließt Wasser in anderer Richtung durch das Domventil wieder aus. Das Wasser kommt hier nie zum Stillstand, ändert aber doch seine Richtung wie im Herzen. Es sind in der Mittelkammer beide Aspekte der Blutbewegung *zugleich* verwirklicht: rhythmische Unterbrechung wie im Herzen und kontinuierlicher Fluß wie in den kleinsten Blutgefäßen (Kapillaren). Was so mechanisch nur in einer Kammer vor sich gehen kann, die von zwei anderen umschlossen ist, dem Dom und der Stoßkammer, das stelle man sich im Organismus getrennt vor in rhythmisches Kreislaufzentrum und

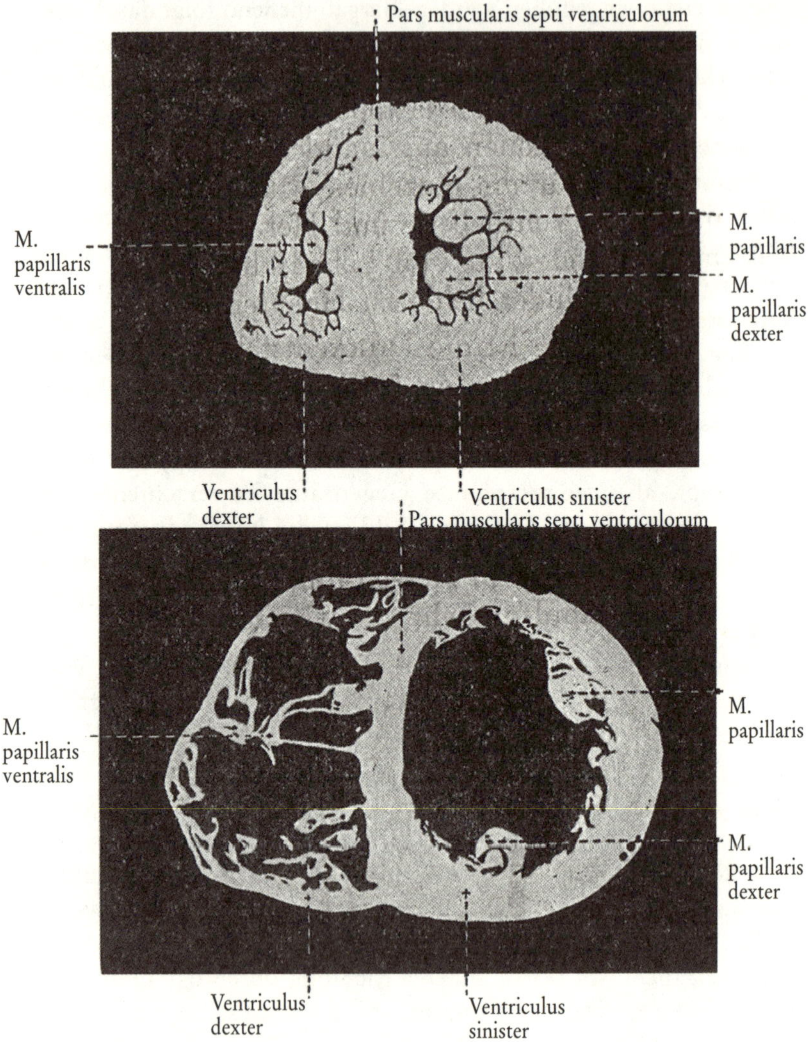

Abb. 6: Durchschnitte zweier Herzen zwischen basalem und mittlerem Drittel der Kammer, senkrecht zur Längsachse, von der Gegend der Spitze aus gesehen. Oberes Herz in Systole, unteres in Diastole fixiert. (Nach L. v. Krehl.)

kontinuierliche Kreislaufperipherie. Hierin liegt dann einer der möglichen bildhaften Beweise für die Eigenbeweglichkeit des Blutes.

Um nun die wirkliche Aufgabe des Herzens zu begreifen, wollen wir – vom Widder aus gesehen – noch einen Schritt weiter in die Natur gehen und die Gebirgsbäche, die Paul Vogler hinter dem Kreislauf und hinter Herz und Gefäßen gesehen hat, einmal selbst aufsuchen.

Was wir in der Natur beobachten soll sich schrittweise mit den menschlichen Phänomenen begegnen und durchdringen, so daß wir vergleichen und unterscheiden können. In der Natur sind Ströme und Flüsse vorhanden. Wir gehen zu ihnen hinaus.

*2. Organismus und Natur**

Donauversickerung und Aachquelle

Brigach und Breg fließen bei Donaueschingen (690 m ü. M.) zur Donau zusammen. Ihr Weg bis zum Schwarzen Meer ist etwa 3.000 km lang. Die Stromrichtung ist nach Osten und Südosten.

Der Rhein entspringt in einem Karsee in 2.345 m Höhe, dem Tomasee, 11 km vom St. Gotthard entfernt. Die Stromrichtungen wechseln: bis Chur nach Osten, hier wird er durch das erste Knie nach Norden gelenkt, fließt durch den Bodensee, dann weiter in westlicher Richtung, bis er in Basel sich endgültig für den Nordwesten entscheidet (zweites Knie). Sein Weg bis zur Mündung im Atlantik ist 1225 km lang. Der Rhein umfließt in seinem zweiten Knie in Basel das Gebirge des alten Donauursprungs auf dem Feldberggletscher und die neuen Ursprünge in einem großen Bogen um den Schwarzwald herum. Die Mündungen liegen in entgegengesetzter Richtung mehr als 3500 km voneinander entfernt, aber bei Tuttlingen fließen sie einander entgegen und 25 km aneinander vorbei, das ist die Gegend des Rheinfalls und der Donauversickerung oder Donau-Rheinvermischung. Da hat die Natur das Schauspiel einer Flußbegegnung entwickelt, in der beide ein natür-

* *Verfasser ab hier bis zum Ende: Gisbert Husemann*

liches Gefüge bilden, wodurch die Donau zum Rhein abgewendet oder umgeschaltet wird: Donauversickerung und Aachtopf. Man muß das Ganze, eigentlich Europa, ins Auge fassen, um diesen Vorgang zu sehen (Abb. 7).

Im einzelnen beobachten wir das Folgende. Im klüftigen, löcherigen Kalk und Dolomit des oberen Jura sickert Regenwasser in die Tiefe, an den Schichten delta und epsilon wird es gestaut, im Gebirge bildet sich der Karstwasserspiegel, ein unterirdischer Quellhorizont (Abb. 8 und 9).

Der Wasserspiegel ist keine einheitliche Fläche wie die des Grundwassers. Nur in den Klüften steht das Wasser, das in einzelnen Hohlräumen nach dem Gesetz der kommunizierenden Röhren eine Wasserfläche bildet. An den Stellen, wo die Landoberfläche den Karstwasserspiegel schneidet, haben Flüsse dauernd fließendes Wasser, Quellen sprudeln hervor. Liegt der Wasserspiegel tiefer, dann versikkert alles Wasser. In Regenzeiten steigt der Spiegel, sonst trockene Täler führen plötzlich Wasser, wie es im Sommer 1965 auf der Alb der Fall war. Da viel Regen die Ernte vernichten und ein Hungerjahr bedingen konnte, nannte der Bauer die laufenden Trockentäler Hungerbrunnen. Der Wasserspiegel schwankt als Spiegel der meteorologischen Umkreisprozesse auf und ab.

Bei Tuttlingen-Immendingen liegt der Karstwasserspiegel einige Meter unter dem Donaubett. Dort sieht man, wie das Donauwasser in strudelnden Trichtern verschwindet und von kalkigen Klüften angesaugt dem Karstwasserspiegel zufließt (Abb. 9).

Die Donau versitzt in den Schichten des Weißjura beta. Darüber liegen die gamma-Schichten. Sie stauen das Donauwasser und setzen es unter Druck. An verschiedenen Stellen durchbricht es die stauende Schicht (gamma) und vermischt sich mit dem Karstwassersystem, das in delta, epsilon und zeta darüber liegt. Damit tritt das Wasser der Donau, nachdem es die Albschichten von unten nach oben durchstiegen und sich mit dem Quellnetz des Karstwassers vermischt hat, in der Aachquelle wieder aus, fließt als Aach südwärts, bei Radolfzell in den Bodensee und damit in den Rhein. Die Aachquelle ist die größte Quelle Deutschlands mit durchschnittlich 10.000 Liter/sec.

In trockenen Sommern versitzt die Donau vollständig, im Mittel versickern 7 m^3/sec. Das unterirdische Gefälle von den Versickerungsstellen bis zum Aachtopf beträgt 181 m auf eine Länge von 11,7 km

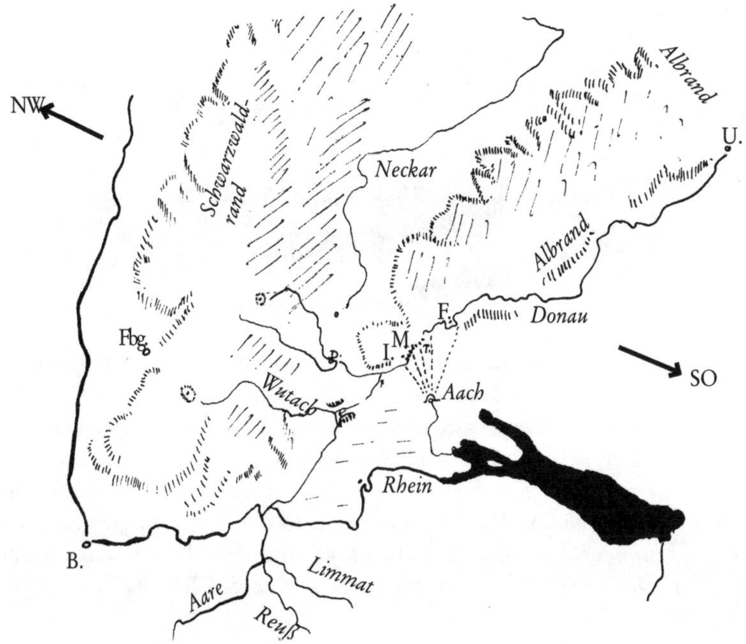

Abb. 7: Skizze der Rhein-Donau-Landschaft

strichliert: Donauversickerung

F.	*= Friedingen*	*B.*	*= Basel*
T.	*= Tuttlingen*	*F.*	*= Freiburg*
M.	*= Möhringen*	*U.*	*= Ulm*
I.	*= Immendingen*	*Sch.*	*= Schaffhausen*
D.	*= Donaueschingen*	*Schw.*	*= Schwenningen*

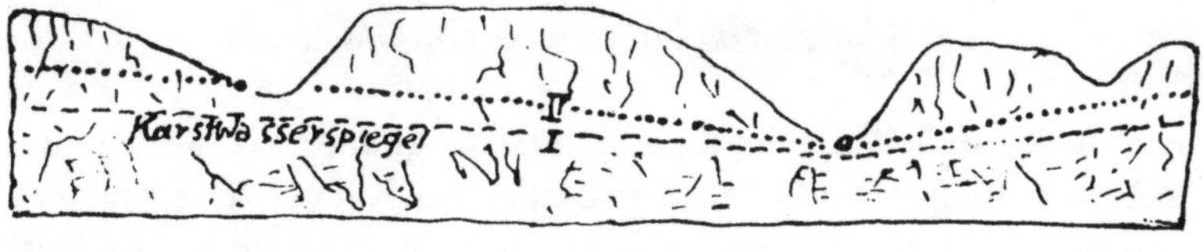

Abb. 8: Karstwasserspiegel. Bei I tiefster, bei II höchster Stand. (nach G. Wagner)

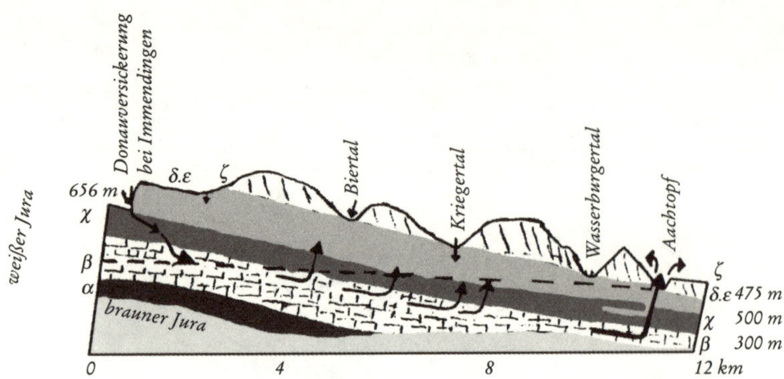

Abb. 9: Skizze der Donauversickerung bei Immendingen. – Karstwasserspiegel (G. Wagner). – Das Wasser sinkt in der Schicht Weiß-β zum Karstwasserspiegel; weiter südöstlich dringt es durch Öffnungen in Weiß-χ wieder empor, es tritt in das Karstwasser über, das durch die Trockentäler Biertal, Kriegertal, Wasserburgerstal in Weiß-δ und ε einsickert. Bei steigendem Wasserspiegel könnte das Wasserburgerstal zum Hungerbrunnental werden. Im Aachtopf tritt das Donauwasser unter Druck wieder aus, fließt in den Bodensee und in den Rhein.

Luftlinie mit der Durchflußgeschwindigkeit von 2,7 bis 5,4 cm/sec. Der oberirdische Weg der Donau von Immendingen (656 m) bis zu der dem Aachtopf entsprechenden Höhe von 475 m ist 160 km lang, sie wird von der Donau erst bei Ulm erreicht; erst da liegt das Flußbett der Donau in der Höhe der Aachquelle. Das stärkere Gefälle muß zugunsten des Rheins entscheiden. Die Aachquelle hat eine Schüttung von 1,3 bis 24,8 m^3/sec. Die Donau bezieht aus ihrem gesamten Einzugsgebiet 20 m^3/sec. im Mittel. Aber ihr Einzugsgebiet wurde durch den Rhein stark beschnitten. Die Donau wird abgebaut ohne Regeneration.

Zur Flußgeschichte von Rhein und Donau

Ein Blick auf die Geschichte der Donau zeigt diese Verhältnisse und ihre Beziehungen zu anderen Strömen, zur Rhône, Aare und zum Rhein, noch deutlicher. Die Urdonau war ein Strom im frühen Tertiär, jenem Erdzeitalter, das die Erde mit den Eiszeiten überzogen hat, das Zeitalter der Sintflut. Damals bestand die Donau in einem großen

Flußnetz, dem die Reuß aber auch die Aare zuflossen. Später zur Rhône fließendes Wasser floß damals noch in die Donau. Die Urdonau reichte von Genf bis Wien. All diese Ströme bildeten ein geologisches «Makrokapillarnetz» mit der Aare-Donau als Sammelader, die im Wiener Becken mündete. Der Donaulauf war also kürzer, das Gefälle gering, die Talaue breiter mit flachem, weitem Querschnitt. Und so, wie sich in der Embryologie alle Gefäße aus einem ursprünglichen Kapillarnetz bilden, so sonderten sich mit der Heraushebung des Schwarzwaldes und der Alpen und der Versenkung des Rheintals die einzelnen Flußadern als eigene Gebilde heraus, trennten sich aus dem Ursprungsnetz, in dem sie vereinigt waren, und wurden selbständige Flüsse. Zwischen dem heutigen Rhein, der Rhône und Donau traten immer deutlichere Wasserscheiden auf.

Die Donau bekam ein vertiefteres Bett, sie fließt wie von jeher nach Osten. Dies ist die alte europäische Flußrichtung. Die Donau fließt zu den Illyrern, der Völkerwiege der vorderasiatischen Kulturen. Die Rhône nahm den Weg durch die burgundische Pforte, sie fließt zu den Kelten, und der Rhein kehrte sich mit dem Einbruch des Rheingrabens nach Nord-Westen zu den Germanen. In der Tat, in den Stromrichtungen spricht etwas wie eine Vorahnung späterer Völkerbeziehungen. Der Rheinstrom entstand als letzter, jüngster Sproß aus dem alten Stromnetz. Der Rheintalgraben sinkt erst im Tertiär ganz ein. Dadurch war es ihm möglich, nicht nur die Aare und Reuß, sondern auch die Wutach zu sich abzulenken, die in einer Zwischenzeit als Feldberg-Donau Quellfluß der Donau gewesen war. Wie mit dem Schwert konnte der Rhein hier durch sein stärkeres Gefälle der Donau das Haupt abschlagen. Nach der Aare-Donau und Wutach- oder Feldberg-Donau wurden Brigach und Breg in dritter Generation zu den Quellflüssen der Donau. Die Donau ist der ältere Strom, und sie zeigt deutlich Alterserscheinungen. Sie versickert im Kalkgebirge, und da wirkt nun zwischen dem jüngeren Rhein und der alten Donau die Höhendifferenz. Donauwasser benutzt eine leitende Kalkschicht, die es ansaugt, an einer darüberliegenden Schicht wird das Wasser unter Druck gesetzt und artesisch gespannt, an geeigneten Stellen tritt es wie durch Ventile hindurch, nimmt Quellwasser mit und tritt als Rheinzufluß wieder an den Tag. Hier wird die Donau in den Rhein verwandelt – hätte nicht Goethe so sagen können? Wenige Kilometer entfernt kam er auf dem Wege Tübingen,

Tuttlingen, Singen, Schaffhausen auf der Schweizerreise 1797 hier vorbei. 17. 9. Tuttlingen: «Der Nebel sank in das Donautal, das wie ein großer See, wie eine überschneite Fläche aussah, indem die Masse ganz horizontal und mit unmerklichen Erhöhungen niedersank. Oben war der Himmel völlig rein.» Bei Haltingen (Bodensee) bemerkt der Reisende, daß die Wasser nach dem Rhein zu fallen, und schreibt: «Hier, wie schon drüben über der Donau, sieht man viele abgerundete Geschiebe, aber alles Kalk, wie die Felsen selbst. Man denkt sich, wie durch die ehemaligen Brandungen, Meeresströme und Strudel die losgewordenen Teile der Gebirge an ihrem Fuße abgerundet wurden.» Er sah die alten Schotter, Gerölle und Moränen und stellte sich den früheren Zustand eines Stromes vor, wie die Geologen ihn an eben denselben Geschieben bis in die Einzelheiten rekonstruiert haben (Molasse, Juranagelfluh, Graupensandrinne).

Das Herzorgan in der Landschaft

Wenn wir uns den Umschaltvorgang zwischen beiden Strömen mechanisch vervollkommnet vorstellen, dann ist es der Apparat, der mit der Höhendifferenz einen fallenden Wasserlauf unter Druckentwicklung in eine andere Richtung stößt, indem er den fallenden Zustrom staut und mit Ventilen reguliert: der hydraulische Widder.

Wenn wir aber die Stromgeschichte als Teil der Erdgeschichte berücksichtigen, dann bekommt die Begegnung zwischen beiden Strömen Eigenschaften von Lebensvorgängen; denn die Donau hat viel Wasser hergeben müssen, sie stirbt von den alten Quell- und Zuflußgebieten her ab. Überall ist der Rhein der Stärkere. Der steile Nordrand der Alb ist vom Rhein und seinen Vasallen, besonders dem Neckar, herausplastiziert worden. Die Stromgeschwindigkeit des Rheins ist viermal schneller als die der Donau. Die *Donau* lebt im Stadium der langsamen *Involution*, der *Rhein* entfaltet sich immer mehr und reißt immer mehr Wasser an sich, das zur Donau geflossen ist. Er strömt einer schnelleren *Evolution* entgegen.

Der *Mensch* der nachatlantischen Kulturen wurde aus seinem Inneren schöpferisch an den Ufern der großen Ströme. Ganges, Euphrat und Tigris, Nil, Skamander, Tiber, Seine und Themse! Es ist, als ob die Ströme das Schicksal der Menschen herangetragen hätten.

Nachdem der Rhein, auf die Donau zufließend, ihr ähnlich wird in der weiten Fläche des Bodensees, stürzen seine Wassermassen gleich darauf donnernd in tosenden Wirbeln über eine Steilkante hinab: der Rheinfall. Was liegt diesem Naturdrama zugrunde? Der heutige Rhein hat nach der letzten Eiszeit die Molasse-Schotter weggegraben und dadurch, immer tiefer dringend, die steile Uferkante eines viel älteren Rheinbettes freigelegt. Er stürzt also plötzlich in die Spuren seiner eigenen Wege aus einem früheren Rheinbett. Bodensee-Diastole und Rheinfall-Systole erklingen in dem gestauten Donner eines Erden- und Wasserschlages. Die Stromgeschichte der beiden großen europäischen Ströme kann, mit dem Herzen angeschaut, zum Naturbild und zum Gleichnis für das Menschenherz werden, das geistig die Schicksalswege der Menschen in sich birgt. In den Venen und Arterien sind zwei polare Stromrichtungen gegeben; in der einen Richtung tragen wir das absterbende, in der anderen das aufbauende Leben, die langsamere und die schnellere Stromrichtung in uns. Im Herzen berühren sich die Strömungen, sie werden gestaut, sie treten durch eine Schicht mit Öffnungen hindurch, die Herzklappen, Sog und Druck tritt auf, und die Ströme trennen sich wieder. Ja, wenn man die Geschwindigkeit als Maßstab nimmt, dann könnte man sagen: Die Donau wird zum Rhein hin arterialisiert; denn er fließt ja viermal so schnell. Abgesehen davon, daß das Wasser im Kalk mehr Kohlensäure und bei stärkerer Bewegung im Rhein mehr Sauerstoff enthält. Der Rhein dagegen wird in Donaunähe ihr verwandt und bildet in einem großen Becken den weiten, ebenen Bodensee, wo das Wasser kaum ein Gefälle hat.

In der Begegnung von Rhein und Donau hat die Natur zwei Ströme vereint und entzweit, wir können Systole und Diastole, wir können das Herzmotiv wiedererkennen. Es ist aus einer weit zurückreichenden Geschichte entstanden und in die Landschaft eines Kontinents eingefügt. Die Erde trägt solche Züge an sich, die von Ferne das Menschliche sehen lassen. An Mitteleuropas größter Quelle, der Aachquelle, wird von der Natur der Organtypus des Herzens am Tageslicht offenbar gemacht. Man könnte von einem landschaftlichen Urphänomen Mitteleuropas sprechen. Organisch ist es auch insofern herzähnlich, als die Stromrichtungen lange Zeit vorher bestanden haben, bis «der Widder» eingebaut wurde.

Mensch und Erde haben sich selbst in entgegengesetzter Richtung entwickelt und voneinander getrennt. Die Erde ist im Absterben; der

Mensch hat sie bislang vorzugsweise zerstört, er muß lernen, ihr schöpferisch zu begegnen. An ihrer Vergangenheit kann er sich für die Zukunft besinnen: das Miteinander. So lernen wir allmählich wiederum geophysiologisch, was uns geistig gerade aus den Mysterien Europas wohlbekannt ist: Die Menschenerkenntnis wird zur Welterkennntis, die Erkenntnis der Welt schwingt zur Menschenerkenntnis zurück. Welt- und Menschenerkenntnis erhellen und steigern sich gegenseitig.

3. Der Wärmesinn und der Tastsinn im Herzen

Ohne die Sonnenwärme, die das Wasser zu den Gebirgen emporhebt, könnte kein Fluß bergab fließen. Und ebenso, wenn die Wolken sich nicht abkühlen würden, kein Wasser würde unsere Erde erreichen. Das Naturphänomen zwischen Rhein und Donau muß man sich wirklichkeitsgemäß so verursacht denken, daß Schwerekräfte der Erde den antigraven Kräften der Sonne gegenüberstehen und durch die Wärme vermittelt werden. Damit ist die Wärme als zentrales Mittel der irdischen und kosmischen Wasserbewegung ins Auge gefaßt. Die Wärme nimmt zwischen den (systolischen) verdichtenden Erdenprozessen und den (diastolischen) zerstreuenden Umkreiskräften eine Mittelstellung ein. Und es ist nun die Frage: Hat denn die Wärme auch etwas mit dem Herzen zu tun?

In der Evolution spiegelt sich die zunehmende Eigenwärme der Wesen am Herzen wider. Während die Amphibienherzen nur getrennte Vorhöfe aufweisen, wird die Kammer bei Reptilien teilweise schon geteilt. Eine völlige Trennung beider Herzhälften ist erst bei Warmblütern (Vögel, Säugetiere) erreicht. So spiegelt sich im Herzen die Eigenwärmebildung wider.

In der Physiologie wird der Wärmeprozeß im Herzen energetisch aktualisiert. Der Herzmuskel bezieht seine Energie vorwiegend aus Fettsäuren. Das Herz verbraucht 70 Prozent freier nicht veresterter Fettsäuren, Glukose 18 Prozent, Milchsäure 17 Prozent. «Der Herzmuskel veratmet demnach etwa doppelt soviel unveresterte Fettsäure als Glukose und Milchsäure zusammen» (Fleckenstein).

Fett spielt bei der Erzeugung der inneren Wärme eine wichtige Rolle. Lauboeck zufolge wird die Stoffwechselenergie der Herzkontraktion im Wesentlichen in Wärme umgewandelt (Lauboeck 1989). «Diese Wärme ist aber dasjenige, in dem, als im physischen Organismus, die Ich-Organisation vorzüglich lebt» (Steiner[2]) Das Verhältnis der Ich-Organisation zu Wärme und Fett wirft ein Licht auf die pathologischen Fettablagerungen in den alternden Gefäßen, vorzüglich der Aorta (Intimaverdickungen, Lipoidflecke in den Klappen). Die krankhaften Symptome zeigen uns den Niederschlag einer Herzwärme, in welcher das Ich nicht mehr voll tätig ist.

In der Chemie verlaufen alle Reaktionen in der Wärme schneller. Wärme dehnt Gase aus, feste Stoffe werden flüssig. Heißes Wasser ist leichter beweglich als kaltes Wasser. Von 10 – 92° wird die Fließbarkeit des Wassers viermal schneller. Das Wasser, betrachten wir es einmal physiologisch, bekommt «schnelleren Puls».

Rudolf Steiner beschreibt die Wärme so, daß wir darin den Übergang erkennen von der physikalischen zu ihrer organischen Qualität: «Das Wesen der Wärme äußert sich gerade so wie Negation der Schwerkraft, die negative Schwerkraft» (1920).[3] Man stelle sich hier die beschleunigenden, volumenausdehnenden Phänomene vor. Goethe nannte sie die diastolischen Weltprozesse. Negative Schwerkraft wirkt in allen Lebensprozessen, solange sie das Physische wachsen lassen. Im Blute wird die negative Schwerkraft zur Eigenbewegung des Blutes. In der Eigenbewegung des Blutes ist die eine Seite des Wärmewesens im Organismus verkörpert. Die andere Seite der Wärme wendet sich zur Schwerkraft hin und damit zur Materie. Wir erkennen im Sinnessystem diese Seite der Wärme darin, daß auf der Haut die Stellen des Wärmesinnes mit denen des Tastsinnes gemeinsam verstreut sind. Je sensibler die Hautstellen für den Tastsinn, desto sensibler sind dieselben Stellen für die Wärme: Zungenspitze, Lider, Lippen. Was sagt uns dieses bildhafte Sinnesphänomen für das Wesen der Wärme? Durchströmt Wärme unsere Haut (gleich in welcher Richtung), so geht sie durch die Hautgrenze hindurch, und zwar durch die Haut als Träger des Druck- oder Tastsinnes. Die Haut grenzt an die äußere materielle Welt an. Die materielle Welt stellen wir unter Druckwirkungen vor. Die Haut wird als Träger des Wärme- und Drucksinnes zum Bilde des aktuellen Wärmewesens, dessen Pendel einerseits in die Negation der Materie ausschlägt und andererseits sich als Druck auswirkt: «Im Wärmewesen haben wir ein Ineinanderspielen von Saug- und Druckwirkungen», wir haben «ein fortwährendes Gleichgewichtsuchen zwischen Druckwirkungen materieller Art und Saugwirkungen geistiger Art» (Steiner 1920[4]).

Wenn wir uns nun *unter* der Haut in der Peripherie des Gefäßbaumes die größten Saugwirkungen im Blute vorstellen, dann spiegeln sich am Herzen selbst die Druckwirkungen des Wärmewesens. Druckwirkungen erfüllen den Raum mit Materie; wenn sich das Herz mit angesaugtem Blut gefüllt hat, setzen die Druckwirkungen der Wärme ein; hat das Blut unter physischen Druckwirkungen das Herz verlassen (Systole), setzen im Venensystem vorzugsweise die Saugwirkungen ein, die das Herz mit Blut füllen (Diastole) und es den Druckwirkungen der Wärme anheimgeben. Unter dem neuen Gesichtswinkel der Wärme schwingt der Herzmuskel zwischen den originären Druck- und Saugwirkungen der Wärme. Der linke Anteil wurde dem Druck- der rechte Anteil der Saugwirkung zugestaltet. An den spiraligen Schwingungen der Ventilebene des Herzens kommen die Pendelbewegungen der Wärme in organisch abgebildeter Form zum Ausdruck. «Wir kommen zum Ergreifen des Wärmewesens als einer intensiven Bewegung, als eines Pendelns zwischen Saug- und Druckwirkungen» (Steiner 1920[5]). Das Pendel greift bei jeder Schwingung über eine Mittellage hinaus. Diese potentielle Grenze zwischen beiden Wärmequalitäten ist abgebildet durch die Scheidewände, die mit der zunehmenden Wärme vollkommener werden. Die Grenze ist realisiert in der Ventilebene. Rudolf Steiner sprach von einem Wirbel, unter dem man sich das Wärmependel vorstellen könne. Dieser Wirbel wird figural organisch im Vortex cordis, dem Muskelwirbel der Herzspitze, als bleibendes organisches Abbild und als Niederschlag der Wärme ausgebildet. Blutwirbel sind an unzähligen Stellen im Gefäßbaum vorhanden: angefangen von der Aorta bis in die arterio-venösen Anastomosen der Peripherie und Organe. Der Herzwirbel bildet diese Wirbel als Wärmebilder synthetisierend ab. Der Herzmuskel als Gefäßwandmuskel wurde zusammengedrückt. Die Wärme dringt gleichsam durch die Muskulatur hindurch, sie ist es, die die Herzspitze formt, welche dann im 5. Intertcostalraum an die Brustwand anstößt. Damit kommen wir an die materielle Außenseite des Herzens und in die Druckseite der Wärmeaktion. Das ermöglicht eine weitere Beobachtung an der

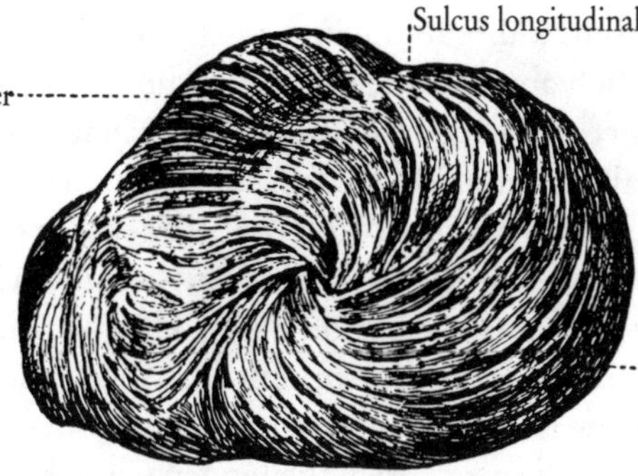

Abb. 10: Ansicht der Herzspitze (aus Göppert, l. c. S. 34, Präparat der Anatomie Heidelberg; aus Braus, Bd. II)

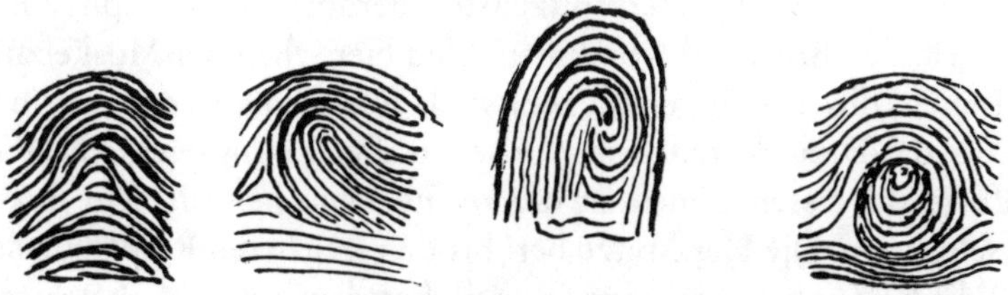

Abb. 11: Die vier Typen von Fingerabdrücken (nach H. Cummins und C. Midlo: Finger Prints, Palms and Sols 1961)

Grenze, wo wir tastend an die äußere Umwelt anstoßen.

Wir stellen die Muskelzüge der Herzspitze den Hautlinien an den Fingerspitzen gegenüber (Abb. 10 und 11). Wir vergleichen die beiden Gestaltungen, die an so verschiedenen Orten liegen. Worin könnte etwas Vergleichbares oder Gemeinsames liegen? Gehen wir näher auf die Hautlinien ein, dann ergibt die erste Übersicht Bilder geformter und festgehaltener Strömungen. Im ersten Bild (a) folgt eine Welle der anderen zuerst flach, dann deutlich vorgebuchtet und wieder flacher. Ein Absatz ist deutlich zu erkennen. Das zweite Bild (b) macht klar, daß es sich um zwei Wellen handelt; die eine strömt in die andere hinein, buchtet sie ein, staut sich an ihr. In diesem Stadium ist die Strömung festgehalten. Man sieht eine dreieckige, gleichsam ruhige Stelle dort, wo die Welle geteilt wurde. Das nächste Bild entsteht, wenn wir die Strömung sich fortsetzen lassen, so daß sich beide Wellen spiralig, und zwar in einer Doppelspirale umschlingen (c). Wieder wird die

Strömung festgehalten. Geht sie weiter, so wird die eine Welle von der anderen umflossen, während die innen gelegene sich zu einer elliptischen Form in sich abschließt. Setzte man diese in Bewegung, käme man wieder zum ersten Bild, und das Spiel begänne von neuem. Stellt man sich vor, daß das letzte Bild (d) erstarrt, sich verdichtet und zellig aufgebaut wird, dann hätte man die Zwiebellagen eines Meißnerschen Tastkörperchens vor sich, die unter der Haut liegen. Im Bereich dieser Linien liegt der Tastsinn für hart und weich. Und von diesen Erlebnissen im Tastsinn sprechen die Linien; denn ihr Wellenspiel formt Gebilde, die vergleichsweise mehr Widerstand bieten für den tastenden Finger (d), und solche, die weicheren, fließenden Charakter haben (a – c).

Die Linien sind ein sichtbar gewordenes Formsystem des Wahrnehmungsinhaltes im Tastsinn. Im Tastsinn stoßen wir an die mineralische Umwelt an. Im Herzspitzenstoß berührt die Herzspitze ihre Umwelt, den Brustkorb von innen. Und hier sehen wir Muskelzüge in Linien, die in sich geschlossen sind, solche, die sich stauen und wieder das Dreieck freilassen; wir sehen aber vorzugsweise die Wirbelform. In diesen Linien ist der rechte Ventrikel mit dem linken verschlungen. Die Herzspitze berührt den weicheren Rippenmuskel und die beiden härteren Rippen, zwischen denen der Muskel ausgespannt ist. Die Brustwand wird als schwingendes Atemorgan von der Herzspitze rhythmisch von innen ertastet. Das Strömungsbild des Kreislaufes wird an der Herz- und an den Fingerspitzen festgehalten und zum Tastorgan.*

Hierüber läßt sich durch einen weiteren Vergleich auch noch anders denken. Das Auge wird durch das Licht von außen gereizt; im Gegenstoß an der Netzhaut entspringt das Augenerlebnis des bewußten Sehens; denn die Bildempfindung hat die Reflexion zur Voraussetzung. Im Herzen folgt auf den tastenden reizgebenden diastolischen Spitzenstoß der Gegenstoß mit Umkehr der beiden Blutstrombahnen. Das Sinneserlebnis bleibt unter der Schwelle des Bewußtseins. Es tastet der Muskel, nicht der Finger; anstelle der Lichtstrahlen strömt das Blut! Man gewinnt aus den angestellten Vergleichen eine Art *Urphänomen der Sinnesfunktion des Herzens,* an sei-

* Anm. d. Hrsg.: Dieses Ergebnis entspricht dem geisteswissenschaftlichen Resultat R. Steiners, wonach den Händen die umgestülpten Bildekräfte des Herzens zugrundeliegen. Vgl. A. Husemann, Der musikalische Bau des Menschen, Stuttgart 1993, S. 208 - 224.

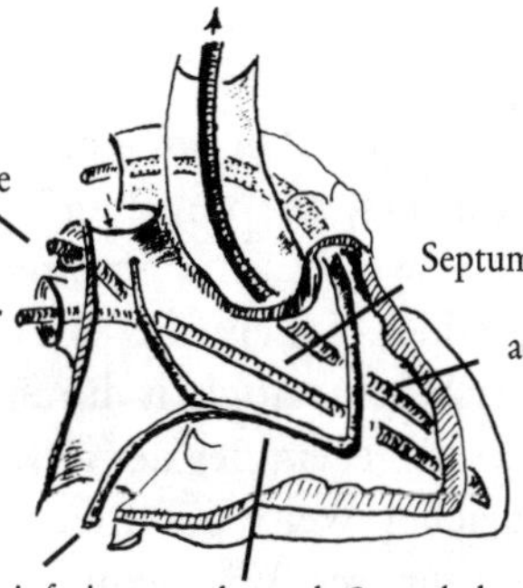

Abb. 12: Scheidewand zwischen aortaler und pulmonaler Strombahn (Septum interventriculare). – Der Umkehrwinkel (das Strömungsknie) der pulmonalen Strombahn ist größer, der Umkehrwinkel der aortalen Strombahn ist spitzer (nach Blechschmidt).

ner tastenden Außenseite im Verhältnis zum Brustkorb und den *inneren Gegenstoßwinkeln der Blutbahnen* (Abb. 12). Denkt man sich den Umkehrwinkel als eine in sich selbst zurücklaufende Reflexion, dann hat man die Rückstoßfunktion mit Bildentwurf auf der Netzhaut. Im Herzen bleibt es bei dem Winkel, d.h. es kommt nur zum Ich-Gefühl. Dieses Ich-Gefühl dürfte auch aus der Überkreuzung der Blutbahnen im Herzen resultieren. Der Rhythmus ist es, der die Organfunktion und den Stoßheber übergreift; auf den Klappenschluß in der Einstrombahn ebenso wie am Stoßventil erfolgt die Öffnung in der Ausstrombahn und am Domventil. Die sinnesgemäßen Zeichen verraten in grundlegender Form die Stellung des Ich in seiner doppelten Beziehung: zur Außenwelt und zum eigenen Leib. Aus dieser Doppelbeziehung wurden die äußeren und die inneren Sinne gestaltet (s. S. 114 ff.). So findet die Sinnesfunktion des Herzens ihren Ort im ganzen Kreis der Sinnesorgane des Menschen. Mit den Fingern wird die Außenwelt ertastet, mit der Herzspitze ertastet das gleiche Ich den eigenen Organismus. Unser Herz schafft als Sinnesorgan in der Realität der Kräfte die Grundlage des Ich-Gefühls.

Die spezifische Wärme des Wassers – die notwendige Wärmemenge, um 1 kg Wasser bei 15 Grad um ein Grad zu erwärmen – offenbart für die Blutwärme ein Urphänomen: Wasser hat die größte spezifische Wärme von allen Körpern. Das Wasser reagiert bei 37° am stärksten auf Wärmezufuhr mit einer Erhöhung der eigenen

Temperatur. Gerade bei der Temperatur des menschlichen Blutes wird Wasser der Wärme gegenüber am empfindlichsten. Wir gleiten mit der Wärme des Wassers, wie mit dem Licht in das Auge, von außen in das Blut hinein, wo dieser äußere sensible Temperaturgrad eine Art Wärmegolf bildet. Indem das Blut diesen Punkt fixiert, wird es zum Träger der Wärmetätigkeit durch das Ich und der Wärmeregulation. Das Blut ist gegenüber der inneren und äußeren Wärme bei 37 Grad in gleicher Weise geöffnet und empfindlich.

Mit der äußeren und inneren Wärmequalität können wir uns die *Herzfunktion als originäre Wärmeaktion vorstellen.* Und wenn das Blut systolisch in den Coronararterien stillsteht, kann dabei an den Umschlagspunkt des Wärmependels gedacht werden bzw. an den Akt der Wahrnehmung.

Tastend halten wir das Urteil von hart und weich bereit. Diese Vorstellungsinhalte werden *im Gefühlsleben* zu den Regungen von Antipathie und Sympathie; im physischen Leibe werden sie zur systolischen Muskelverdichtung und diastolischen Erschlaffung des Herzmuskels. Im Einklang mit den Erlebnissen im Tastsinn an Herz- und Fingerspitzen von hart und weich stehen die beiden Blutdruckwerte, sein Maximum und sein Minimum.

Die Mechanik auf der Naturseite, die Seelenaktionen bis zum IchBewußtsein auf der Seite des Menschen lassen zwischen sich, als polaren Konstellationsgliedern, die Physiologie eines Innenorganes entstehen. In der Mitte zwischen der Natur und der Seele liegen die Sinnesorgane des Menschen. Und das Beispiel des Herzens zeigt, daß auf diese Art auch die Funktionen der anderen Innenorgane als Metamorphosen von Sinnesfunktionen erforscht werden können: Die Organfunktionen entstehen zwischen Chemie und Physik der Natur und Psychologie des Menschen als Ergebnisse von Kräfteverschlingungen. Welche Qualitäten außer der Wärme von der kosmischen Seite her in der Herzfunktion mitwirken, kommt in Folgendem zur Sprache.

Rudolf Steiner: Das «physische Menschenherz kann nur verstanden werden, wenn man das ganze gegenseitige Verhältnis, auch das geistige Verhältnis, in dem die Sonne zur Erde steht, ins Auge faßt ... Und zwar muß das Verhältnis zwischen Sonne und Erde so ins Auge gefaßt werden, daß man dabei die Erde, wie sie heute ist, ganz und gar so auffaßt, wie sie gleichsam zuerst selber sich von den Sonnenwirkungen nährt, wie sie diese Sonnenwirkungen aufnimmt und verarbeitet. Was die

Erde in ihrer festen Grundsubstanz an Sonnenkräften in sich aufnimmt und verarbeitet, was sie in ihrer Luft- und Wasserhülle, in den wechselnden Wärmeverhältnissen aufnimmt, was sie in dem die Erde umflutenden Licht aufnimmt, was sie selbst aufnimmt in demjenigen, was nun nicht mehr physisch irgendwie wahrnehmbar ist als Anteil der Erde an der Sphärenharmonie, was die Erde aufnimmt an Lebenskräften, die sie direkt von der Sonne empfängt, alles das steht in Verbindung mit den inneren Kräften, die auf das menschliche Herz vom Blutkreislauf aus wirken. Im Grunde genommen wirken alle diese Kräfte auf den Blutkreislauf und von diesem auf das Herz. ... und das Herz gibt in seinen Bewegungen einen Widerklang dessen, was in der Blutzirkulation vor sich geht. Das Blut treibt das Herz, nicht umgekehrt das Herz das Blut.»[6] Das Herz ist also keine Pumpe.

Hier wird in der siebenfachen Stufenfolge der physischen Elemente und der Ätherarten die irdisch-kosmische Umgebung des Herzens skizziert. Nicht nur der «Mensch ist ein Fokus des Äthers» (Novalis), auch das Herz ist zum Fokus des Äthers geworden!

Ein Künstler vom Range des Novalis kann höhere Gesetze der Menschennatur aussprechen. Wer sich andererseits als Vollmensch ganz der materialistisch denkenden Naturwissenschaft hingibt, wie der Anatom Karl Friedrich Burdach (1776-1847), kann gelegentlich die Wahrheit der Lebensvorgänge träumen. Die Pumpenvorstellung stand für ihn im Wachbewußtsein völlig fest. Zu seiner Verwunderung träumte er, «das Blut fließe durch eigene Macht und setze das Herz erst in Bewegung, so daß, wenn man letzteres als Grund des Kreislaufes betrachte, dies ebenso sei, als wolle man die Strömung des Baches von der Mühle ableiten, welche es treibt.»

Wir blicken nun zurück, und es stellen sich die Phänomene in drei Kreisen vor unser geistiges Auge hin:

Der Widder ist in eine überschaubare Landschaft eingefügt. Seine Wasserkreisläufe begegnen sich, schwingen zusammen und bewegen rhythmisch seine Ventile, kehren die Stromrichtung um.

In einer bedeutend größeren, über einen Kontinent ausgespannten Landschaft haben wir die organartige Wechselwirkung im Wasserkreislauf der Natur beobachtet zwischen Rhein und Donau. Ein alter, langsamerer, am Quellgebiet absterbender Strom und ein junger, schnellerer, wachsender Strom begegnen sich in einem Stromumlenker.

Ein noch größerer Umkreis eröffnet sich nun für das Herz. Das menschliche Herz als inneres Sinnesorgan mit seinen Wärme- und Tastsinnfunktionen ist zugleich in eine kosmische Landschaft eingebettet. In dieser kosmisch-irdischen Landschaft gewahren wir die ursächlichen Bedingungen seiner Tätigkeit im menschlichen Leibe. Das Herz gehört einem differenzierten Weltprozeß an. Keine Rede ist von physischer Fallhöhe, statt dessen müssen kosmisch-irdische Niveaudifferenzen ins Auge gefaßt werden, Polaritäten als antimechanische Höhenunterschiede zwischen Raum und Gegenraum. Sie sind als Kraftfelder zu denken zwischen den erdigen, wäßrigen, luftigen Bestandteilen des Blutes und den dazugehörigen antigraven, imponderablen kosmischen Sphären. Die Wärme bildet eine unsichtbare Durchgangsebene, eine Art «kosmischer Ventilebene», durch die der Kosmos über die Haut und inneren Oberflächen auf das Blut und von dort her auf die zum Organ gewordene Wärme, auf das Herz wirkt. Kosmisch-irdische Pulsstöße der Wärme werden in Zukunft von der Physiologie ins Auge gefaßt werden. Das *thermon emphyton* des Aristoteles, der *calor innatus*, die dem Herzen *eingeborene Wärme* des Galenus, wird für uns auf neue Weise lebendig. Alle übrigen Polaritäten wären von der Wärme aus einzuordnen. Diese Auffassung der Herzfunktion als einer originären Wärmeaktivität setzt die Entwicklungsgeschichte des Herzens als Wärmeorgan lediglich bis in die Physiologie fort.

Wir können uns an der geschilderten Einfügung des Herzorgans und der Herzfunktion in den Kosmos, wenn wir das Ganze beachten und zahlreiche Einzelheiten weiterer Forschung überlassen, klarmachen: Unser Ich-Bewußtsein ist ein kleiner Ausschnitt von dem Inhalt, den unser Herz umspannt. Durch das Herz-Wärmeorgan werden wir in die materielle Welt der Druckwirkungen verkörpert; im Herzorgan, im Herzschlag wirken aber ebenso Kräfte, die unsere materielle Teilerkenntnis mit übersinnlichen Erkenntnishüllen beleben und die wie die Sonne Licht auf noch unbekannte höhere Funktionen des Organismus werfen. Hier, an der Herzerkenntnis und im Herzen, beginnt das Drama der Menschheit und des individuellen Menschseins. Der Mensch muß lernen, in seiner Erkenntnis mit den Kräften des Herzens mitzuschwingen; Welt- und Menschenerkenntnis selbst werden zu Pendelschlägen eines Weges in höhere Welten, die unserer sinnlichen Welt zugrunde liegen.

Anatomie und Architektur

Metamorphosen des Gleichgewichtssinnes

An der menschlichen Gestalt offenbaren sich die Gesetze des Raumes und zugleich die Kräfte, die den Raum überwinden: die Gesetze der Bewegung. Wir können raumbejahende von raumverneinenden Organisationen am Menschen unterscheiden. Im Knochengerüst ist ein Organisationstypus verkörpert, ohne den der Mensch im Erdenraum nicht denkbar ist; aber es ist von einem ganz gegensätzlichen System, dem Muskelsystem, eingehüllt, ohne das es für uns keine Bewegung auf der Erde gibt. Während sich das Muskelsystem in seinen einzelnen Muskeln und Muskelgruppen ausdehnt und erweicht oder zusammenzieht und verhärtet, knicken die Knochenstäbe gegeneinander in den Gelenken zu den allerverschiedensten Winkeln ab. Je mehr das peripher umhüllende Muskelsystem funktionell zur Geltung kommt, in desto zahlreichere, größere und kleinere «Brüche» wird das Knochensystem innen zerlegt. Zentral das Erdengerüst mit Kanten und Flächen, peripher der Fluß der Bewegungen durch das Muskelsystem – damit offenbart sich eine menschenkundliche Anschauung der Welt, die wirkende Polarität. Das Gelenk ist die Mitte.

«Alle Bewegungen organischer Wesen gehen auf Systole und Diastole zurück.» Dieser Goethe-Satz bezieht sich sowohl auf die Bewegungen des Menschen als auch auf die des Kosmos. Stellen wir hier einmal folgende Beziehung her: Das mineralische, ja kristallisierte Gerüst wurde in den Erdenraum gebaut und den von der Erde – zentral – ausstrahlenden Kräften unterworfen; das Muskelsystem folgt den entgegengesetzten Kräften des Erdenumkreises. Im Umkreis der Erde – der Peripherie – finden wir die Urbilder von Systole und Diastole in den Pulsationen der Atmosphäre, darüber hinaus in den atmenden Sphären der Planeten wieder.[1,2]

Schon embryonal stehen Knochen- und Muskelsystem keineswegs beziehungslos nebeneinander, sondern im Gegenteil: die fertige Gestalt des Knochens wird von der Muskelfunktion mitbewirkt. Der Wille arbeitet durch den Muskel, der am Knochen ansetzt, wie an seinem Werkzeug mit. Wir können den Willensansatz am Knochen, an den sekundären Knochenkernen verfolgen, die sich in den gelenknahen Wachstumszonen der Extremitäten bilden. Noch im letzten Embryonalmonat tritt ein Knochenkern im Oberschenkelkopf auf; im fünften bis sechsten Jahre in der Kniescheibe, im Fersenknochen im sechsten bis zehnten Jahre.

Knochenkerne:
↓ Im Oberschenkelkopf: im zehnten Monat
In der Kniescheibe: im fünften bis sechsten Jahre
Im Fersenbein: im sechsten bis zehnten Jahre.[3]

In der Übersicht zeigt der Pfeil die Richtung an, in der sich der Wille, indem er in das Muskelsystem eingreift, der Gliedmaßen bemächtigt. Das zeitliche Nacheinander der Verknöcherungskeime in der Richtung von oben nach unten ist ein Abbild der schrittweisen Verkörperung des menschlichen Ich in den Raum. Es gliedert sich durch den Gebrauch der Glieder nach der Geburt immer mehr in die Erdenkräfte ein, bis mit dem zwanzigsten Jahre bei Frauen, mit dem dreiundzwanzigsten Jahre bei Männern dieser Verknöcherungsprozeß und damit das Längenwachstum abgeschlossen ist. Im Armskelett dagegen erscheinen die entsprechenden Knochenkerne *alle* erst in der nachembryonalen Entwicklungszeit, womit angedeutet ist, daß sich die Arme nicht nur mit Verzögerung den Erdenkräften einfügen, sondern auch später immer, wenn wir sie erheben, wieder an die Umkreiskräfte hingegeben werden können. Die Erhebung der Arme wiederholt am Teil die Aufrichtung der ganzen Gestalt.

Das griechische Körpergefühl

Während man das Skelettsystem als dasjenige bezeichnen kann, an das sich das Bewußtsein des Gegenwartsmenschen, da es am Toten geschult ist, in erster Linie anlehnt, könnte man dagegen das Muskelsystem das Organsystem des griechischen Bewußtseins nennen. Die Griechen haben deutlicher als wir gefühlt, wie die Muskeln sich anspannen und erschlaffen, verhärten und erweichen. Das zeigt uns das wichtigste Glied ihrer Architektur, die Säule. Wir gewinnen von der Kunst aus Einblick in physiologische Prozesse und umgekehrt;

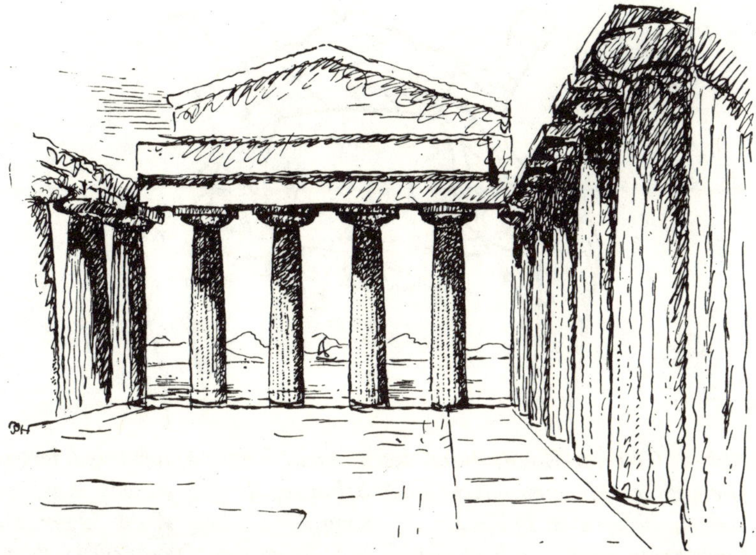

Abb. 1: Paestum, Tempel der Ceres.
Man beachte, wie sich die Säulenzwischenräume nach oben ausweiten.

denn die Säulenform, wie sie uns heute noch erscheint, kann am ehesten aus den Wahrnehmungen des Bewegungssinnes im tätigen Muskel verstanden werden.

Die Griechen nannten jene leicht geschwungene Verjüngung – besser sagte man Anschwellung – des Säulenschaftes «Entasis» – deutsch «Anspannung» (Abb. 1). Dieser heute unerklärliche Name deutet doch, nimmt man ihn menschenkundlich, unmittelbar auf den Muskel hin, wenn er, wie die Säule, belastet wird. Dabei spannt er sich an, verkürzt sich, das heißt, er entwickelt Reize für den Bewegungssinn.

Da die griechischen Baumeister die Last ihrer Baukörper im Muskelsystem nachfühlten, ließen sie den Säulenschaft wie einen Muskel anschwellen. Auf diese Weise wurde die Last von oben mit der Kraft von unten ins Gleichgewicht gesetzt. In der Säule steht daher ein Ergebnis des Bewegungs- und des Gleichgewichtssinnes vor uns. Diese Form ist etwa 800 v. Chr. unvermittelt plötzlich da, sie ist besonders deutlich bei der dorischen Säule, aber sie ist auch bei den anderen vorhanden. Seitdem wird sie immer wieder nachgebildet:

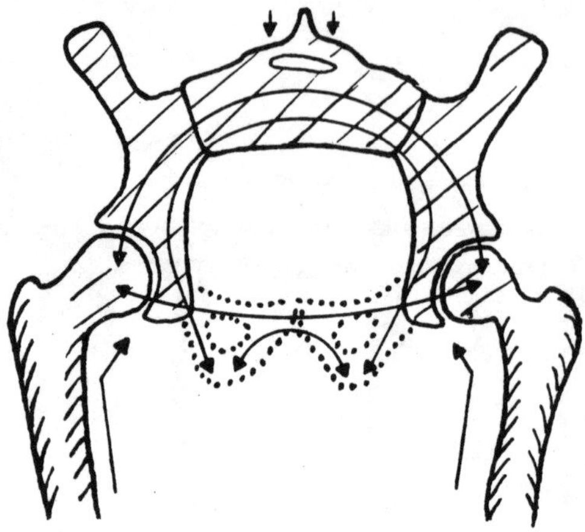

Abb. 2: Gewölbe-Konstruktion des Beckens. Schnitt in der Frontalebene. Die äußeren Pfeile entsprechen der Belastung der Oberschenkelköpfe im Stehen; die inneren Pfeile der Belastung der Sitzknorren im Sitzen. Die Querspannungen für Schenkelköpfe und Sitzknorren: Querpfeile (S. Braus, Anatomie des Menschen, Bd. I, 1929, S. 456).

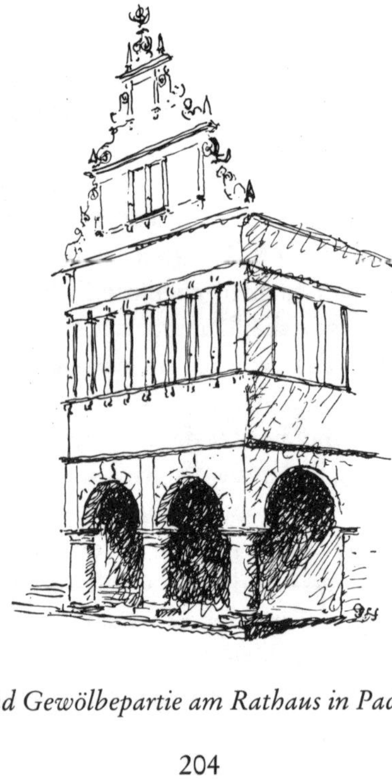

Abb. 3: Säulen- und Gewölbepartie am Rathaus in Paderborn

in der römischen Antike und von der Romanik bis zum Barock, mit Ausnahme der Gotik.

Ein bedeutsames Moment kündigt sich mit der Säule an, wenn man sie als ein Denkmal nimmt, das an einen Entwicklungsschritt der Menschheit in den Erdenraum erinnert. Der angespannte Muskel spricht eine individuelle, der Säulenschaft mit seiner Anschwellung eine menschheitliche Sprache, denn mit ihm tritt das Griechenvolk, als Volk der Sinne und der Plastik, in den Strom der abendländischen Kultur ein.

Die dorische Säulenform wurde statisch berechnet (Salzmann[4]). Es fand sich, daß ihre Entasis überall der Maximalspannung entspricht, wenn außer der Last auch das nach unten größer werdende Eigengewicht mitgerechnet wird. Im Zeitalter der Verstandes- und Gemütseele konnte auf die Berechnungen um so eher verzichtet werden, als der Bewegungssinn, der die Last und das Eigengewicht des Gliedes innerlich «berechnet», viel lebhaftere Wahrnehmungen hatte und *diese* zum Ausgangspunkt der Plastik und Architektur werden konnten. Der griechische Säulentempel ist nichts anderes als nach außen verkörpertes, tätiges Muskelsystem, stehengebliebener Tanz! – Ist der Tempel nicht eine Bestätigung für Goethes Überzeugung, daß es die höchste Absicht der Kunst sei, «menschliche Formen zu bilden» (Goethe[5])?

Wir erkennen an diesem Beispiel, wie die Bewegungsgestalt des Menschen im Spiegel der Kunst, der Architektur, erscheint. Wir verfolgen das architektonische Motiv noch weiter an einem Beispiel des knöchernen Gerüstes, am Beckengürtel mit seinen beiden Oberschenkeln (Abb. 2).

Die beiden Oberschenkel sind mit ihren kugeligen Köpfen in die Hüftpfannen so eingefügt, daß sie mit dem Becken eine konstruktive Einheit, das Beckengewölbe, bilden. Dieses Gewölbe ruht auf den Gliedmaßen wie auf seinen beiden Pfeilern auf; das Kreuzbein wurde, aus fünf Wirbeln verbacken, als Schlußstein von oben eingelassen. In den Kreuzbeinfugen, den sogenannten straffen Gelenken, besteht eine gewisse Nachgiebigkeit, welche jedoch die Festigkeit nicht beeinträchtigt. Die Verwachsung von Knochenteilen zu dem Ganzen des Kreuzbeins erinnert äußerlich an ähnliche Vorgänge im Kopf, aber sie fand nicht wie dort unter kosmischen, sondern unter irdischen Gesetzmäßigkeiten statt. So baut sich denn ganz im Sinne des

Erdengesetzes auf dem Schlußstein des Gewölbes die Hauptlast des Körpers mit der Wirbelsäule auf.

Die Last wird mit einer gewissen Federung auf die Füße übertragen. Durch die Kugelgelenke sowohl wie durch die elastische Verspannung des Gewölbes durch Bänder und Muskeln und die zwischen den Knochen eingelegten Knorpel ist die Elastizität des menschlichen Ganges gewährleistet. Der Gang des Menschen bringt zum Ausdruck, daß ein Gleichgewicht herrscht zwischen dem lastenden Druck von oben und den stützenden, bewegenden Kräften von unten.

Die Gewölbekonstruktion als Trägerorganismus in der Gestalt des Menschen hat in der Architektur Nachbilder in vielfältiger Form erzeugt. Ein Vergleich der Abbildungen 2 und 3 zeigt, daß ein romanischer Torbogen beispielsweise nach dem gleichen Plan gebaut wird. Im Organismus wird die leblose Statik in lebendige Dynamik umkonstruiert, ätherisiert; wir können auch sagen: die leblose Konstruktion ist aus dem Bauplan des Lebendigen herausgetreten.

An der Stelle der starren Gesteinsfugen finden sich bewegliche Gelenke und Gelenkfugen; die bei größerer Bauhöhe erforderlichen Stützpfeiler werden durch die Muskeln ersetzt; wo die Schenkelpfeiler in der Erde ihren Grund finden, bilden die Füße das Fundament der ganzen Gestalt. Für ein Gebäude wird das Fundament in die Erde versenkt; dagegen ist der menschliche Fuß als Baugrund gerade der Erde entrissen und beweglich geworden.

Die Fortbewegung des senkrechten Körpers auf zwei so kleinen Unterstützungsflächen wie den Fußsohlen ist ein schwieriger, keineswegs völlig geklärter Balanceakt. Der Gang des Menschen kann etwas Unsicheres, Fahriges oder etwas Sicheres und Entschlossenes verraten, er kann Beschwingtheit oder Schwere bekommen, immer wird er etwas von dem Charakter des Betreffenden offenbaren.

Wirbelsäule und Gleichgewichtsorgan

Die Wirbelsäule, die von dem Schlußstein des Beckengewölbes aufsteigt, verbindet die untere Organisation mit der oberen, den Beckengürtel und die Beine mit dem Schultergürtel und den Armen. Die Halswirbelsäule wird vom Organismus befreit und trägt den Schädel. Über dem tragenden Beckengewölbe ruht oben das getragene

Schädelgewölbe. Dazwischen schlängelt sich die Wirbelsäule, in dem sie sich in der Halspartie nach vorn, in der Brust nach hinten, in der Lendengegend wieder nach vorn abbiegt. Sie ist das Bild der rhythmischen Einheit, dem sich die Teile subordinieren. – In der aufrechten Wirbelsäule findet die Ich-Organisation des Menschen ihren deutlichsten Ausdruck. Da ist es nun bedeutsam, in welcher Weise sich die einzelnen Glieder zum Ganzen fügen. An den Gelenkflächen, in denen die Wirbelkörper an- und aufeinanderstoßen, kann die dreidimensionale Raumgliederung abgelesen werden. Bei den *Halswirbeln* finden sich plane Gelenkflächen, die 45 Grad gegen die Horizontale geneigt sind, und zwar von vorn oben nach hinten unten; bei den *Brustwirbeln* stehen die planen Gelenkflächen fast *frontal;* in der *Lendengegend* sehen die Flächen fast *sagittal,* das heißt in einer der Mittelebene angenäherten Ebene.

Die Gelenkflächen der Wirbelsäule gestalten somit einen nahezu *dreidimensionalen,* nicht starren, sondern im Gegenteil einen *Bewegungsraum in vertikaler* Richtung des Ganzen. Der sich in tätiger Bewegung gestaltende Raum dieses Organs ist gleichsam ein Abbild der schaffenden Raumkräfte des Umkreises, denn diese müssen wir uns auch in Bewegung, das heißt als ätherische Kräfte vorstellen.

Als eine vollständige Verkörperung der im Kopfe zur Ruhe gekommenen Raumkräfte erscheinen die senkrecht aufeinanderstehenden drei halbzirkelförmigen Kanäle im Innenohr, die das Gleichgewicht im Raume gewährleisten. Hier werden die Raumebenen zum Bilde im Raum-Sinnesorgan. Die Bogengänge stehen fast genau im rechten Winkel zueinander. Der horizontale Bogengang liegt wirklich in der Ebene, die der Maurer mit der Wasserwaage als die Horizontale bezeichnet. Wenn wir, um etwas zu verneinen, den Kopf schütteln, bewegen wir ihn in der Ebene des horizontalen Bogenganges. Mit dieser Ebene ist das Oben und Unten gegeben. Wenn wir, um etwas zu bejahen, mit dem Kopf nicken, bewegen wir den Kopf in der sagittalen Bogengangsebene, also in der Symmetrieebene. Mit dem vorderen (frontalen) Bogengang ist das Vorn und Hinten gegeben, der sichtbare und der unsichtbare Teil des Leibes.

Die Bogengänge stellen häutige, wassergefüllte Schläuche dar, die, da sie in knöchernen Röhren im Kopf liegen, dieselbe Winkelbeschleunigung erfahren wie der Schädel. Die Flüssigkeit in ihnen, die Endolymphe, bleibt nach dem Trägheitsprinzip zurück und biegt die

Sinneshärchen ab. Der Gleichgewichtssinn ist ein Abbild des Raumes, in dem das Wasser gewisse vorschießende oder zurückbleibende Bewegungen passiv ausführt. Die Muskeln des Rumpfes reagieren auf diese Bewegungen, sie sind Sinnesorgane auf einer niederen Stufe, der des Willens; das heißt, sie realisieren aktiv im Muskelfleisch, was oben Bild ist. Sie bremsen, spannen sich an, lassen nach oder bringen Zugkräfte zur Geltung in allen für das Gleichgewicht im Raum erforderlichen Richtungen.

Ohne den Gleichgewichtssinn könnten wir keine Bewegung ausführen, die unseren Leib zum Gliede eines größeren Ganzen, der Erde und des Kosmos[6,7], macht. Wir hätten buchstäblich «den Boden unter den Füßen» und damit «allen Halt» verloren. Wie tief sich unser ganzes Wesen auf dem Gleichgewichtssinn aufbaut, kann man an diesen Bildern sehen, die gleichzeitig etwas Moralisches bezeichnen.

Die Übersicht zeigt noch einmal, wie sich die besprochenen Körperteile zueinander und zu den Ebenen des Raumorganes im Ohr verhalten.

Gelenkflächen:	*Organe:*	*Bogengänge:*	*Raumerlebnis:*
der Halswirbelsäule: (horizontal)	Rippen, ausgebreitete Arme Zwerchfell	horizontaler	das Oben das Unten
der Lendenwirbelsäule: (sagittal)	Doppelheit der Glieder re. u. linker Arm re. u. linkes Bein re. u. linkes Auge u. a. Wirbelsäule ist Symmetrie-Achse	sagittaler	das Rechts das Links
der Brustwirbelsäule: (frontal)	Beckengewölbe; innen: «vordere» und «hintere» Nervenwurzeln	frontaler	das Vorn das Hinten

Im Körper gestaltet sich der Raumtypus in den verschiedensten Kombinationen seiner Dimensionen oder Ebenen und kommt in Organen, deren Beispiele vermehrt werden könnten, zur lebendigen Funktion. Das Denken (Symmetrie- oder Spiegelebene), das Fühlen (Horizontale) und das Wollen (Frontale) sind in die jeweilige Ebene eingeschaltet und mit der Raumdynamik verwoben. In den Bogengängen erscheint das Bild dieses Raumes, hier wird er selbst zum Sinnesorgan: Aus den Kräften des Raumes für die Wahrnehmung der Lage im Raum ist das Gleichgewichtsorgan geworden.

Gehirnstruktur und Gleichgewichtsorgan

Noch weiter im Innern finden wir die drei Raumdimensionen in den Fasersystemen des Gehirns wieder. Das Großhirnmark wird von drei Arten von Faserstrahlungen aufgebaut: Assoziationssystemen, Kommissurensystemen und Projektionssystemen. Diese drei Fasersysteme sind in den drei Richtungen des Raumes, senkrecht zueinander, angeordnet. Lange Fasern ziehen von vorn nach hinten; andere von einer Hemisphäre zur anderen, also horizontal; wieder andere vom Scheitel zur Basis des Gehirns, also frontal. Die Fasersysteme sind keine geschlossenen Bündel, sondern flächenhafte, dünne Schichten, die mit den anderen Faserschichten durcheinander geschoben sind. Ein Raumgewebe aus Nervensubstanz, nicht in Bewegungsflächen, sondern in den starren Ebenen eines Raummodells, erfüllt unseren Schädel als Gehirnorgan. Was außen am Körper, in den Gelenken der Glieder und der Wirbelsäule als bewegte und sich bewegende Flächen erscheint, ist verborgen im Innern des Gehirns – zum Element seiner Massengliederung und Substanzbildung geworden.

Der dreidimensionale Typus fällt uns als Grundriß für menschliche Organsysteme immer wieder auf. Er dient einmal der Bewegung im Raume (Wirbelsäule mit Gelenkflächen und Knochengerüst); ein anderes Mal wird er zum Raum-Sinnesorgan-Gleichgewichtssinn; und im dritten Falle wird der Raumtypus im Gehirn zur Grundlage des den Erdenraum bewohnenden, bewußten Ich. Das Gehirn allein war das geeignete Werkzeug, immer tiefer in die Struktur des toten Raumes einzudringen, wie es die Physik seit Galilei getan hat. Daß dabei die

Gesetze des Anorganischen alles zu beherrschen scheinen, daß sie auf alles übertragen werden – bis in den Kosmos hinaus –, liegt nicht so sehr an den Objekten als an den Werkzeugen der Forschung, den Sinnen und dem Gehirn. Mit lebendigen Werkzeugen können auch die Zusammenhänge erkannt werden, für die das Gehirn selbst ungeeignet ist (vgl. S. 44 ff.: Der Atemrhythmus des Gehirns im Liquor cerebro-spinalis).

Die menschliche Gestalt zwischen Bewußtseins- und Willensformen

Wir bauen nun die menschliche Gestalt aus ihren Bauelementen vor uns auf und bringen sie dabei in Bewegung. Drei Gewölbe stehen übereinander: Fuß-, Becken- und Schädelgewölbe. Die Hauptlast des Rumpfes ruht auf dem Schlußstein (Kreuzbein) des Beckengewölbes; auf ihm steigt die Wirbelsäule empor. Gehen wir nach unten, so kommen wir zu den beiden Fußgewölben, die nach Art einer Feder gebaut sind. Zwischen der massigen Ferse hinten und den sensiblen Zehen vorn wird die Feder gespannt, immer bereit, ihre elastische Kraft zu entladen. Die Fußgewölbe spannen sich von hinten nach vorn, das Beckengewölbe von rechts nach links, beide bilden einen Winkel von 90° zueinander. Der Wille, der sich im Becken gleichsam unter die Last des Rumpfes stemmt, stößt sich mit den Füßen von der Erde ab. Sie verneinen, daß der Körper schwer sei; gesunden Füßen ist seine Last federleicht, sie gehen, laufen, springen, sie hüpfen mit der Last davon. Ja, den Füßen scheint eine «antigrave» Kraft innezuwohnen. Das Geheimnis der Füße liegt in ihrem Rhythmus zwischen Erdenschwere und Muskelauftrieb (s. o. S. 59 und Abb. 5).

Während die rechte Fußspitze aufwärts schwingt, strebt die linke Ferse zur Erde, auf der sie in dem Moment feststeht, wenn der rechte Fuß seine höchste Schwunghöhe erreicht hat. Und wenn der linke Fuß gerade schwingt, steht der rechte mit der Ferse fest. Beide Bewegungen wechseln rhythmisch miteinander ab. Die Füße verkörpern in ihren Bewegungen die lebendige Antithese von Schwung und Standfestigkeit, Schwere und Leichtigkeit. Die Erdgebundenheit der Seele und ihr Aufschwung wird mit der Sprache der Füße verraten. Es ist so, als ob das schwerelose Gedankenelement in der

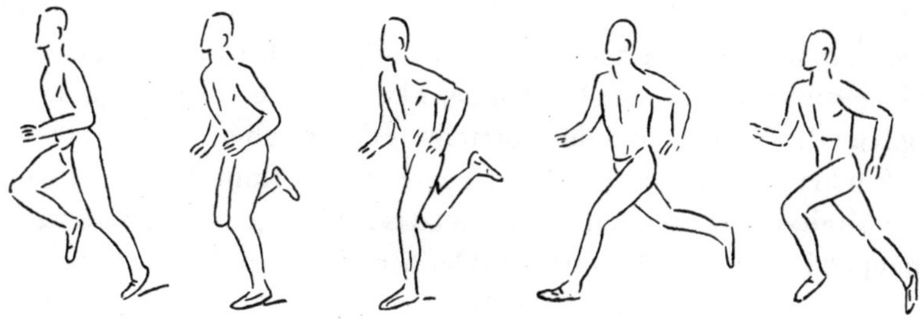

Abb. 5: Phasen des Laufes (nach Benninghoff)

Form des Willens die Füße beflügelte und sie mit der Ferse wie mit der Entscheidung eines Urteils wieder auf den Boden hinstellte. Während die Füße rhythmisch mit dem «Schwung zur Höhe» und dem festen Stand auf der Erde wechseln, lassen sie dabei wie im Spiel das Körpergewicht fallen und schnellen es federnd wieder empor. Zwischen rechts und links, oben und unten steigt das Gewicht und sinkt wieder zur Erde. Im Spiel der Füße bewegt sich der Körper vorwärts und nach allen Seiten. Das Raumbild des Gleichgewichtssinnes wird von ihnen bei jedem Bewegungsakt und in allen drei Richtungen verwirklicht. Aus Bild wird Realität, aus Bewußtseinsformen Willensakt. Dabei ist es bedeutsam, daß gerade in dem Moment, in dem der Körper fällt, wir das Gefühl haben, leicht zu sein, wenn aber die Last gestemmt wird, wir uns schwer fühlen. Der Bewegungssinn, dessen spindelförmige Organe besonders zahlreich am Übergang der Sehne in den Muskel liegen, registriert, wie sich Muskeln anspannen; lassen sie los, strahlt er ihre Entspannung in unser Gefühl hinein.

Wir waren von der Wirbelsäule ausgegangen und hatten unten die zum Beckengewölbe im Geviert stehenden Fußgewölbe in ihrer Tätigkeit beobachtet. Mit der Wirbelsäule nach oben gelangen wir zum Schultergürtel mit den Armen. Bei zunehmender Beschleunigung der Gangart bewegen sie sich mit. Sie erhalten von oben, vom Schultergelenk aus, das Gleichgewicht. Das linke Bein und der rechte Arm bewegen sich gleichzeitig und umgekehrt. Wiederum realisiert sich an der Symmetrieebene eine spiegelbildliche Tätigkeit der Arme, die für das Bewußtsein, über das Gleichgewicht hinaus, nicht bedeutungslos sein kann. Die Bewegungen des Schultergelenkes werden weiter hinausgeschoben in den Umkreis, die Arme werden immer freier, immer größere Kugelflächen werden beschrieben. Die höchste Steigerung wird mit den Gesten der Hände erreicht, sie gehen in die Sphäre der Sprache und des Vorstellungslebens über.

Am Halse zieht sich, dynamisch gesehen, der Rumpf gleichsam auf ein Minimum zusammen – um dann das Schädelgewölbe als oberstes Bauglied des Körpers zu tragen. Der Schädel ist das höchst Getragene, auf ihn sind alle tragenden Elemente und Kräfte hinorganisiert. «Wie unser Schädel sich wölbet, gleich dem Himmel über uns, damit das reine Bild der ewigen Sphären drinnen kreisen könne» (Goethe[8]). Dieses Goethe-Wort faßt den Kopf als Ausdruck des Kosmos auf, hier kommt der Weltenkreis ebenso wie das Bewegungsleben der Gliedmaßen zur Ruhe. Aus der Ruhe des Gedankens entspringt das Ich-Bewußtsein im Erdenraum. Die sphärischen Köpfe der Oberarme, die innerlich beweglichen Unterarme, wobei sich die Speiche um die Elle bewegt, die dem Arm als Ganzem eine große Reichweite und der Hand die Universalität schlechthin verleihen, deuten von außen schon auf Weite, Beweglichkeit und Umfassungskraft – kurz, auf den Vorstellungscharakter hin, der dann im Schädel seine innere Stätte hat. Dagegen stemmt sich in den Beinen der Wille unter die Last und setzen sich die Füße mit ihr auseinander. Die Wirbelsäule formt das Band, durch das die Gestalt Himmel und Erde verbindet. Die Aufrichtekraft muß gepflegt werden, sonst muß der Leib degenerieren, wie das heute vielfach und wie es scheint in zunehmendem Maße der Fall ist.

So steht die menschliche Gestalt zwischen Bewußtseins- und Willensformen vor uns. Dazwischen schlängelt sich die Wirbelsäule. Ihre Wellenlinien liegen als Ganzes zwischen oben und unten; im einzelnen zwischen hinten und vorn, noch feiner auch zwischen rechts und links. Ihre Gelenkflächen fügen sich, wie wir gesehen haben, je nach ihrer Höhe, in die Raumdimensionen ein.

Die Wirbelsäule formt mit ihrem Knochenrohr für das Rückenmark in der Hals-, Brust- und Lendenausbiegung drei Bogenteile verschieden großer Kreise, drei ineinander übergehende halbkreisförmige «Kanäle», die in Häuten den Liquor cerebro-spinalis und das Nervensystem einschließen (s. S. 44 ff.). Sollte hier das Gleichgewichtsorgan selbst zum Mittel der Aufrichtekraft metamorphosiert geworden sein? Was die menschliche Gestalt damit ausspricht, wurde vom Griechen als äußere Form erlebt, wenn er den Tempel sah, der, auf den Säulen ruhend, im Gleichgewicht von oben und unten, von Himmel und Erde dastand. Architektur war für ihn Erdenraumforschung.

Die schreitende Gestalt kann als eine in sich bewegte Raumarchitektur verstanden werden. Die Bewegungselemente liegen außen, die Bewußtseinsstrukturen innen. Bewegungskräfte kommen immer von außen; Bewußtseinskräfte (oder die Denkbewegungen) von innen. Das Gleichgewichtsorgan liegt zwischen dem Äußeren und dem Inneren.

Architektur und Musik

Wir kommen nun noch einmal auf die dorische Säule zurück (s.o. S. 201 ff.). Wir hatten gehört, daß die Entasis, die Anschwellung der dorischen Säule, überall der Maximalspannung entspricht, wenn außer der Last auch das nach unten größer werdende Eigengewicht der Säule mitgerechnet wird. Die Säule spannt sich, menschenkundlich gesehen, unter der Last genauso an wie ein Muskel, der eine Last heben und tragen will. Der griechische Baumeister fühlte die Last des Baukörpers in seinem Muskelsinn und ließ den Säulenschaft anschwellen. Eine statische Berechnung wurde damals nicht angestellt. Die Abbildung von Hans Kayser[1] zeigt nun, daß die Entasis der Säule auch als Form gewordene *Schwingung einer Saite* des Monochordes, wenn sie im Verhältnis 1 : 2 (Oktave) geteilt wird, verstanden werden kann.

Die Säule kann innerlich gehört und musikalisch erlebt werden. Goethe konnte das unmittelbar erleben, er läßt den Astrologen sagen (*Faust*, II. Teil):

> Der Säulenschaft, auch die Triglyphe klingt
> Ich glaube gar, der ganze Tempel singt.

Der Hinweis von H. Kayser auf die schwingende Raumform der Säule sowie Goethes Tempelwort sind keine bloß äußerlichen Analogien. Der Muskel selbst wird durch Tonentwicklungen erregt, welche in den chemischen Muskelprozessen dem Willen dienstbar werden (s.o. S. 201 ff.). Diese Beobachtung Rudolf Steiners[2] von 1911 ist heute bereits Gegenstand von Untersuchungen in physiologischen und krankhaften Erscheinungen, z.B. bei Parkinsonismus.[3] Nun hat der Tempel an seinen vier Seiten eine Säulenreihe, so daß er ringsum von Säulen umgeben ist. Es können auch zwei Säulenreihen sein. Die griechischen Worte *peri-pteros*, ringsbeflügelt, und *di-pteros*, zweibeflügelt, sind bis heute unerklärt geblieben. Für unseren Zusammenhang ergibt sich, daß zwei verschiedene Mo-

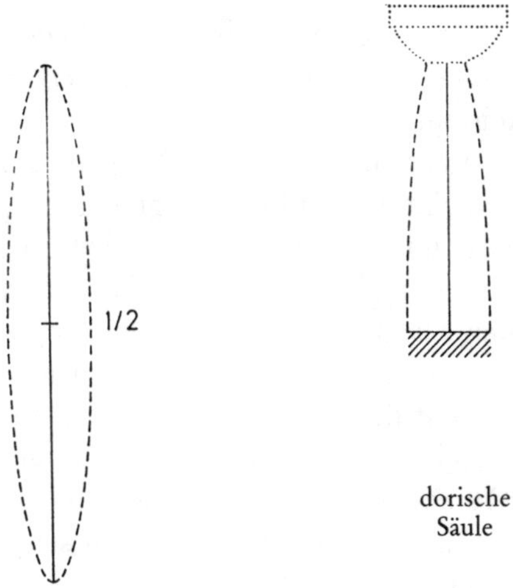

schwingende
Saite

dorische
Säule

(nach H. Kayser)

mente der Muskelarbeit an den Säulen abgelesen werden können. Die das Dach tragenden Säulen stehen gleichsam still; ohne statische Funktion als freie Säulenreihen umflügeln sie den Tempel wie ein stehengebliebener Tanz. – Welches Wesen der Welt könnte man aber als rings- bzw. zweibeflügelt ansprechen? Diese Frage bringt ein anderes griechisches Wort mit einem doppelten Sinn in Erinnerung: griechisch *aetós* heißt das Dach; es heißt aber zugleich auch Adler.[4] Ludwig Curtius macht in diesem Zusammenhang darauf aufmerksam, daß die Schwebekraft des Daches durch die auf dem Giebel aufgesetzten Akroteren deutlich betont worden sei.

Wenn sich das Dach des Tempels gleichsam aus kosmischen Höhen auf den erdenverbundenen Säulengliedern niedergelassen hat, dann hat es die Eigenschaft des menschlichen Hauptes als kugeliges Abbild des Kosmos.

Zwischen dem Dach und den Säulen entstehen freie Räume mit den Metopen und Triglyphen. Zwischen Dach und Säulen eingesetzt haben sie selbst keine statische Funktion.

Das gleiche gilt für den umlaufenden Fries am jonischen Tempel. Im Giebelfeld, auf den Friesen und den Metopen erzählt der Tempel von Göttern, Kentauren- und Heroenkämpfen, von Menschen, Wettkämpfen, Reitern.

Zwischen Kopf und Hals befreit sich das Wort des Menschen aus dem Leibe. Der Kehlkopf ist an den Kopf angehängt und wie eine Saite zwischen Kopf und Brustbein ausgespannt, so daß der Sprachmuskel zum Tönen gebracht werden kann. Das ist nur möglich, weil der Kehlkopf keine statischen Funktionen hat, sondern daraus herausgelöst frei schwingen kann. Die langsamen Bewegungen der Glieder werden so beschleunigt, daß die Muskeltöne hörbar werden.

Die Dreigliedrigkeit des Tempels mit seinem Dache, seinen Säulen und den freien Räumen dazwischen kann man mit der Dreigliedrigkeit der menschlichen Gestalt vergleichen: mit seinem Haupte, mit seinen Gliedern und mit dem freiwerdenden Wort dazwischen. Der Tempel ist wie ein nachgebauter, innerlich erfühlter und nach außen versetzter Mensch. Der Tempel wird zu einem urphänomenalen Bilde dafür, wie eine plastische Form, die Säule, als die musikalische Proportion der Oktave hörbar ist und wie aus diesen Tönen im Tempel wie im Menschen sich das Wort befreit.

Wille, Bewegung und Nerv

Der Cyan-Typus der Neurotransmitter

In diesem Aufsatz werden chemische Prozesse untersucht, welche auf der einen Seite die kosmische Entstehung des Lebens auf der Erde und auf der anderen Seite die mikromolekularen Transmitterprozesse in der Muskulatur zum Inhalt haben. Dieser weitgespannte Zusammenhang entspringt nicht einer beliebigen Kombinationslust, sondern er hat sich aus den Untersuchungen von Naturforschern, Physiologen und aus der Geisteswissenschaft ergeben. Diese Untersuchungen gehen aus von den Ergebnissen der letzten zehn Jahre, die von einer Forschungsgruppe für «Molekularbiologie neuraler Mechanismen und Interaktionen» erarbeitet wurden.[1] Was sich im Nervensystem als Signalübertragung von Zelle zu Zelle und in der Signalübertragung zum Muskelsystem ermitteln läßt, spielt sich an Membranen ab. Man rechnet mit etwa 1 Billiarde spezifischer Schaltstellen, den Synapsen, die somit eine unvorstellbar große Membranoberfläche für inneres Wahrnehmen und Gedächtnis bilden. Diese Oberflächen dienen der sogenannten «Informationsverarbeitung». In stofflicher Hinsicht wird diese im herkömmlichen Sinne sogenannte Erregungsübertragung durch Protein- bzw. Peptid- und Monoaminmoleküle hergestellt. An den Nervenendigungen in der Muskulatur wurden die Neurotransmitter untersucht. Diese Proteine «kontrollieren» das Membranpotential und damit den Erregungszustand des Nerven. Der synaptische Spalt, in den der Transmitter abgesondert wird, ist eine chemische Unterbrechung, aus der ein elektrisches Potential abgeleitet werden kann. Abgesehen von dieser üblichen Interpretation haben die molekularchemischen Untersuchungen der Transmitter etwas völlig Neues ergeben: «Ein überraschendes Ergebnis der Untersuchungen war, daß diese Membranproteine, die für die Signalübertragung von höchster Wichtigkeit sind ... alle nach einem gemeinsamen Bauprinzip konstruiert, d.h. während der Evolution wahrscheinlich aus einem gemeinsamen Vorläufer entstanden sind.»[2] Was also bisher nur von Einzelbeispielen bekannt war über die Organisation und Funktion der Membranproteine, gilt auch für verwandte Stoffe, und diese Verwandtschaft gilt für die Stoffe an der Nerv-Muskel-Synapse. In unserer Ausdrucksweise manifestiert sich in den Transmittern ein Stofftypus als gemeinsames Bauprinzip. Wir zählen einige dieser Transmitter auf: Gamma-Amino-Buttersäure (Gaba), Acetylcholin, die Katecholamine (Noradrenalin und Dopamin), das Serotonin und Neuropeptide. Außer erregenden, reizübertragenden Stoffen gibt es an den chemischen Unterbrechungsstellen auch hemmende Stoffe. Ganz allgemein kann man sagen, daß jede «Information», das heißt jede Wahrnehmung eine folgende Aktion fördern und hemmen kann. Es sei hier die Bemerkung erlaubt, daß alle die neuen Begriffe, wie Signale, Signalübertragung, Signalrezeption, Signal- und Informationskontrolle erst sinnvoll werden, wenn sie auf den ganzen Menschen als einen Wahrnehmenden bezogen werden.[3] Nur liegen diese Wahrnehmungen nicht unmittelbar an der Sinnesperipherie, sondern im Innern, und gehören als Spezialfälle zu den Wahrnehmungen der inneren Sinnestätigkeit und ihrer Organe.

An das Bauprinzip der Transmitter knüpfen, historisch gesehen, Überlegungen an, die bereits etwa 120 Jahre zurückliegen und die von dem Physiologen Pflüger angestellt wurden. Auch er suchte nach einem gemeinsamen Bauprinzip für das Eiweiß im Menschen und für die Entstehung des Lebens in der Evolution, das heißt des Lebens auf der Erde. Die von Pflüger 1875 veröffentlichte Arbeit über die physiologische Verbrennung[4] in den lebendigen Organismen wurde 1895 von dem Physiologen Max Verworn als «eine der gedankenreichsten Arbeiten» bezeichnet. Indem wir auf Pflügers Gedanken näher eingehen, nähern wir uns dem gesuchten Bauprinzip des Eiweißes und der Neurotransmitter. Pflüger hatte gezeigt, daß Frösche länger als einen Tag ohne freien Sauerstoff in einer reinen Stickstoffatmosphäre existieren und dabei immer noch Kohlensäure ausatmen können. Es müsse also eine innere Umlagerung der Atome stattfinden. Man müsse mit einer großen Zersetzbarkeit der lebendigen Substanz rechnen. Dafür war ein Anhaltspunkt unter anderem die Tatsache, daß die stickstoffhaltigen Zersetzungsprodukte des lebendigen Eiweißes wie Harnsäure, Kreatinin und die Nucleinbasen Guanin, Xanthin, Hypoxanthin und Adenin sämtlich das Cyan CN als Radikal in sich enthalten. Wöhler hatte ja schon 1828 gezeigt, daß das wichtigste Zerfallsprodukt des Eiweißes, der Harnstoff, aus einer Cyanverbindung, dem cyansauren

Ammonium, durch Umlagerung der Atome künstlich hergestellt werden kann. Diese Entdeckung sprach im Denken jener Zeit ganz dafür, daß die lebendige Substanz aus toten Stoffen entstanden sei. Dabei spricht die bloße Tatsache nur dafür, daß das lebendige Eiweiß so weit abstirbt, daß seine Bestandteile Kohlenstoff und Cyan chemisch zu erkennen sind. Sie sind ganz der abgestorbenen Außenwelt ähnlich geworden.

Folgen wir nun den Vorstellungen Pflügers weiter. Da bei der Bildung von Zellsubstanz mit lebendigem Eiweiß eine bedeutende Wärmebindung stattfindet, weil die Stickstoffatome mit den Kohlenstoffatomen in cyanartige Beziehung treten, liegt in diesem Radikal eine große innere Energiemenge. Durch Einführung des Cyans in das Eiweißmolekül wird «ein Moment innerer starker Bewegung in die lebendige Materie eingeführt».[5] Nun verglich Pflüger zur Stützung seiner Anschauung die Eigenschaften des Eiweißmoleküls mit denen der Cyansäure (HCNO). Da ist es zuerst das Oxydationsprodukt des Cyans, welches große Ähnlichkeit mit dem lebendigen Eiweiß besitzt. Eiweiß und Cyansäure wachsen durch Polymerisation, indem sich gleichartige Moleküle kettenartig verbinden, chemisch zu großen Massen an. Das Kettenprinzip ist in der Kohlenstoffchemie bekannt und ist die chemische Grundlage des Pflanzenwachstums. Im Kettenprinzip kommt das tierische und pflanzliche Wachstumsprinzip zur Deckung. Aus der Cyansäure geht durch Kettenbildung das Cyanmelid $H_nC_nO_n$ hervor. Beide Stoffe zersetzen sich mit Wasser von selbst in Kohlensäure und Ammoniak. Durch Dissoziation, das heißt durch intramolekulare Umlagerung, zersetzen sich beide Stoffe zu Harnstoffen. Bei niederer Temperatur sind beide Stoffe flüssig und durchsichtig; bei höherer Temperatur gerinnen sie, die Cyansäure früher, lebendiges Eiweiß später. Die Ähnlichkeit zwischen Eiweiß und Cyansäure – so sagt Pflüger – «ist so groß, daß ich die Cyansäure als ein halb lebendiges Molekül bezeichnen möchte». Von hier aus ergab sich ein doppelter Blick in die Entwicklung des Lebens: «Wenn man an den Anfang des organischen Lebens denkt, muß man nicht Kohlensäure und Ammoniak primär in das Auge fassen. Denn beide sind das Ende des Lebens, nicht der Anfang. Der Anfang liegt vielmehr im Cyan.» Der Anfang der Evolution im Kosmos und die Bildung des Eiweißes im Menschen gründeten sich beide auf einem gemeinsamen Bauprinzip. Auf dieses gemeinsame Bauprinzip hatten uns die Untersuchungen der Transmitter geführt, ohne daß wir es schon bezeichnen konnten. Mit den Augen Pflügers kann man leicht in den Formeln jener spezialisierten Eiweißsubstanzen, wie sie in den Transmittern vorliegen, das Cyan-Radikal erkennen. Das Cyan liegt also innerhalb der Muskel-Willenssphäre. Es könnte sich um denjenigen Stoff handeln, «der dem Wollen zugrunde liegt»[6] und der – wenn er wahrgenommen wird – den Willen bewußt macht.

Bevor wir darauf näher eingehen, seien die Kohlenstoff-Stickstoff-Verbindungen noch weiter beschrieben.

Mit dem Cyan lassen sich Verbindungen herstellen, die sowohl dem pflanzlichen als auch dem tierischen Bereich angehören: Kohlenstoffketten und Aminosäuren. Man kann die Blausäure aus dem gleichen Grunde als Nitril der Oxalsäure und als Nitril der Ameisensäure auffassen. In diesem chemischen Gebilde ist das Pflanzenreich und das Tierreich noch nicht getrennt vorhanden, sondern Pflanze und Tier sind gleichsam darin gemischt. Dieser Typus ist aus dem Grenzgebiet zwischen Pflanzen- und Tierreich gut bekannt, beispielsweise als Sonnentau oder als Venusfliegenfalle. Auf chemischem Gebiet gehört das Cyan zu dem gleichen Typus, einer Mischung zwischen Mineral-, Pflanzen- und Tierreich. Ähnlich wie Ernst Haeckel sprach auch Rudolf Steiner für die «Monden-Verkörperung» unserer Erde von Mineralpflanzen und Pflanzen-Tieren (vgl. dessen *Geheimwissenschaft im Umriß),* für welche er den Begriff «Mitteldinge» gebrauchte. Das Cyan ist ein solches chemisches Mittelding. Es erweist sich als Modell aller organischen Verbindungen. Die Aufstellung zeigt die beschriebenen Verhältnisse im Überblick (S. 221).

Cyan und Plazenta als Relikte vergangener Mondenprozesse im Menschen

Der Erkenntniswert des Mittelding-Begriffes erweist sich im Organismus der Säugetiere und des Menschen, zum Beispiel bei der Fortpflanzung mit der Ausbildung der Plazenta. Zwischen die Fetalbildung des Kindes und den Erwachsenen-Organismus der Mutter schiebt sich das Mittelding-Organ ein. In der Plazenta sind der Stoffwechsel, der Blutkreislauf und die Atmung mit den dazugehörigen Kontrollfunktionen sinnesartiger Natur noch nicht in einzelne

Blausäure

$H - C \equiv N$

$H - C \equiv N$ als Imide des Kohlenoxyds sind anorganische Verbindungen	$N = C - C \equiv N$ Cyangas, ein Nitril der Oxalsäure $H_2C_2O_4$; über die Cyanhydrinreaktion gelangt man zu *Kohlenstoffketten:* Pentosen, Hexosen. Mit Zucker verbunden als Glykoside in Kernen der Rosaceen und der Mondbohne (Phaseolus lunatus). In Leinsamenkeimlingen und in den Blättern von Kirschlorbeer (Laurocerasus). In bitteren Mandeln als Amygdalin.	$H - C \equiv N$ als Nitril der Ameisensäure $H_2 - CO_2$ (und anderer Karbonsäuren) Über die Cyanhydrinreaktion gelangt man zu den Aminosäuren des *Eiweißes.*
Mineral: H	Pflanze: C	Tier: N

Die Blausäure als chemisches «Mitteldding» zwischen den Naturreichen; dafür wurde die chemische Formel als Symbol verwendet.[7]

Organsysteme getrennt, sondern gemischt. Mit dem ersten Atemzug werden die gemischten Funktionen mit einem Schlage getrennt. Wenn wir mit Pflüger (siehe S. 218) in der Evolution zurückgehen, dann finden wir im Anfang der Lebensentwicklung das Cyan, nämlich in einem Stadium der Entwicklung, das der Erde als Mondenstadium voranging. In der *Geheimwissenschaft im Umriß* finden wir die Mitteldinge als normale Organe und Funktionen des Menschen geschildert. Es gab keine Ernährung im Gegensatz zur Atmung, sondern nur ein gleichsam plazentares Mittelding von Ernährung und Atmung. Das Mondenstadium ist in der Plazenta für die Fortpflanzung festgehalten, und so ist auch die Trennung in Pflanzen-, Tier- und Mineralreich erst ein Ergebnis des Erdenstadiums. Der Schritt von den Mitteldingen zu den polaren Organfunktionen ist der gleiche Schritt wie der vom Cyan in die pflanzlichen Kohlenstoffketten und die Aminosäuren. In der Evolution steht dahinter die Entwicklung des alten Mondenstadiums in das heutige Erdenstadium.

Vergleicht man nun die Substanzen, die auf dem Monde waren, mit den Substanzen auf der Erde, dann führt uns die Antwort auf die Frage, was Mond und Erde substantiell verbindet, auf das gesuchte gemeinsame chemische Bauprinzip von Cyan, Eiweiß und der Neuroproteine oder Transmitter.

Zu dieser Frage hören wir aus den geisteswissenschaftlichen Untersuchungen Rudolf Steiners: «Was ist nun auf dem Monde vorhanden gewesen von dem Substantiellen, das in den Reichen unserer Erde ist? Das, was heute im mineralischen, pflanzlichen und tierischen Reich als Gift fließt, was wir heute Gift nennen und was als Gift wirkt, das war die Normalsubstanz auf dem (alten) Monde! ... Auf dem alten Monde war die Blausäure vorhanden als etwas durchaus Normales ... Für den Mond waren also die heutigen Gifte durchaus dasselbe, was für die Erde die Pflanzensäfte sind, die der Mensch vertragen kann ... sie sind ... das in physischen Formen Zurückgebliebene.»[8]

Der Erden-Wille und das Cyan in statu nascendi

Im Erdenstadium haben wir die zurückgebliebenen und verwandelten Substanzen jenes Vorgängermondes in den Strukturformeln des Eiweißes der Purine, der Harnsäure, wiedergefunden. Und eben dieses Cyan-Radikal ist in den neurogenen Zersetzungsprodukten des Eiweißes, in den Neuropeptiden, als Transmitter enthalten. Somit haben wir das gesuchte gemeinsame Bauprinzip nicht nur der Transmitter, sondern über sie hinausgehend ein Bauprinzip, das die individuelle Willensbewegung mit der kosmischen Evolution verbindet. Jetzt können wir mit einer anderen Empfindung auf die neue Verwendung eines Stoffes hinblicken, der im Kosmos nicht mehr gebraucht wird und in absteigender Entwicklung ist, der aber im Menschen durch die Einfügung in das Gliedmaßen-Muskel-Willens-System in eine aufsteigende Entwicklung gebracht wird. Der Kohlenstoff verbindet sich in der Atmung nach oben und außen mit dem Sauerstoff, nach unten und innen mit dem Stickstoff, der dann als Harnstoff ausgeschieden wird. «Diese Tendenz zur Verbindung von Kohlenstoff und Stickstoff führt zuletzt zur Bildung von Cyansäure ... Diese Tendenz besteht namentlich nach dem Gliedmaßen-Stoffwechsel-System hin. Fortwährend will der menschliche Organismus Cyan-Verbindungen schaffen, die gleich wieder zerstört werden. Aber in diesem Moment zwischen dem Entstehen und dem sogleich Aufgelöstwerden der Cyansäureverbindungen ergreift der Wille das Muskelsystem.»[9]

Kaum zufällig wurde für den Zustand dieser chemischen Verbindung der Ausdruck des «Status nascendi» gebraucht. Ein bekanntes Beispiel für diesen Zustand sei angeführt. Wenn wir ein Stückchen Natrium-Metall auf das Wasser geben, wo es zischend hin- und herschwimmt, bildet sich Natronlauge im Wasser, und Wasserstoff wird aus dem Wasser freigesetzt. Kurze Zeit befindet sich der Wasserstoff (H) im elementaren Zustand und ist äußerst reaktionsfähig. Er ist im Status nascendi. Nach kurzer Zeit verbindet sich der Wasserstoff mit seinesgleichen und ist wieder träge geworden (H_2). Bezogen auf die Erde mit ihrem Umkreis entsteht die Lauge (NaOH) gleichsam in der Richtung nach unten, der Wasserstoff dagegen bildet sich nach oben. Die Lauge hat Erdentendenz, der nascierende Wasserstoff hat Umkreistendenz.

Das Willensmoment besteht demnach genauso lange, wie die Bildung der Cyansäure ihre umkreisartige Qualität hat. Von diesem Gesichtspunkt aus hat der chemische Muskelstoff eine Eigenschaft, die für das Gliedmaßensystem gilt. Als Formgebilde haben die Gliedmaßen ihren «Mittelpunkt im Umkreis».[10] Die Umkreisnatur kommt also nicht nur dem Willen zu, welcher sich im Schlafzustand befindet, sondern auch den Gliedmaßen und dem Muskelstoff, der dem Willen zugrunde liegt. In diesem umkreisartigen Zustand wäre auch die «originäre Eisenbildung» vorzustellen, die den Giftbildungsprozeß paralysiert

Seit mehr als 30 Jahren werden von amerikanischen und russischen Forschern Theorien über die Uratmosphäre der Erde und die Eiweißbildung in ihr entwickelt.[11] Man stellt sich vor, daß aus Methan, Ammoniak und Wasserdampf unter elektrischen Entladungen Aminosäuren entstehen. Ein Zwischenprodukt ist die Blausäure. Neuerdings haben japanische Forscher[12] unter Benutzung einer im Westen früher entwickelten Apparatur die Uratmosphäre mit Funkenentladungen nachgeahmt. In bestimmten Abständen wurde der Gehalt an Cyan-Wasserstoff, Formaldehyd und Harnstoff in der Gesamtflüssigkeit («Ursuppe») analysiert. Dabei zeigt sich, was aus dem beigefügten Kurvenbild ersichtlich ist, daß der Gehalt an Cyan-Wasserstoff abnimmt, während der Gehalt an Harnstoff zunimmt. Obwohl es sich um ein theoretisches und anorganisches Experiment handelt, zeigt sich daran, was Pflüger sich vorstellte und was oben dargestellt wurde. Die Eiweißbildung aus dem Cyan-Radikal war kein anorganischer Vorgang. Man könnte in dem Kurvenbild ein totes experimentelles Abbild dafür sehen, wie der Mondenzustand in den Erdenzustand übergegangen ist.

Nachdem wir nun den gleichen Stoff in der Muskelphysiologie als Substanztypus der Transmitter erkannt haben, die ihrerseits nun als Ergebnisse einer *Cyan-Überwindung* verstanden werden können, zeigt sich, daß in diesem Vorgang die makrokosmische Evolution vom Monden- in das Erdenstadium und die mikrokosmische Bewegung des Menschen auf der Erde zur Deckung kommen. Wir können von der einen Seite in die andere hineinschauen.

Wir hatten das Cyan-Mittelding mit der Plazenta als Organmittelding verglichen. Genauso wie durch den Reiz des ersten Atemzuges die Organe mit ihren polaren Funktionen zur Tätigkeit im Neugeborenen angeregt werden und das Mittelding ausgeschieden wird, so löst das chemische Mittel mit seinem Giftreiz den Willen aus, wobei das Eisen entgiftend wirkt; durch das chemische Mittelding kommen die polaren Tätigkeiten der Sinne und der Gliedmaßen in Bewegung, indem das Ich das Eisen als die neue Erdenmitte der Atmung an die Stelle des Mischungszustandes setzt.

Was die kosmische Entwicklung im Menschen zurückgelassen hat und was daraufhin vom Menschen benutzt wird, damit die Gliedma-

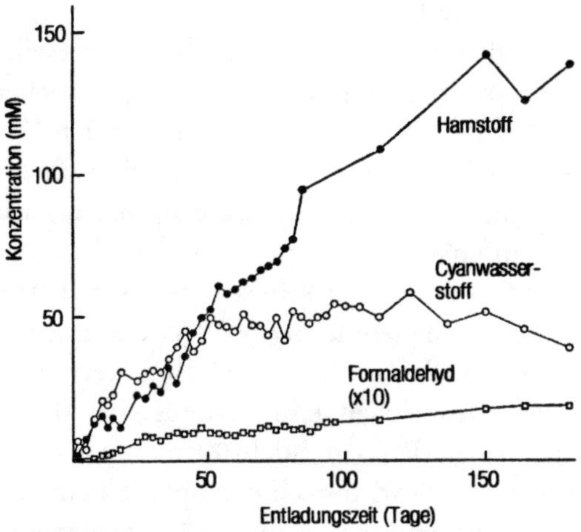

ßentätigkeit der Arme und Beine die Kräfte der Erdentwicklung wiederfindet, das hat sich auch in den Nerven abgebildet, die als zentripetale Nerven vom menschlichen Sinnesorganismus in den Körper hineinziehen und als zentrifugale Nerven in die Glieder und Muskeln und darüber hinaus in die Erdentätigkeit führen. Das wäre nicht möglich, wenn sich nicht an die absteigende Entwicklung die aufsteigende Entwicklung anschlösse. Was im Menschen sich vom Gift umbildet, wird zum Träger des Ich-Willens. An den Unterbrechungsstellen des Nervensystems, die zugleich chemische Unterbrechungsstellen sind, ist das Ich eingeschaltet.

Der Blick vom Mikrokosmos zum Makrokosmos hat sich durch die kosmischen Sonden in ganz unerwarteter Weise erweitert. Für unseren speziellen Fall hat sich etwas Frappierendes ergeben: In den Jahren 1980 bis 1982 wurden etwa 23 Saturn-Monde entdeckt. Ihre Umlaufbahn ist fast genau kreisförmig und liegt in der Äquatorebene des Mutterplaneten Saturn. Der größte Saturnmond mit dem Durchmesser von 5.150 km ist der Titan. Als einziger aller Saturnmonde hat er eine dichte Stickstoffatmosphäre mit Cyan-Wasserstoff sowie Polymeren des Cyan-Wasserstoffes. Diese Atmosphäre wirkt wie eine undurchdringliche Wolkendecke, die sogar jahreszeitlich bedingte Unterschiede zwischen nördlicher und südlicher Halbkugel zeigt. Titan ist etwas größer als der Planet Merkur.[13]

In diesem Saturnmond wird an einem fernen kosmischen Ort etwas konserviert, was auf der Erde überwunden werden muß. Man bekommt eine unmittelbare Anschauung für die «universellen Erinnerungskräfte», die Rudolf Steiner dem Saturn zugeschrieben hat.[14] In unserem Fall hat der Planet des Weltgedächtnisses den Mondenstoff auch in einem eigenen Mond, eben dem Titan, aufbewahrt.

In diesem Zusammenhang kann es uns sehr eigenartig berühren, daß an den Muskelsynapsen das Gas Stickstoffmonoxid aus Arginin entsteht (NO). Dieses Gas breitet sich sehr schnell aus. Es hat verschiedene Funktionen, von denen hier nur die gefäßerweiternde Funktion erwähnt sei. Nun aber wurde das Gas als gedächtnisvermittelnder Stoff bezeichnet, weil man Anzeichen dafür gefunden hat, daß es mit dem Lernen zusammenhängt (Elsas[15]). Stickstoffmonoxid wird übereinstimmend aber auch als Stoff der Uratmosphäre betrachtet. Damit steht das makrokosmische Gedächtnis dem mikrokosmischen Gedächtnis gegenüber.

Das «makro-mikromegische Verfahren» besteht nach Goethe darin, daß die Natur nichts im Großen tut, was sie nicht auch im Kleinen täte, und nichts im Verborgenen, was sie nicht irgendwo den Sinnen offenbarte. Dieses Verfahren wurde so weit fortgesetzt, daß das Entfernteste mit dem uns Nächstliegenden in Beziehung getreten ist.

Das Stickoxid wird in den Synapsen nach Bedarf produziert, und es wird entgiftet. Dafür ist Eisen erforderlich, das an ein Enzym gebunden ist.[16] Mit diesem Stickoxid hat man also erneut einen Abkömmling des Mitteldinges Cyan vor sich und sieht damit in die entgiftende Funktion des mit dem Willen eingreifenden Eisens, das das Gift paralysiert. Nachdem Rudolf Steiner diese Funktionen des Giftes in statu nascendi sowie seine Entgiftung durch das Eisen im zitierten Vortrag besprochen hatte, fragte Dr. W. J. Stein, wie man sich die Entgiftung vorzustellen habe. Am 8.10.1951 schrieb Dr. Stein in einem Brief an den Verfasser die Antwort: «Das Eisen werde im Leibe originär erzeugt, im Gegenwirken gegen den bei der Muskelbewegung auftretenden Cyanprozeß. Es ist das Eisen und der Muskelzucker, die dem Cyan entgegenwirken.» Man sieht heute, daß die einzelnen Schilderungen von vor 70 Jahren mit den neuen Untersuchungen zusammenlaufen. Und es wird sich schon noch auch der Hinweis Rudolf Steiners bestätigen, daß diese Entgiftung mit der Bildung der Galle zusammenhängt; denn es ist ja seit langem bekannt, daß bei der Gallenbildung aus dem Blut Eisen frei und ausgeschieden wird.[17]

Aufrechtbewegung, Sprachbewegung, Eurythmie und Turnen

Die Sonderstellung des Menschen gegenüber dem Tier läßt sich an vielen Stellen seines Körpers zeigen. Der aufrechte Gang, mit dem zugleich die Sprache und das Denken erworben wird, fällt jedem sogleich ein. Sucht man für die Eurythmie ein tieferes Verständnis, dann ist es unerläßlich, einige der wichtigsten Sonderbildungen genauer zu durchschauen; denn nur dann wird begreiflich, daß der Leib selbst in der Eurythmie so zum Kunstinstrument gemacht werden konnte, wie der Kehlkopf das Instrument der Sprache ist. Weil die Sprache in innigem Verhältnis zur Gesamtgestalt steht, konnte diese Gestalt zum Instrument für eine bewegte Sprach-Plastik (Eurythmie) werden. Wir versuchen nun, aus dem Vergleich der ganzen Gestalt mit dem Sprachorgan in das innere Kräftespiel der Sprachmuskeln Einblick zu gewinnen.

Die Aufrichtung im Hüftgelenk

Will man die aufrechte Gestalt an ihrem Hebelpunkt aufsuchen, dann muß man die beiden Hüftgelenke ins Auge fassen. Sie sind durch eine quer verlaufende Achse verbunden, die durch die Mittelpunkte der beiden Oberschenkelköpfe geht. Um diese Querachse der Hüftgelenke herum richtete sich in der Vorzeit und richtet sich heute noch der Mensch auf. Die Hüftknochen mit den Oberschenkeln bilden das Beckengewölbe mit dem Kreuzbein als Schlußstein in der Mitte (s. S. 204).

Lastende Kräfte von oben und stützende Kräfte von beiden Seiten und unten stehen im Gleichgewicht.

Die Abbildung A zeigt die oberflächlich liegenden, großen Muskelzüge am Rücken, die den Menschen aufrichten. In tieferen Schichten, die verdeckt sind, wirken andere Muskeln mit. Sie sind in verschiedenen Stufen senkrecht, die Wirbelkörper übergreifend, längs der Wirbelsäule angeordnet.

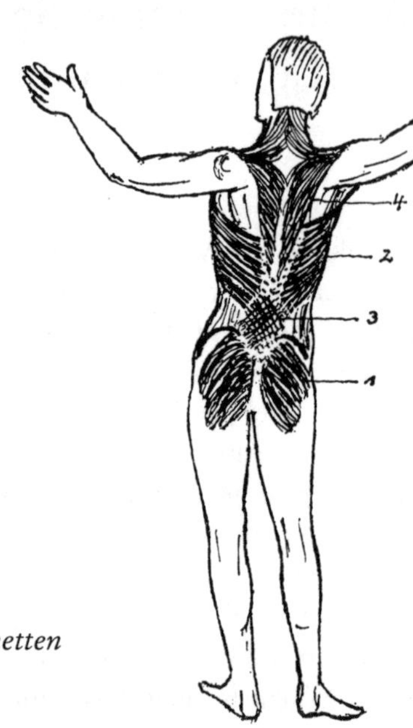

Abb. A: Rückenmuskeln
1 Glutaeus maximus
2 Latissimus dorsi
3 Überkreuzung der Muskelketten
4 Trapezius
(nach Hoepke 1961)

In der unteren Region des Rückens liegt der Sitz- oder der große Gesäßmuskel, lateinisch: Glutaeus maximus. Vom Darmbeinkamm entspringend, übergreift er das Hüftgelenk und setzt am Schenkelhals an. Zieht er sich zusammen, dann wird zum Beispiel beim Aufstehen aus sitzender Haltung oder beim Hochstemmen eines Koffers in der Eisenbahn das Hüftgelenk unter die Last des Körpers gedrückt und empor- oder aufgerichtet. Weiter unten geschieht das gleiche durch den auf der Vorderseite gelegenen geraden Oberschenkelmuskel (M. quadriceps femoris), in welchen zur Verbesserung seines streckenden Zugmomentes die Kniescheibe wie ein Knebel eingelassen ist. Die Kniestreckung ist eine Teilaufrichtung am Bein. Am Hüftgelenk greift die Muskelwirkung hinten an, im Kniegelenk vorn. Das Hüftgelenk ist das größte Gelenk mit der größten Tragkraft, mit dem stärksten Muskel (Glutaeus maximus) und dem dicksten Nerv, dem in die Beine verlaufenden Nervus ischiadicus. Bevor die aufrichtenden Kräfte zum Zuge kommen, müssen sich die Füße ihren festen Standort suchen; beim Gehenlernen der Kinder und bei

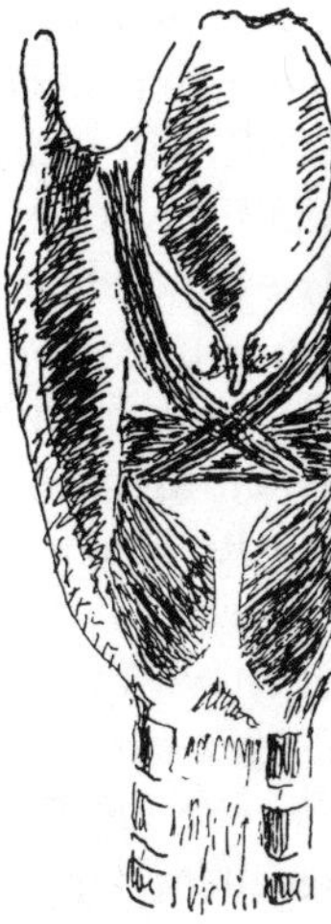

Abb. B: Äußere Kehlkopfmuskeln, von hinten
1 M. cricoarytaenoideus
2 M. arytaenoideus, pars transversa
3 M. arytaenoideus, p. obliqua
(nach Spalteholz 1940)

Lastträgern kann man das beobachten. Erst nachdem die Füße mit den Zehen am Boden festhalten, vollzieht sich das ziehende, stemmende, aufrichtende Muskelspiel. Die Tiere sind gebückt, sie müssen zur Erde blicken, die Menschen als aufgerichtete Wesen richten ihre Augen bis zu den Sternen hinauf.

Mit diesem Gliederbau ist eine grundlegende Voraussetzung der gegliederten artikulierten Sprache geschaffen. Homer gibt dem Menschen daher das Beiwort: «die ihre Stimme gliedernden Wesen». Wenn Tiere, wie Raben, Stare, Papageien, dem Menschen in aufrechter Haltung des Halses näherkommen, dann lernen sie sogar Laute zu imitieren. Die Bedingung dafür liegt in der teilweisen Aufrechtheit der Organe des Halses und der Lunge.

Der Hüftmuskel wirkt nicht allein. Wir müssen weitere Muskeln ins Auge fassen. Die Muskelfasern des Glutaeus setzen sich in der gleichen Richtung auf die andere oder Gegenseite fort; wir gelangen damit in die mittlere Region, zum breiten Rückenmuskel, Latissimus dorsi, dem Muskel mit der größten Flächenausdehnung.

Wie die Abbildung A andeutet, sind es zuerst straffe Fasern einer sehnigen (muskelfreien) Platte, die die Muskelzüge beider Hüftmuskeln aufnimmt. Ist die Muskelkraft durch die Sehnenplatte gelaufen, mündet sie wieder in einen Muskel ein, der die Richtung aufnimmt und der bestimmt, wo der Latissimus und damit die ganze Kette beiderseits endet: an den Oberarmen. Von zwei Seiten herkommend, überkreuzen und durchsetzen sich über dem oberen Beckenrand zwei große Muskelketten. Sie beginnen sogar, weil der Glutaeus sich bis auf den Unterschenkel faserig fortsetzt, unterhalb des Kniegelenkes und enden auf der Gegenseite am Oberarm. Die Kniegelenke, die Hüftgelenke, die Wirbelsäule als Linie der Kreuzung und die Oberarme werden beiderseits von hinten zu einer Gesamtstruktur von Muskelketten zusammengefaßt, wobei die einzelnen Muskelindividuen sich dem Zug zum Ganzen unterordnen.[1] Der Rücken in seiner Gesamtheit spricht von gegliederter Aufrichtung.

Wenn wir als Kinder in der Schaukel saßen, haben wir diese Muskelketten geübt. Was haben wir getan? Die Hände müssen zuerst die Schaukelstricke fest umklammern; damit wird ein fester Punkt – vermittels der Aufhängung oben am Balken – gegeben, den für das Stehen die Füße geben müssen. Sogleich wird dann der Rumpf tief nach vorn gebeugt, und dadurch werden die Rückengurte vorbereitend gespannt und gedehnt; der Schwerpunkt liegt jetzt hinten, und mit einem Ruck – die Hände am Strick müssen festhalten – werden die Gurte kontrahiert und so das Becken nach vorn gedrückt. Der Körper wird von hinten gepackt und nach vorn geworfen; die Beine, zuerst stark gebeugt, werden im Kniegelenk jetzt gerade gestreckt! Die Schaukel-Schwingungen sind das dynamische Bild der Aufrechtbewegung. Statt der Füße fixieren die Hände, statt der Richtung nach aufwärts ergibt sich aus der Streckung im Hüftgelenk das schwingende Körperpendel zwischen vorn und hinten. Frei schwingt der ganze Körper. Das Schaukelinstrument läßt äußerlich vergrößert erleben, was zwischen dem eigenen Muskelleib und dem Skelett vor sich geht. Und darin liegt das Beglückende für das Kind.

Die Wirbelsäule

Wenn wir uns nun die Wirbelsäule im Vergleich zu ihrem Verlauf beim Tier vorstellen, dann muß sie selbst zum Spiegel der aufrechten Gestalt werden. Sie wird im Hüftgelenk nach hinten gebogen (Lendenlordose); vor der Abknickungsstelle liegt der Schwerpunkt; der Brustkorb hängt nach vorn an der Brustwirbelsäule und biegt sie nach vorn; der Kopf balanciert im Gleichgewicht – ebenso wie es die Last des Rumpfes in den Hüftgelenken tut – auf der Halswirbelsäule. Sie wird, wie die Lendenwirbelsäule, nach hinten gebogen. Der Kopf biegt sich entsprechend im rechten Winkel nach vorn. Diese Vorwärtsbewegung zur Horizontalen dient dem Eröffnen der Sinnesorgane in den Umkreis (Horizont). Die ganze Wirbelsäule wird als Folge der Aufrichtung zwischen hinten und vorn in drei Schwingungen versetzt. Und dort, wo sie in ihrer Stellung besonders gefährdet ist, in der Lendengegend, bilden sich Sehnenplatten heraus. Hier neigt sie auch zu krankhaften Veränderungen und Schmerzen.

Wir sahen, wie die Hüftmuskeln von hinten, die Kniestrecker von vorn angreifen. Auch die Wirbelsäule, aus ca. 30 Wirbeln aufgebaut, schwingt zwischen hinten und vorn.

Der Fuß

Schließlich zeigt sich die Aufrechtbewegung am menschlichen Fuß. Kein anderes Wesen hat einen solchen Fuß. Allein der Menschenfuß hat ein Längsgewölbe. Dieses Gewölbe kommt dadurch zustande, daß sich das Fersenbein erhebt. Es bildet mit dem Erdboden einen nach vorn offenen Winkel! Das Fersenbein spiegelt mit seiner von der Ferse schräg aufwärts gehenden Erhebung bis zum Scheitel des Gewölbes die Aufrichtung am kleineren Teil. Die höheren Affen lassen das Fersenbein auf der Erde, sie erheben es nicht. Auf das Fersenbein ist beim Menschen das Sprungbein gehüpft, es bildet den Schlußstein des Fußgewölbes und empfängt die ganze Körperlast von oben. Das Sprungbein verteilt die Last nach vorn auf die drei inneren Zehen als Strebepfeiler, die beiden äußeren Zehen verbinden sich nach hinten mit dem Fersenbeinhöcker, mit dem sich der Fuß anstemmt. Hier hinten setzt die Achillessehne des Wadenmuskels an und zieht die Ferse hoch. Jetzt wird die Last, wie schon im Stehen zum Teil, ganz auf die nach vorn ansetzenden fünf Zehen-Strebepfeiler des Gewölbes verteilt. Der Mensch kann auf den Zehen stehen, er kann die Ferse von der Erde abheben. Damit ist im Fuß das Stehen, Gehen, Laufen, Hüpfen und Springen vorgebildet. Nur der Mensch hat einen Wadenmuskel. Über den Hüftgelenken liegt der Schwerpunkt, der balanciert wird. Über den Füßen wird mit der ganzen Last in geradezu artistischer Form gespielt. Die Aufrichtung ist ganz versteckt, aber fortgesetzt wirksam.

Tiere spezialisieren sich jeweils auf *eine* Bewegungsart. Das Pferd läuft, der Löwe springt, das Känguruh hüpft und so weiter. Der Menschenfuß ist in seiner Art universell, wie die Hand. Er ist eine einzigartige menschliche Sonderbildung (Spezialkonstruktion). Der Mensch kann stehen, den Fuß erheben, ihn schwingen lassen und ihn wieder hinstellen. Auf einer ersten Strecke wird der Fuß angehoben, auf der zweiten Strecke schwingt er im Gleichgewicht mit dem anderen, stehenden Fuß; auf der dritten Strecke wird er aufgesetzt, und zugleich wird der andere, der Standfuß, erhoben. Aus dem dreigegliederten Gewölbe zwischen hinten und vorn, im Gleichgewicht zwischen der Ferse, dem Sprungbein als Schlußstein und den Pfeilern im vorderen Fuß ist das Stehen und Gehen im Gleichgewicht von oben und unten, von rechts und links entwickelt worden. Das Bekkengewölbe im Gleichgewicht von Last und Aufrichtung hat im Fußgewölbe eine Metamorphose gefunden.

Der Schwerpunkt

Eine wichtige Einzelheit, für das Ganze von fundamentaler Bedeutung, muß hierbei beachtet werden: die Lage des Schwerpunktes des ganzen Körpergewichtes.

Die Muskelströme der Aufrichtung (s.o. S. 227 f.) verlaufen dort, wo sie sich im Lendenwirbelbereich durchkreuzen, genau hinter dem Massenschwerpunkt der ganzen Gestalt. Die Muskelketten richten uns auf, und dann wachen sie dauernd über die eroberte Haltung im labilen Gleichgewicht; denn der Massenschwerpunkt liegt über den Unterstützungspunkten im Hüftgelenk; im Gegensatz dazu liegt er beim Tier unter den Unterstützungspunkten der vier Glieder (Pferd, Rind u.a.). Das ist der Grund, warum der Mensch so leicht fallen kann, während die vierfüßigen Säugetiere eine stabile Gleichgewichtslage haben.

Am schönsten ist die tierische Lage des Schwerpunktes an den kleinen Kletteraffen zu beobachten. So wie ein Pendel an einem längeren Faden weiter als an einem kürzeren schwingen kann, so nehmen sie an einem ihrer langen Arme Schwung auf und lassen sich durch den tiefliegenden Schwerpunkt ihres Körperpendels bis zu zehn Meter frei durch die Luft schwingen. Mit ihren Händen und Füßen halten sie sich an einem Zweige der Baumkronen fest, die sie schwingend-kletternd durchfliegen. Das Gegenteil hat der Mensch zur Aufgabe bekommen. Er soll fest auf der Erde stehen und sich doch dabei mit der Last bewegen. Er muß lernen, mit der Erdenlast des Körpers frei umzugehen, nicht der Last zu folgen und ihr zu unterliegen. Das gelingt, indem der Schwerpunkt vor dem Kreuzbein über den Hüftgelenken liegt und dauernd balanciert wird; steht der Körper senkrecht, ist dafür nicht viel Kraft nötig. Der Mensch hebt sich dadurch aus der Tierreihe heraus, daß sein Gleichgewicht im und durch den Organismus zustande kommt: Der Schwerpunkt wird entgegen den Erdenkräften hinauf- und herausgehoben. Der menschliche Leib lebt physisch im labilen Gleichgewicht, statt im stabilen, wie Vierbeiner, Stuhl und Tisch. «Und alles, was in der menschlichen Sprache, im menschlichen Denken zum Ausdruck kommt, hängt innig zusammen mit diesen Gleichgewichtsverhältnissen.»[2]

Die Abbildung A zeigt, außer den besprochenen Muskeln, in einer unteren und mittleren Region noch einen weiteren, den Muskulus trapezius in der oberen Region. Er besteht aus zwei Dreiecken, deren breite Grundseiten wieder in einer Sehnenplatte in der Mittellinie aneinandergrenzen, entlang der Wirbelsäule. Die absteigenden, vom Kopfe kommenden Fasern haben ihr Gegenbild in den aufsteigenden Fasern. Dazwischen verlaufen quer die Fasern zwischen den Schulterblättern. In der Mitte ragt der Dorn des siebten (letzten) Halswirbels hervor. Der Trapezius kann die Schulterblätter (mit Hilfe noch anderer, tieferer Muskeln), je nachdem, welche Faserportionen sich kontrahieren, an irgendeinem Punkt auf dem Brustkorb hinten feststellen, so wie es für die Arm- und Handbewegungen am günstigsten ist. Die Schulterblätter sind verschiebbar wie das fahrbare Unterteil eines Kranes. Arme und Hände werden mit dem Schulterblatt an die gewünschte Stelle des Brustkorbes hingefahren, wo sie hantieren und greifen sollen.

Der Kehlkopf als Spiegelbild der ganzen Gestalt

Wenn wir nun den Kehlkopf als Teil mit dem Ganzen vergleichen, so muß beachtet werden, daß es sich hierbei nur um die wichtigsten der hinten gelegenen Kehlkopfmuskeln handelt.

Die Kehlkopfmuskeln sind wohl die kleinsten willkürlich beweglichen Muskeln des Körpers. Sie haben keine mechanischen Aufgaben für die Körperbewegung; im Gegenteil, sie sind durch die Aufrichtung davon befreit und haben ganz andere Aufgaben bekommen.* Der ganze knorpelelastische Kehlkopf ist sehnig muskulös am knöchernen Zungenbein aufgehängt. Aber nicht nur das. Der Kehlkopf wird von außer ihm liegenden Muskeln wie eine Saite gespannt. Dazu bedarf es voneinander entfernter Festpunkte, zwischen denen die Saite fixiert wird. Diese Fixpunkte liegen unten am Brustbein, oben am Kopf, an den beiden Warzenfortsätzen hinter dem Ohr und am Kinn. Zwischen diesen vier Punkten wird der Kehlkopf gespannt. Er vibriert daher beim Sprechen wie eine Saite. Es ist kein Zufall, welche Punkte es sind; denn mit dem Ohr wird die Sprache kontrolliert und gehört, mit dem Kiefer-Zungenapparat wird sie gestaltet, und aus der Brust kommt die Luft, mit der wir sprechen. So ist der Kehlkopf den zu ihm gehörenden Organen mit Muskeln verbunden. Der Kehlkopf ist aus dem übrigen Körper herausgehoben und durch seine äußere Einspannung zugleich innig mit dem Ganzen verbunden.

Die Abbildung B (S. 229) ermöglicht uns, die Muskeln der Kehlkopfhinterseite mit denen des Rückens zu vergleichen. Wir sehen, daß auch hier ein Muskel sich überkreuzt, es ist der schräge Stellknorpelmuskel (M. arytaenoideus). Die Kreuzung wiederholt im kleinen die großen Muskelketten der ganzen Gestalt. Der Typus ist deutlich, der Bauplan einheitlich. Es fehlen am Kehlkopf die zwischengeschalteten Sehnenblätter, die mechanisch so wichtig waren. Die zu umhüllenden Teilelemente sind die Stellknorpel und der Kehldeckel; nur zwei gegenüber der Vielzahl im Großen (Becken, Beine, Wirbel, Rippen und Arme). Im Kleinen wird, weil zusammen-

* Von der mechanischen Funktion der fest verschlossenen Stimmritze bei allen Muskelarbeiten, die Atemstillstand und Bauchpresse erfordern (z.B. Tragen schwerer Lasten) ist hier abgesehen (Anm. d. Hrsg.).

geschoben, alles viel einfacher. Die Gewebe sind Muskeln und Knorpel, keine Knochen. Die Gelenke führen auch nicht die Bewegungen wie am knöchernen Skelett, sondern hier gibt es die Verschiebegelenke bei den Stellknorpeln, die auf dem Ringknorpel gleiten können.

Am Ganzen des Körpers lag vor der Überkreuzung der Massenschwerpunkt; beim Abbild im Kleinen überbrückt die Muskelkreuzung den Spalt zwischen den beiden Stellknorpeln (im Bilde verdeckt), von denen die Stimmbänder, nach vorn ziehend, abgehen. Hier liegt ein Geheimnis verborgen: Gegenüber dem Massenschwerpunkt im Großen müssen wir hier den Luftstrom ins Auge fassen, welcher zwischen den Stimmbändern aus der Lunge durch die Luftröhre aufsteigt. Auf der Höhe der Überkreuzung der beiden schrägen Kehlkopfmuskeln wandelt sich der Luftstrom in Klang! Der aufsteigende Luftstrom trägt die Sprache auf seinen Flügeln hinaus. Gegenüber den herabziehenden Schwerekräften im Großen macht sich hier durch die Ausatmung, befreit von aller Schwere, der frei schwingende Sprachstrom geltend; er strahlt in die Welt aus. So gesehen treten beide, die Schwerkraft und die Sprachkraft, als verwandelte Aufrichtekraft vor uns hin.

In der Polarität zwischen dem Körperpunkt, an dem durch die Erde die Schwere angreift, und dem Klang erzeugenden Muskelgriff in den aufsteigenden Luftstrom ist das Ich des Menschen wirksam. Der Erde gegenüber wird von ihm die Aufrichtung bewirkt, in die Luft hinein wird die Sprache gestaltet. Über dem eroberten herausgehobenen Gleichgewicht in den Hüftgelenken wird die Sprache als Gleichgewichtsschwingung zwischen der eigenen Seele, der Welt und dem anderen Menschen gestaltet.

Wir sahen, wie der Trapezius die Schulterblätter auf dem Brustkorb verschieben kann. Dementsprechend werden die Stellknorpel auf der Unterlage des Ringknorpels, ohne auf die Gelenke Rücksicht zu nehmen, in gleitenden Bewegungen verschoben. Die Stellknorpel setzen sich über sonst festhaltende Gelenke hinweg. Die Bewegungen werden dadurch zu einer Art Gleithüpfen, wie vom Sprachwind bewegte Wellen. Die Stellknorpel schweben schwerelos in den Muskeln, wie nur Töne schweben können.[3]

Für die dreiseitigen Schulterblätter ergibt sich, daß sie von den Stellknorpeln mit ihrer tetraedrischen Form im Kleinen wiederholt und gespiegelt werden. Und wie sich am Schulterblatt der Arm anfügt und in der Hand endigt, so entspringen von den Stellknorpeln die Stimmbänder. Aber vorn sind sie am Schildknorpel fixiert. Die Handbeweglichkeit und die fein abgestuften Fingerbewegungen werden ganz in die vom Gehör kontrollierte Abstimmschärfe der Stimmbandschwingungen verwandelt. Diese Modifikation ist von der allergrößten Bedeutung; denn sie zeigt, daß die Bewegungen der Finger dadurch, daß sie im Kehlkopf festgehalten sind, in das Element des Musikalischen, das heißt nach innen, umgesetzt werden. Im Kehlkopf findet, indem äußere physische Bewegungsmöglichkeiten verkümmern, eine Verinnerlichung in den seelischen Sprachraum statt. So kommen wir nach und nach am Kehlkopf zu einem verkleinerten Bewegungsmenschen, der in das Seelische und Geistige aufgenommen worden ist.

Der Muskel (Nr. 1 in Abb. B, S. 229), der vom Ringknorpel (Cricos) zum Stellknorpel (Arytaena-Schälchen = Gießbeckenknorpel) zieht, hat äußerlich die Form des Glutaeus; so wie der Glutaeus das Hüftgelenk überbrückt und zum Aufrichter wird, so zieht dieser Kehlkopfmuskel zum seitlichen Stellknorpelfortsatz und zieht ihn nach hinten. Und was geschieht? Die Stimmbänder, nach vorne abgehend, werden durch eine Hebelwirkung geöffnet. Die plastische Gestaltaufrichtung hat ihr musikalisch-sprachliches Äquivalent in der Stimmritzenöffnung.

Erinnern wir uns nun, daß die Glutaeus-Latissimuskette am Oberarm ansetzt, dann können wir selbst die dargestellte Spiegelung mit eigenen Bewegungen nachmachen. Dafür halten wir die Arme nach vorn gestreckt und lassen die Hände einander anfassen. Wenn wir nun die Arme im Ellenbogengelenk beugen und die Hände dem Brustbein etwas nähern, entsteht das entsprechende Fünfeck im Großen zwischen Brust, Oberarmen, Unterarmen mit Händen. Diese Bewegung ist im Großen das, was die Stellknorpel im Kleinen tun, wenn sie die Stimmritze öffnen. Dieses Pentagramm bildet sich im Kehlkopf bei starker Einatmung. Es hat mit den Gestaltungskräften der Lunge zu tun, deren Wachstum embryonal nach dem Gesetz des Goldenen Schnitts verläuft. – Warum spricht der Gliedermensch nicht, sondern bleibt bei stummen Gesten stehen? Weil seine Bewegungen sich zu langsam vollziehen, um gehört zu werden. Der Sprachmuskelmensch wurde um ein Vielfaches beschleunigt, die Organe wurden gespannt, so daß sie wie Saiten vibrieren und daher gehört werden können.

Die Stimmbänder als fixierte Arme haben ihre «Hände» in den

übrigen Gebilden – den Gaumen, den Zähnen, der Zunge und den Lippen –, welche wie Finger in die Saiten einer Violine in den Luftstrom von außen eingreifen und ihn gestalten. Das Öffnen und Schließen der Stimmritze kann dagegen eher mit dem Spielen auf einem Blasinstrument verglichen werden. Die Stimmbegabung und der Sprachapparat haben Züge teils von einem Saiten-, teils von einem Blasinstrument.[4] Durch die verkümmernde Reduktion auf der einen Seite und die gesteigerte Beweglichkeit auf der anderen Seite wird die ganze plastische Gestalt in schwingende Luftgestalten oder tönende Luftplastik transformiert: in das Wort des Menschen.

Die Sprachorgane sind ein kleines Spiegelbild der ganzen Bewegungsgestalt des Menschen. Die Aufrechtbewegung ist die Voraussetzung für die Sprachbewegungen. Wir sprechen mit den verkleinerten und verfeinerten Muskel-Bewegungsorganen, welche unsere Gestalt aufrichten. Im Ich ist die Aufrecht- und die Sprachbewegung gleichen Wesens; denn ich richte mich auf und ich kann sprechen.

Aus den beschriebenen Organbeziehungen möge nun anschaulich werden, was entstehen kann, wenn die schnellen Bewegungen sinngemäß wieder auf die langsamen Bewegungen zurück übertragen werden. Die hörbaren Worte werden wieder stumm, aber dafür werden sie sichtbar. So entsteht Eurythmie als sichtbare Sprache.

Eurythmie vom Gesichtspunkt einer medizinisch-pädagogischen Physiologie (Hygiene)

Wenn der Mensch geboren ist, kann er nicht sogleich aufrecht stehen, während die meisten höheren Tiere sich bald nach der Geburt auf ihre Beine stellen können. Die Fähigkeit zu sprechen verzögert sich noch länger als die Aufrichtung. Erst wenn die Gliederbewegungen unter die Herrschaft des menschlichen Wesens gebracht worden sind, fängt der Mensch an, allmählich auch die Kehlkopf-, Zungen- und Lippenbewegungen im Dienst der Sprache zu beherrschen. Die Benutzung der feineren Muskelbewegungen des Kehlkopfes setzt voraus, daß vorher die ganze Gestalt im menschlichen Sinne zur Aufrechtbewegung durchgestaltet wurde. Nachdem die Glieder beherrscht werden und der Körper aufrecht bewegt werden kann, sind diese Kräfte frei geworden und können nun für die sprechenden Muskelbewegungen benutzt werden. Aus der langsamen Körperbewegung an der Erde werden sie herausgehoben und befreit für den Dienst am Geistig-Seelischen des Menschen.

Dieser Gesichtspunkt kann die pädagogische Seite der Eurythmie verständlich machen. Was sich nämlich zwischen Glieder- und Sprachbewegung abgespielt hat, wiederholt sich am Ende der ersten Lebensepoche. Der Leib hat eine erste Gestaltungsphase durchgemacht. In dem Herausschieben der Milchzähne und in dem Nachrücken der zweiten Zähne kommt leiblich zum Ausdruck, daß bestimmte bildende Kräfte frei geworden und herausgehoben sind, welche der Lehrer im Unterricht anspricht. So wie mit der ausgeatmeten Kohlensäure die Sprache herausgehoben und gesprochen wird, so benutzt der Lehrer die sich heraushebenden Bildekräfte und gestaltet mit ihnen am geistig-seelischen Wesen des Kindes.

Das Kind wird geschult zuzuhören, sich etwas vorzustellen, sich zu erinnern. Es entwickelt zum Beispiel die Vorstellung der Zahl. Die Zahlenvorstellungen sind das gegebene Mittel, ein Gedächtnis zu entwickeln, welches das Ich tragen kann. Ohne ein Ich-stützendes Gedächtnis in der Kindheit ist das Ich des Menschen seiner Umwelt wie ein schwankendes Rohr ausgeliefert, es kann von dieser Umwelt mit Leichtigkeit verschluckt werden und aus der Welt verschwinden. Die Tendenzen dazu sind heute in manchen sogenannten Kultureinrichtungen vorhanden. Die eurythmische Bewegung als Sprachbewegung des menschlichen Ich-Wesens kommt der beabsichtigten Entwicklung entgegen; denn für die sinnvolle Bewegung der Eurythmie muß ja der Wille tätig sein. Ein eurythmisch angeleiteter Ich-Wille verstärkt die Fähigkeit zur Zielsetzung und Sinngebung des eigenen Lebens.

Wenn wir den Turnunterricht ins Auge fassen, so ist für seine speziellen Bewegungen das Vorstellen besonders wichtig. Wer sich einen turnerischen Bewegungsablauf am Reck, auf dem Sprungbrett, am Startloch in seinem Gliederablauf in möglichst vielen Einzelheiten vorher klargemacht hat, das heißt ihn sich vorstellt, dem wird das Durchführen und das Gelingen der Übung viel leichter fallen. An dieser Stelle hat der Turnlehrer eine wichtige Aufgabe am bewußten Vorstellungsleben des Kindes. Die ausgeführte Turnübung führt aber zum Gegenteil der eurythmischen Bewegung. Beide bilden zusammen eine lebensgemäße Polarität, die wir uns kurz skizzieren wollen:

Turnen beansprucht die Sehnen, Muskeln, Glieder und Gelenke. Sie fügen sich ein in die Erdenschwere und überwinden fortgesetzt die Schwere; Turnen verkörpert im Erdenleib und läßt nach innen das freie Seelische empfinden.

Eurythmie beansprucht vor allem die Ober- und Unterarme sowie Hände im Bewegungsfluß der Atmung und der Sprache. Eurythmie gestaltet sinnvolle Bewegung und verkörpert den freien Ausdruck des Ich, wie in der Sprache.

Wenn man turnerisch die Geschicklichkeit für eine bestimmte Übung trainiert, arbeitet man an der Überwindung der leiblich-stofflichen Widerstände gegen die vorgestellte Bewegung. Mit der gelungenen Übung hat der Wille die Herrschaft über den Körper erlernt. Die körperliche Bewegung, die den Leib zu beherrschen gelernt hat, erzeugt nach innen in das Seelische eine Art Komplementärempfindung der eigenen sich freier fühlenden Seele. An dieser Stelle kann das turnerische Erlebnis und Ergebnis, wozu der Lehrer anleiten sollte, in das *Bewegungsspiel* übergeführt werden. In der Bothmer-Gymnastik[5] liegen hier viele schöne Möglichkeiten. Wird die Bewegung *quantitativ* zum Selbstzweck (z.B. je schneller um so besser), nimmt man der Jugend ihren Leib weg; er wird sinnlosen Bewegungen geopfert. Der Leistungssport als Teil des Wirtschaftslebens hat daher mit pädagogischen Zielen nichts mehr tun.[6]

In der Eurythmie wird das herausgehobene, von der Sprache getragene Freiheitserlebnis künstlerisch verkörpert und gestaltet. Aus dem Turnen, aus der Gymnastik mit Bewegungsspielen sowie der Eurythmie ergibt sich eine Dreiheit pädagogisch wirksamer Körperbewegungen, die das Menschenwesen zwischen Körper und Geist im Gleichgewicht entwickeln.

Wachstum und Erziehung – eine hygienische Frage

Die «Säkulare Akzeleration» – eine ungelöste Frage dieses Jahrhunderts

Der Ausgangspunkt für die folgende Darstellung bildet eine 1935 erschienene Schrift von E. W. Koch, Stadtmedizinalrat in Leipzig, *Über die Veränderung menschlichen Wachstums im ersten Drittel des zwanzigsten Jahrhunderts.*[1] Aus ihr wird ersichtlich, daß sich gegenwärtig in der gesamten Jugend ein beispielloser Vorgang auswirkt, nämlich die Beschleunigung des Wachstumsablaufes. Koch selbst hat dieses Phänomen an einem sehr umfangreichen Material einer Nachprüfung unterzogen. Die Wachstumsgeschwindigkeit ist dergestalt erhöht, daß die Kinder im Volksschulalter den gleichaltrigen vor dem ersten Weltkrieg der Länge nach bis zu zwei Jahren vorauseilen.* Dem beschleunigten Wachstum entspricht eine frühzeitige Reifung. Der Eintritt der ersten Menstruation hat eine Vorverlegung um rund zwei Jahre erfahren (Abb. 2). Das überstürzte Wachstum und der vorzeitige Reifungsprozeß muten dem Organismus eine erhöhte «bioplastische Leistung» zu, die den Entwicklungsphysiologen, Schularzt und Lehrer vor gänzlich neue Fragen stellen. Die gesamte Veränderung charakterisiert sich als eine Annäherung unserer Entwicklung an diejenige in tropischen Zonen, der eine ganze Generation unserer gemäßigten Zone verfallen zu sein scheint. Die biologischen Fachleute sind sich einig, daß es sich um eine folgenschwere Erscheinung handelt, die unter Umständen eine «vitale Bedeutung» für die europäischen Völker bekommen könnte. Könnte doch dem jetzigen frühzeitigen Reifen, so lehrt die Erfahrung, später ein vorzeitiges Altern der Bevölkerung entsprechen. Das wäre einem weiteren, nicht unerheblichen Geburtenausfall

* Die Endhöhe der Gestalt hat im Lauf dieses Jahrhunderts erheblich zugenommen. Vgl. die Abb. 1 (Anm. d. Hrsg.).

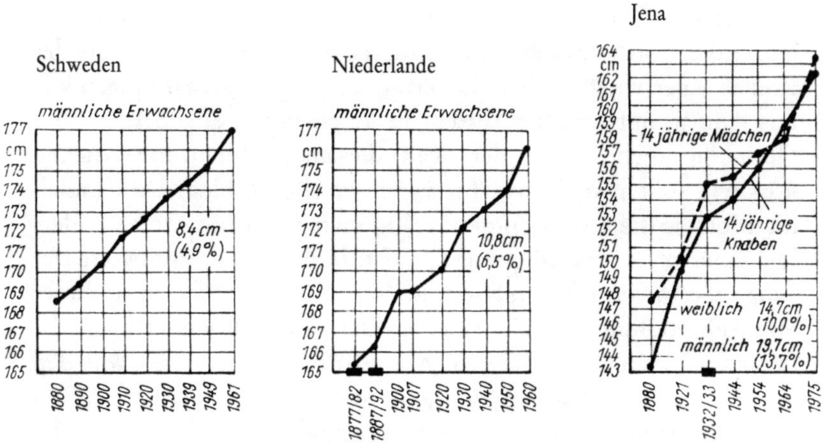

Abb. 1: Körperhöhenzunahme in verschiedenen europäischen Ländern (nach Flügel et al.)

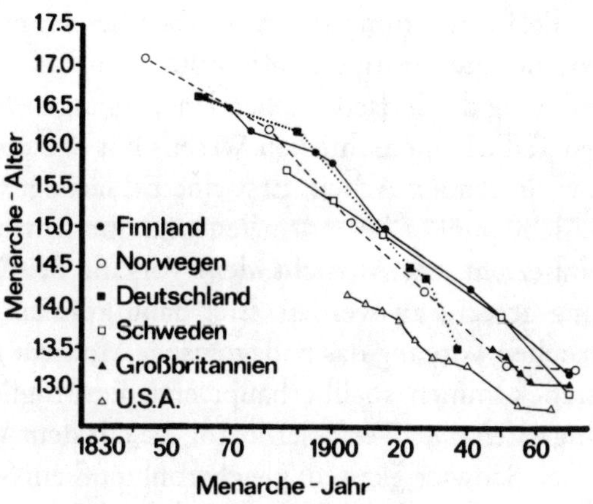

Abb. 2: Säkulare Vorverlegung der Menarche in einigen europäischen Ländern und in den USA (aus Knußmann, Vergleichende Biologie des Menschen, Stuttgart / New York 1980)

gleichzusetzen, um nur die wichtigste Folgeerscheinung anzudeuten. Koch forderte daher das Eingreifen des Staates, «sollte der Prozeß einer willkürlichen Steuerung zugänglich sein». Fragen wir uns einmal, mit was für Mitteln heute ein Staat, eine Schul- oder Gesundheitsbehörde in der Welt diesem Problem näherrücken könnten, sollten sie sich dafür verantwortlich fühlen! Da nämlich die Biologie die Ursachen des veränderten Wachstums in veränderten äußeren Lebensbedingungen sieht, in der Ernährungsweise der Säuglinge, in vermehrtem Sport, anderer Kleidung bzw. in stärkerer Sonnenbestrahlung («heliogene Acceleration»), könnten auch die daraus folgenden Maßnahmen nur von dieser Art sein. Von den Mitteln, die dem Staat zur Verfügung stehen, kann man sich ein Bild machen, wenn man an die tatsächlich geübte Verabfolgung von «festem und flüssigem Sonnenlicht» in Gestalt vitaminhaltiger Nahrungsmittel, bestrahlter Milch, Vigantol und ähnlichem denkt. Zwar gehen diese Maßnahmen äußerlich, nur von der leiblichen Seite an den Menschen heran, aber die Wirkungen bleiben zum Teil sicher nicht äußerlich. Ob immer zum Vorteil des Behandelten, bleibe dahingestellt. Auf diese Art wird man nur einen Bruchteil von dem erfassen, was die Entwicklung des Menschen bestimmt. In diesem sprechen seelische und geistige Kräfte mit.

In die Beurteilung des in Rede stehenden Vorganges den geistigen und seelischen Teil des menschlichen Wesens mit einzubeziehen, ist Aufgabe der vorliegenden Arbeit. Erst eine Erklärung, welche pädagogische Gesichtspunkte bei normalen und abnormalen Erscheinungen miteinbezieht, hat Aussicht, dem Vorgang der Wachstumsbeschleunigung gerecht zu werden. Erst dann können wir hoffen, einem körperlichen Vorgang das pädagogische Moment abzugewinnen, und wir bekommen so überhaupt erst die Möglichkeit zum bewußten Eingreifen. Der Verfasser kennt die mit dem Vorgebrachten verbundenen Schwierigkeiten; gleichwohl muß ein Schritt getan werden, der von den Tatsachen zwar gefordert wird, zu dessen Konsequenz aber die bisherigen Untersucher mit ihren Mitteln nicht kommen konnten. Nicht so sehr geht es dabei um die Entdeckung neuer Tatsachen, als vielmehr um die Weiterführung bekannter Ergebnisse in medizinisch-pädagogischem Sinne.

Der Ablauf des menschlichen Wachstums zeigt in verschiedenen Zeiten der Entwicklung eine andere Dynamik. Der Wachstumskoeffizient ist zu Beginn der embryonalen Entwicklung sehr hoch, sinkt im Laufe dieses Zeitabschnittes beträchtlich, und bei der Geburt ist die Intensität des Wachstums nur noch gering.

Zur Verdeutlichung diene ein einfaches Zahlenbeispiel. Friedenthal berechnete unter vereinfachenden Annahmen, daß die Gewichtsvermehrung vom Ei bis zum Erwachsenen 34 Zellgenerationen beansprucht. Von diesen liegen nur 5 nach der Geburt, demnach ist die durch Wachstum zu vollziehende Leistung zu diesem Zeitpunkt im wesentlichen getan. Mit dem Verlassen der mütterlichen Hülle kommen sodann ganz neue Bedingungen und Aufgaben an das Neugeborene heran, und das Wachstum selbst stellt nur noch einen nach und nach abklingenden Vorgang dar. Kurvenmäßig beschreibt das Wachstum in stetigem Verlauf eine Parabel, jedoch mit einer erwähnenswerten Störung. Diese zeigt uns ein Wesensmerkmal des menschlichen Wachstums, wodurch der Mensch sich von allen Säugetieren und Menschenaffen unterscheidet, den *Pubertätsschuß des Wachstums.* Bei allen Säugern sinkt das Wachstum ohne Unterbrechung allmählich zum Nullpunkt ab. Allein beim Menschen kommt es zur Zeit der Pubertät zu einer gesetzmäßigen Steigerung seiner Intensität (Portmann 1969[2]). Der absolute und prozentuale Zuwachs erfahren einen Auftrieb, und erst dann kommt das Wachstum mehr oder weniger rasch zum Stillstand, bei manchen Individuen erst um das 30. Jahr.

Mit dem Pubertätsschuß ist gewissermaßen das Pendel gegenüber der Embryonalentwicklung am stärksten nach der anderen Seite ausgeschlagen. Während jener Zeit war der Körper des wachsenden Keimlings gegen die blutführende Nabelschnur von oben und unten zusammengekrümmt, in sich weltentrückt wesend – jetzt reckt er seine Glieder endgültig aus; die Umwelt ergreifend, bejaht er die Erde mit allem Schicksal. Damals umhüllten sphärische Gebilde den Leib; jetzt streift er die letzte Hülle seelischer und körperlicher Unselbständigkeit ab. Mit der Kraft zu eigener Entscheidung geht er der Ichgeburt um das zwanzigste Lebensjahr entgegen. Sie ist das Ergebnis der körperlichen Entwicklung, einer Frucht vergleichbar, mit deren Reife die leibliche Geburt sich geistig wiederholt und vollendet.

Bartels und nach ihm C. H. Stratz[3], später Zeller[4], haben bei näherem Eingehen auf den Wachstumsablauf noch feinere Unterschiede erkannt. Es schieben sich zwischen die beiden erwähnten großen Gegensätze noch Abstufungen ein. Bartels schreibt: «Die in den ersten Lebensjahren unter gesunden, normalen Umständen runden, fetten, vollen Kinder bekommen nach vollendetem 3. bis 4. Jahre plötzlich einen ‹Schuß›, wie der Volksmund sagt, d.h. sie zeigen eine in kurzem Zeitraum sich vollziehende Wachstumszunahme. Gleichzeitig aber tritt eine erhebliche Abmagerung ein, so daß die bis dahin blühenden und runden Kinder blaß, welk und dürr erscheinen. Das ist die Periode der ersten Streckung.» Sie ist ein Ausdruck des beginnenden Gestaltwandels, der nach und nach immer durchgreifender wird. Auf die Änderung des Gesichtsschädels, der Thoraxform und der Gelenkplastik sowie den Zahnwechsel sei hier nur kurz hingewiesen. In der folgenden Zeit von etwa zwei Jahren füllen sich die Formen wieder auf.

Die Geburt selbst führt ebenfalls zu einer Streckung des fetalen Körpers und zum aktiven Ausstrecken seiner Glieder. Wenn man diese Streckung von der runden in die gerade Form in den gesamten Ablauf mit hinzunehmen darf, dann ergeben sich mehrere Stufen der Entwicklung. Tabellarisch fassen wir das Bisherige zusammen, indem wir die Aufstellung von Stratz zuerst und nachher ihre Erweiterung folgen lassen.

Wachstumsperioden nach Stratz:

1. Periode der ersten Fülle von 1 – 4 Jahren;
2. Periode der ersten Streckung von 5 – 7 Jahren;
3. Periode der zweiten Fülle von 8 – 10 Jahren;
4. Periode der zweiten Streckung von 11 – 15 Jahren;
5. Periode der dritten Fülle oder der Reifung von 15 – 20 Jahren.

In diesen Stufen erscheint ein mehrmaliger Rhythmus zwischen Fülle und Streckung, eine Dynamik, die ungleichmäßig zwischen bald verzögertem, bald beschleunigtem Ablauf wechselt.

Ähnlich schilderte Goethe den Entwicklungsgang der Pflanze.

Den von ihm entdeckten Rhythmus von Zusammenziehung und Ausdehnung der Pflanzengestalt finden wir wieder in der Dynamik des menschlichen Wachstums. Aus keinem anderen Grunde, als weil der Mensch die Bildekräfte der Pflanze «schon von seiner Embryonalzeit an individualisiert in sich trägt» (Steiner/Wegman[5]).

Mensch		**Pflanze**	
individualisierte Bildekräfte		kosmische Bildekräfte	
Embryonalzeit:	Fülle	Same:	Zusammenziehung
Geburt:	Streckung	Sproß und Blätter:	Ausdehnung
1. – 4. Jahr:	Fülle	Kelch:	Zusammenziehung
5. – 7. Jahr:	Streckung	Blütenblätter:	Ausdehnung
8. – 10. Jahr:	Fülle	Fruchtknoten:	Zusammenziehung
11. – 15. Jahr:	Streckung	Staubfäden:	Ausdehnung
15. – 20. Jahr:	Fülle	Frucht mit Samen:	beides

Diese Aufstellung zeigt einen äußeren Vergleich der menschlichen und pflanzlichen Wachstumsdynamik. Dabei schiebt die Pflanze im Blütenbereich räumlich ineinander, was sich beim Menschen zeitlich nacheinander entfaltet.

Körperbau und Seelenartung

Jede Wachstumsstufe bedeutet einen Schritt in geistig-seelischer Hinsicht. Besonders die Streckperioden lassen den geistigen Fortschritt deutlich werden. Die nicht weniger wichtigen Fortschritte während der Füllezeiten liegen nicht so an der Oberfläche. Bei der Geburt, mit der ersten Streckung, beginnt das Erwachen aus der dumpfen vegetativ-animalischen Natur, und bei sinnvoller Erziehung webt dann das Kind in den folgenden Jahren mit seiner Phantasie in der Märchenwelt, die es in einer geschlossenen, seinem Wesen gemäßen Anschauung leben läßt. Sie hüllt das Kind auf geistige Art ein und ist so bildhafter, künstlerischer Nachklang des Weltentrücktseins vor der Geburt. Das Kind läßt sich vom Gefühl leiten und weniger vom Verstand. Das Verbot, das doch an den Verstand appelliert, geht am Kind vorbei. Aus demselben Grund wirkt dagegen das Bild tief in das Kind hinein. Es lebt den Inhalt des Bildes mit, aber dieses Leben setzt sich vom Auge fort in Lunge und Magen, Niere und Herz. So ist der Organismus des Kindes ganz erfüllt von den aufgenommenen Bildern. Diese Anpassungsfähigkeit, d.h. die organische Bereitschaft, sich nach einem Eindruck im Milieu zu richten und mit der entsprechenden körperlichen Umgestaltung, etwa einer Drüsenabsonderung, zu reagieren, ist nahezu ebenso unbegrenzt wie bei der Pflanze. Wie diese bildet das kleine Kind eine Einheit mit der Umgebung, und die Phantasie ist die nährende Bildekraft, mit der es aus ihr, den Blättern vergleichbar, seine Kräfte zieht. – Die zweite Streckung vom 5. bis 7. Jahr bringt einen deutlichen Fortschritt. Das Kind distanziert sich von der Umgebung, z.B. der Mutter. Im Kind tritt nun ein natürlich kombinierendes Denken hervor, das die Welt noch nicht zerlegt, sondern ihre Dinge mit allen Mischungen des Gefühls nacherleben möchte. – In der Zeit der dritten Streckung wird, was den geistigen Fortschritt anbelangt, bereits in gewisser Hinsicht ein bedeutsamer Abschluß erzielt. Der Körper wird schlank. Von seinem Stoffwechselsystem gliedern sich die Organe heraus, die ihn auch körperlich verselbständigen, den Leib fortpflanzen. Im Menschen erwacht eine neue, analysierende Denkfähigkeit. Sie stützt sich mehr auf das Nervensystem, als das bisher der Fall war, und umfaßt letzten Endes die Erde als in sich abgeschlossenen Planeten. Er vermag verstandesmäßig die Erde vom Kosmos abzugliedern, Urbild jeglicher Abstraktion. Die Logik dieses Alters hat indessen noch etwas Frisches und Unverbrauchtes, dem der Erwachsene oft nicht leicht standhält. Das Gefühlsleben verinnerlicht sich und lebt sich nicht mehr so an der Oberfläche aus. Im Inneren treten ganz neue, zarte und grobe, kalte und warme Gefühlsrichtungen auf.

Mit diesen Entwicklungsstufen fällt demnach mehrmals im Laufe der Entwicklung ein bezeichnender Fortschritt zusammen. Wir sehen, wie körperliche Beschaffenheit und geistige Fähigkeit in einer gewissen gesetzmäßigen Beziehung auftreten.

Ebenso wie sich aus dem Rhythmus der pflanzlichen Entwicklung ihre fertige Gestalt ergibt, begegnen wir beim Erwachsenen ausgeprägten Formen, die er in seiner Konstitution zeigt und die aus dem Wachstumsrhythmus hervorgehen. Mögen die Folgerungen der Konstitutionslehre im einzelnen umstritten sein, eines ist doch klar, daß bestimmte Beziehungen zwischen Körperbau und geistiger Eigenart bestehen.[6] Der Erwachsene mit gedrungenem Typus, dem sogenannten pyknischen Bau (*pyknos* = dick, gedrängt) zeigt eine synthetische, vielseitige Art des Arbeitens, er ist mehr gefühlsbestimmt und anpassungsfähig. Der schlankwüchsige, leptosome Körperbau (*leptos* = schmal) eignet Menschen mit viel stärker analytischer Richtung, die Einzelnes vornimmt und konzentriert verarbeitet. Der Verstand überwiegt meistens das Gefühl.

Die fertige Form birgt immer die Gefahr der Einseitigkeit; auf diese haben in dichterischer und zum Teil humoristischer Form z.B. Mörike und Shakespeare hingewiesen. Mörikes Gedicht *Die Sommerwesten* schildert die liebenswürdigen, menschlichen Schwächen «dieser freundlichen Naturen ... die manchmal hübsche Bäuche haben». Und Cäsars Ausspruch voller Argwohn dem mageren Cassius gegenüber, welcher ihm mit seinem hohlen Blick gefährlich vorkam, ist sprichwörtlich geworden.

Nun fand sich eine Übereinstimmung dieser Typen und ihrer Merkmale mit den geschilderten Stufen der Entwicklung des heranwachsenden Menschen (Portmann 1969[7]). Genaue Messungen ergaben ein Maximum der charakteristischen Merkmale des pyknischen Baues in den ersten fünf Jahren und ein entsprechendes Maximum der leptosomen Merkmale im zwölften, dreizehnten Lebensjahr. Dabei ist gleichgültig, welchen Typus im ausgewachsenen Reifezustand der Betreffende verwirklicht. Diese Ergebnisse haben für das Folgende Bedeutung, wenn man sie mit den noch anzuführenden Ergebnissen zusammenhält.

Wir sehen immer klarer, daß im Wachstumsablauf des Menschen in jeder Phase mit wechselnder äußerer Gestalt ein anderes geistiges Verhalten zutage tritt im Sinne der werdenden Persönlichkeit. Angesichts dieser Tatsache müssen wir uns die Frage stellen, ob nicht etwa der Unterricht selbst, der ja das Geistig-Seelische des Menschen behandelt, imstande wäre, in den rhythmischen Ablauf des Wachstums einzugreifen, solange der Typus noch nicht festgelegt ist. Pfaundler, der namhafte Kinderarzt, sprach bei diesen Überlegungen von «möglichen Wirkungen psychischer Diät auf somatischem Gebiet»,[8] und Portmann (1969) schreibt: «Viel mehr, als das bisher geschieht, müssen wir in Betracht ziehen, in welcher Weise die Richtung des geistigen Tuns ihrerseits auf die Gestaltung des Leibes einwirkt und in ihr zum Teil ihren Ausdruck zu finden vermag.» Er meint, daß die Phänomene des Wachstums, um die es hier geht, von diesem Gesichtspunkt aus betrachtet, manche aufschlußreiche Tatsachen ergäben. In diesem Punkt sind wir ihm in völliger Übereinstimmung begegnet. Er weist mit Nachdruck auf den «führenden Einfluß des Zentralnervensystems» hin, möchte aber das Ganze «zunächst nicht als Schulproblem» auffassen.

Pädagogik und Wachstum

Lassen wir indessen zur Beantwortung der aufgeworfenen Fragen einige Untersuchungsergebnisse an Schulkindern sprechen.

Stettner gruppierte Schulkinder aller Altersstufen nach den steigenden Ansprüchen der Schulbildung und der geistigen Aktivität ihres sozialen Milieus. Es zeigte sich deutlich ein *vermehrtes Längenwachstum* bei den Kindern, die *höhere Schulstufen* besuchten, ein *geringeres* bei *Volksschülern* der Stadt- und Landschulen. Bei Landkindern war in der mittleren Wachstumskurve im Zeitpunkt des Schuleintritts ein richtiger Sprung zu verzeichnen (zit. nach Portmann). Schon aus früherer Zeit liegen Untersuchungen vor, die dasselbe Ergebnis lieferten.

Schlesinger[9] bestätigte 1924 mit seinen Messungen diese Ergebnisse, die aus der Tabelle abzulesen sind.

	9. Jahr		10. Jahr		11. Jahr	
Lyzeum und Studienanstalten	27,3 kg	130,2 cm	30,2 kg	136,3 cm	32,4 kg	140,2 cm
Volksschülerinnen	24,3 kg	123,6 cm	26,0 kg	127,7 cm	28,0 kg	132,6 cm

	12. Jahr		13. Jahr		14. Jahr	
Lyzeum und Studienanstalten	33,9 kg	140,2 cm	41,5 kg	142,7 cm	46,7 kg	156,2 cm
Volksschülerinnen	31,4 kg	131,2 cm	33,0 kg	138,4 cm	34,8 kg	141,9 cm

Das stärkere Wachstum der höheren Schüler ist nicht nur an Reichtum und Wohlhabenheit geknüpft, das hat sich aus den Untersuchungen auch anderer Autoren immer wieder gezeigt. Schlesinger stellt daher die Frage, ob das *schnellere Wachstum nicht an die Intelligenz der Kinder geknüpft sei* und ob die soziale Abstammung nicht sekundärer Natur wäre, womit wir äußere Faktoren wie Ernährung, sportliche

Betätigung und anderes mehr ebenfalls als Ursache in Frage gestellt sehen. Für die Bewertung dieses Vorganges und den damit sich bemerkbar machenden Eingriff in die Dynamik des Wachstumsablaufes sind weitere sorgfältige Untersuchungen an Erwachsenen von Bedeutung, die die Größenverhältnisse von Arbeitern und Anwärtern auf akademische Berufe zahlenmäßig festhalten.

Körpergröße (cm) von Studierenden und Arbeitern (nach Martin)

	Italien	Frankreich	England	Spanien	Deutschland
Arbeiter	164,4	164,4	169,8	159,8	165,0
Studierende	166,9	168,7	172,4	163,9	172,7
Mehrlänge der Studierenden	2,3	4,3	2,6	4,1	7,7
	Taglöhner	Taglöhner	Bergleute	Fabrikarbeiter	unbekannt

Baldwin schreibt dazu: «Die höhere Intelligenz schlechthin dokumentiert sich in der durchschnittlich höheren Statur und in einer über diese Zunahme hinausgehenden Größenzunahme des Hirnteiles des Kopfes.» Es wird sozusagen mit den Wachstumsverhältnissen der höheren Schüler ein Typus des Erwachsenenalters vorweggenommen und im Entwicklungsalter bereits festgelegt. Bedeutungsvoll für ein tieferes Verständnis ist die Größenzunahme des Gehirnteiles des Kopfes. Wie erwähnt, schrieb Portmann dem Nervensystem für den Wachstumsablauf eine führende Rolle zu. Wir kommen darauf unten noch zurück.

Aus den Untersuchungen an Stadt- und Landkindern in Pommern, Königsberg, Allenstein, Schlesien geht hervor, daß sich die Volksschulkinder in der Stadt und die Dorfkinder in ihrer Körpergröße gar nicht unterschieden, obwohl gerade hier beträchtliche Milieuunterschiede vorliegen. *Es kennzeichnet sich der Eintritt in die höhere Schule einwandfrei als ein in die Entwicklung einschneidender Faktor, der den Wachstumsablauf verändert.* Es ist durchaus verständlich, daß bei den dadurch gegebenen Verhältnissen die Herausarbeitung des normalen Wachstumsvorganges für den Entwicklungsphysiologen auf Schwierigkeiten stößt. Rößle, ein bedeutender Pathologe, und Böning[10] treffen denn auch die geradezu erschütternde Feststellung, daß die Kenntnis des normalen Wachstumsablaufes uns überhaupt verloren gegangen sei, mit Unrecht sähen wir die Wachstumskurven als normal an. Sie schreiben, «daß, soziales Elend und kriegerische Katastrophen abgesehen, die Schule die Lebensbedingung ist, welche den größten Einfluß auf das kindliche Wachstum ausübt, und daß sie heute in unseren europäischen Kulturländern überwiegend so eingerichtet ist, daß sie eine Hemmung der harmonischen Entwicklung bedeutet». Aus diesen Worten klingt doch etwas wie ein *Notruf über einen vorliegenden, aber noch unerkannten Kulturschaden!* Wir rücken hiermit einem Tatbestand zu Leibe, der ein schulpathologisches Phänomen darstellt, das aufgeklärt werden muß. Wo sollen wir die Ursache suchen?

In einer Richtung, die auch von einem der Untersucher wenigstens angedeutet wurde. Rietz[11] untersuchte 20.400 Knaben der höheren Schulen Berlins. Überraschenderweise zeigte sich, daß von gleichaltrigen Schülern die in höhere Klassen Gehenden, obzwar für ihre Klasse zu jung, intelligenter, schwerer und länger gefunden wurden als die zurückgebliebenen Gleichaltrigen in niederen Klassen. Bei diesen für ihre Klasse um ein bis fünf Jahre zu alten Schülern handelte es sich wohl zum großen Teil um sitzengebliebene Schüler, und diese waren für ihr Alter durchschnittlich beträchtlich zu klein. Der Unterschied ist sogar größer als der zwischen höheren und Volksschülern. Zwischen Intelligenz und Wachstumsintensität besteht also sicher eine Korrelation, und so fährt Rietz interessanterweise fort: «Es ist zu vermuten, daß die Ursache für bessere Entwicklung der Intelligenz und das stärkere Wachstum eine gemeinsame ist und auf einen Erbfaktor bzw. Faktorenkomplex zurückzuführen ist.» Lassen wir den Erbfaktor auf sich beruhen, denn er stellt sich oft als ein begrifflicher Notbehelf ein, wo eine Erklärung noch aussteht. In der Richtung aber, in die hier außerdem gewiesen wird, kann man durch die Geisteswissenschaft weitergehen.

Die Metamorphose der Wachstumskräfte in Denkkräfte

Rudolf Steiners Pädagogik baut auf der hier allein in Betracht kommenden gemeinsamen Ursache für Intelligenz und Wachstum, auf der Metamorphose der Wachstumskräfte in Intelligenzkräfte, wie auf einem Eckstein auf. «Es ist von der allergrößten Bedeutung, zu wissen, daß die gewöhnlichen Denkkräfte des Menschen die verfeinerten Gestaltungs-

und Wachstumskräfte sind» (Steiner / Wegman[12]). Darin liegt die von Rietz als sicher hingestellte Beziehung zwischen Intelligenz und Wachstum, und seine Vermutung einer übergreifenden ursächlichen Beziehung beginnt sich zu bestätigen. An diesem Beispiel kann man sehen, wie die Resultate der Wissenschaft einer Weiterführung in geisteswissenschaftlichem Sinne bedürfen und wie sie geradewegs dahin einmünden.

Vor dem Gestaltwandel im siebenten Jahr betätigen sich die späteren Denkkräfte im Wachstum und in der Phantasie so, daß die ganze Gestalt das kindliche Modell des späteren pyknischen Typus ist. Durch den Gestaltwandel werden aus dem Aufbau des Leibes organische Kräfte herausgelöst, so daß der vorher blühende Leib förmlich abmagert (s. oben S. 244 die Schilderung von Bartels) und Merkmale des Asthenikers bekommt. Während das Kind vorher Phantasiekräfte zur Verfügung hatte, tritt nun erstmalig das eigene Denken hervor. In diesem stecken die verwandelten Wachstumskräfte. Vergleichsweise sei an ein Beispiel aus der Chemie erinnert: Wie bei der Kristallisation eines Minerals aus dem chemischen Vorgang Wärme in meßbarer Menge frei wird, so kann man sich das Freiwerden der Bildekräfte nach oben für das Denken vorstellen, während nach unten die zweiten Zähne auskristallisieren. Die Verfeinerung der Bildekräfte aber läßt sich bildhaft an der Pflanze ablesen; sie erreicht in dem entsprechenden Zeitabschnitt etwa den Grad der Kelch- und Blütenblätter gegenüber den grünen Blättern und dem Keimblatt der Pflanze. Geisteswissenschaftlich würde man den Bildekräften damit eine freiere Beweglichkeit zusprechen, die dem Denken zugute kommt.

Die aus dem Leib herausgelösten Denkkräfte lehnen sich mit der denkerischen Betätigung an das Nervensystem an, während die Phantasie sich vornehmlich an das Zirkulationssystem, an das aufbauende Blut, anlehnt. Ganz besonders leicht können daher in diesem Zeitabschnitt die Nerven des Kindes überreizt werden. Aber erst bei einer nochmaligen Verfeinerung der Wachstumskräfte um das 14. Jahr tritt die eigentliche, abstrakte Denktätigkeit auf. Den Grad der Verfeinerung zeigt uns wiederum bildhaft die Pflanze mit dem sich verflüchtigenden Blütenstaub des nahezu entvitalisierten Staubgefäßes. Man sieht nun deutlich, wie mit der Stufenfolge des Entwicklungsganges durch die Metamorphose der Bildekräfte jeweils eine Steigerung der geistigen Fähigkeiten einsetzt.

Die Wirkung auf Blut und Nerv durch Phantasie und Intellekt im Unterricht

Mit dem Denken gliedert sich der Mensch als Individuum aus seiner Umgebung, ja aus der gesamten Welt, heraus und stellt sich ihr gegenüber. Mit zunehmendem Gehirngewicht bringt die Entwicklung bewußtere Wesen hervor. Das Nervensystem ist ein anatomisches Bild für das, was hier vorgeht. Es gliedert sich aus dem Stoffwechselgeschehen des übrigen Organismus heraus und wird in ein knöchernes Gehäuse eingeschlossen. Nicht genug damit, spricht man in der Physiologie von einer «Schranke», die im Säftekreislauf zwischen Blut- und Gehirnwasser besteht und die es verhindert, daß das Nervensystem sich am Geschehen des übrigen Organismus zu stark beteiligt. Diese Schranke besteht nicht als grobes, anatomisches Gebilde, vielmehr ist sie eine physiologische Tätigkeit, ein im Flüssigen vor sich gehender Prozeß, von dem die knöchernen und häutigen Hüllen ein bildhafter Abdruck sind. Diesem Abgliederungsprozeß verdankt der Mensch die Fähigkeit zu abstrahieren, einmal Gedachtes abgesondert vom sinnlichen Eindruck für sich zu wiederholen, das Gedächtnis. Mit Atmung und Blut dagegen lebt der Mensch das Weltgeschehen mit. Was zwischen Atmung und Blut und im zirkulierenden Blut aufbauend im Organismus spielt und sich bewegt, ist das leibliche Korrelat der Phantasiekräfte des Menschen. Leiblicher Typus und geistige Eigenart werden beim Kind in den Perioden der Fülle in erster Linie vom Blutorganismus bestimmt, wohingegen die Perioden, die zu einer schlankeren Gestalt führen, als vom Nervensystem abhängig vorgestellt werden müssen. Dasselbe muß man von den fertig ausgebildeten beiden Konstitutionen des Erwachsenen sagen.

Die geschilderte Dynamik des Wachstumsablaufes wird somit anatomisch-physiologisch zu einem *Wechselspiel zwischen Blut und Nerv.* Zwischen diesen beiden gegensätzlichen Gestaltungsprinzipien sich wandelnd, erfahren die Wachstumskräfte eine Steigerung, die als Verfeinerung bezeichnet wurde. Körperlich kommt die Steigerung einerseits in der erhöhten Wachstumsintensität beim ersten und zweiten Gestaltwandel zum Ausdruck, andererseits wird man sie in der erhöhten Beweglichkeit der herausgelösten Bildekräfte suchen müssen. Diese kommen dabei immer stärker unter die Formkraft des

Geistig-Seelischen, dem sie sich immer mehr angleichen. Mit dem Wirksamwerden einer Polarität des menschlichen Wesens (Blut und Nerv) werden die Wachstumskräfte verfeinert, und mit dieser Steigerung erfahren sie eine Verinnerlichung. In der Berührung mit ihnen treten am menschlichen Wesen die geistig-seelischen Kräfte immer stärker nach außen in Erscheinung.

Wie wir gesehen haben, handelt es sich bei dem neu einsetzenden Wachstum um ein Wesensmerkmal des Menschen. Bis in eine verhältnismäßig späte Zeit hinein werden Bildekräfte aufgespart, die beim Tier schon vor der Geburt verbraucht sind. Der menschliche Leib bleibt länger bildsam. Der einsetzende Wachstumsstoß, den wir beim ersten und zweiten Gestaltwandel beobachten, ist gewissermaßen eine körperliche Erinnerung an die Wachstumsintensität vor der Geburt. Das intensive embryonale Wachstum schließt mit der Geburt ab, und so kann man als Ergebnis der beiden Wachstumsstöße von einer stufenweise sich vollziehenden Geburt sprechen: Die geistig-seelischen Kräfte sind es, die nunmehr geboren werden. Die physisch-leibliche Geburt steigert sich ins Seelische und Geistige, und dieser Vorgang findet seinen körperlichen Niederschlag in dem neuen Wachstumsstoß. Dieser ist wie ein tiefer, mehrmals aufklingender Grundton einer sich in höhere Lagen erhebenden und befreienden Melodie. Auf diesem Wege darf man eine Erklärung des Wachstumsphänomens erwarten, wie sie eine geisteswissenschaftliche Schulphysiologie geben kann.

Die einseitige intellektuelle Betätigung, die heute vorzugsweise im gesamten Unterrichtswesen geübt wird, zieht das Geistig-Seelische des Menschen auf dem Weg des Nervensystems aus dem Organismus heraus. Der Mensch wird auf diese Art zum Nachbilde der hier lokalisierten Fähigkeiten, zur verkörperten Abstraktion. Geistiges sondert sich vom Leben ab. Die übriggelassenen Lebenskräfte geraten, anstatt in Metamorphosen einzugehen, ins Übergewicht, der Leib kommt ins Schießen.

Will man sich auch dies an der Pflanze verbildlichen, so dringt das Verständnis noch tiefer in die Zusammenhänge ein. Pflanzen schießen bekanntlich dann, wenn sie im Dunkeln gehalten werden. Die Entwicklung der Blätter in die Breite und ihre feinere Ausgestaltung unterbleibt fast ganz. Statt dessen treibt der Sproß im Übermaß in die Höhe. Die das bloße Wachstum umgestaltenden Kräfte, die die tausend Blattgestalten hervorbringen und schließlich mit der Blüte das Wachstum ganz aufhalten, können nicht eingreifen. So bleibt die Pflanze ein farbloses, einseitiges Gebilde. Die Pflanze reift nicht, sondern bleibt bei der Übertreibung ihrer ersten und einfachsten Organe gezwungenermaßen stehen. Ganz ähnlich geht es den Wachstumskräften des Menschen, in die das Geistig-Seelische nicht in der richtigen Weise eingreift, so daß es sie aufhellt, verwandelt und gestaltet. Dem äußeren Sonnenlicht bei der Pflanze entspricht im Menschen die Formkraft des Geistig-Seelischen. Weigert es sich, in den Leib unterzutauchen, breitet sich in demselben, bildlich ausgedrückt, Finsternis aus. Was die Dunkelheit für die kosmischen Bildekräfte der Pflanze ausmacht, das wird im Menschen durch das Geistig-Seelische ausgelöst, wenn es wie in Antipathie vor dem Leibe verharrt. In beiden Fällen stellen wir ein Übermaß des Wachstums fest.

Beanspruchung der phantasievollen Betätigung läßt das Geistig-Seelische tiefer in den Leib untertauchen, wie es der Weg des Blutes von der Lunge über das Herz in den Organismus vorschreibt. Die Wachstumskräfte werden durch einen Unterricht, der auch diese Kräfte beansprucht, im Wuchs zurückgehalten, weil sie vom Geistig-Seelischen geformt werden.

Rudolf Steiner forderte geradezu vom Lehrer, sich über den Stand der Wachstumsintensität seiner Zöglinge am Beginn des Schuljahres eine Anschauung zu verschaffen. Er hat es in der Hand, mit vermehrter abstrahierender Gedächtnisbeanspruchung «innerhalb gewisser Grenzen das Wachstum zu beschleunigen und den Menschen zum schmal aufschießenden Wesen zu machen ... oder durch Beanspruchung der Phantasie zu verlangsamen und seinen Wuchs zurückzuhalten».[13]

Auch für den zuletzt gegebenen Fall können bereits bestätigende Untersuchungsergebnisse angeführt werden. Schmidt-Mommard stellte 1895 einen eigenartigen hemmenden Einfluß der Schule auf das Wachstum zahlenmäßig fest. Kinder, die vor Vollendung des siebenten Lebensjahres die Schule besuchten, zeigten einen viel geringeren Zuwachs an Länge und Gewicht als solche, die erst nach dem siebenten Geburtstag in die Schule eintraten. Diese Untersuchung stellt das Gegenexperiment in unserer Frage dar. Bei noch nicht ganz freigewordenen Denkkräften, wie wir sie ja bei diesen Kindern annehmen müssen, die vor dem vollendeten siebenten Jahr schon die Schule besuchten, verursacht die schulische Betätigung eine Hemmung des Wachstums, und bei denen, die nach dem siebenten Geburtstag in die Schule eintraten, zeigte sich das Umgekehrte. Der Zuwachs wird sofort bedeutender. Vor dem siebenten Lebensjahr stehen eben dem Kind die eigentlichen Denkkräfte zur intellektuellen Arbeit noch gar nicht ganz zur Verfügung. Es benutzt dann doch noch stark seine Phantasiekräfte, und von diesen erfuhren wir, daß sie das Wachstum verlangsamen.

In einer anderen Lage befanden sich die von Rietz beobachteten Schüler, die für ihre Klasse zu alt waren. Ihre Intelligenz litt not, die denkerischen Kräfte wurden nicht angesprochen und nicht richtig entkörpert. Das Geistig-Seelische blieb im Organismus stecken, statt geboren zu werden, und hielt so ihren Wuchs zurück.

Damit ist, soweit es vom Gesichtspunkt der Schule aus und für die Gestaltung des Unterrichts wichtig scheint, eine vorläufige Antwort auf das Wachstumsphänomen gegeben. Von hier aus fällt auch ein Licht auf das Prinzip der *Begabtenauslese.* Wie ersichtlich, kann auf diese Weise die Konstitution des heranwachsenden Menschen nur einseitig und das heißt nachteilig beeinflußt werden. Denn es steht doch fest, daß sie physiologisch eine Bevorzugung des Gehirnteiles des Kopfes bedeutet. Ebenso muß eine bevorzugte Beanspruchung der Phantasiekräfte zu Einseitigkeiten führen, wie aus den angeführten Untersuchungen an den Schulanfängern deutlich werden kann. Es kommt gerade darauf an, daß das Maß beider Betätigungen vom Lehrer im Gleichgewicht gehalten wird. Um aber die Tragweite des in Rede stehenden Problems deutlicher zu machen, muß die Betrachtung noch eine andere Wendung nehmen.

Abnormes Wachstum und physische Krankheit

Wenn aus dem Bisherigen hervorging, daß mit den vorgebrachten Anschauungen wirklich der pädagogische Hebelpunkt gegeben ist, um in das menschliche Gefüge nunmehr in gesunder Weise einzugreifen, dann erweitert sich die Verantwortung des Lehrers in ungeahnter Weise. Aber mit der Bereitschaft, die erkannte Verantwortung zu übernehmen, entsteht ja in ihm erst die Begeisterung als Bildner des jungen Menschen.

Die ganze heute bestehende Ausrichtung des Unterrichts bedeutet für das Kind, unter psychologischen Bedingungen zu leben, unter denen Parasitäres gedeiht. Friedrich Nietzsche hat sie in der *Morgenröte* mit Scharfblick charakterisiert. Die sogenannte klassische Bildung habe das Wissen auf allen Gebieten ungeschickt und quälerisch beigebracht, indem sie dem obersten Satze aller Bildung widersprach, «daß man nur dem, der Hunger darnach hat, eine Speise gebe!». Man habe versäumt, vor der Einführung in Mathematik und Physik den Zögling die Verzweiflung der Unwissenheit fühlen zu lassen. Die Kenntnis der Umgebung des Menschen, die Hantierungen des täglichen Lebens in der Werkstatt und in der Landschaft müßten vorher in Tausende von peinigenden, beschämenden und aufreizenden Problemen aufgelöst werden, «um unserer Begierde dann zu zeigen, daß wir ein mathematisches und mechanisches Wissen zuallernächst nötig haben, und uns dann das erste wissenschaftliche Entzücken an der Folgerichtigkeit dieses Wissens zu lehren». Da alles das nicht geschah, konnte diese Art der Erziehung ihr Wissen dem jungen Menschen nur gewaltsam aufzwingen. Das hat zur Folge, daß das Kind Dinge aufnimmt, die es mit seinem Fühlen, seinen seelischen Regungen nicht durchdringen kann, weil die Beziehung dazu nicht hergestellt wird. So bleiben unbefriedigende Empfindungen, tote Stellen im Seelischen zurück, die sich organisch auswirken müssen. Beinahe mit denselben Worten wie Nietzsche spricht Rudolf Steiner darüber, daß das Kind beim Lernen durch Spannung und Entspannung, Freude und Enttäuschung zu führen sei, damit seine Seele eine richtige Verbindung mit dem Lernstoff eingeht. «Ein Mensch, der etwas lernen muß, der aber nicht mit Enthusiasmus lernt ... für den ist keine Verbindung da zwischen dem, was er aufnimmt, und dem, was in seiner Seele als Begehrungsvermögen lebt. Das ist ebenso, wie wenn ein Mensch essen würde, ohne Hunger zu haben. Die Nahrung wird zum Ballast in seinem Wesen, sie macht keine Verwandlungen durch, und das ruft Parasiten hervor.»

Es ist nun bekannt, daß eine ganz bestimmte Krankheit die Konstitution ihrer Träger in dem Sinne verändert, daß diese mager, schlank und asthenisch werden. Tuberkulöse Kinder sind durchschnittlich größer als nichttuberkulöse. Das Gift dieser Krankheit bewirkt zunächst eine Hemmung des Wachstums, und nachher wirkt es, wie man sagt, als Reizfaktor. Pathologisch-anatomisch bestehen die Veränderungen z.B. in der Lunge zuerst in vermehrten Flüssigkeitsausscheidungen, der Exsudation. Im Laufe der Zeit werden sie gestaltet und verfestigt. Die erste Phase dieser Krankheitsprozesse ist eindeutig mehr vom Blut, die späteren Phasen sind mehr vom Nerv, d.h. vom Kopfsystem beeinflußt. In der Tuberkulose ist in dieser Hinsicht wie in einem Abriß in pathologischer Art zusammengefaßt, was wir bisher als die Wachstumspathologie erkannt haben, und wir dürfen vor dem weiteren Schritt nicht zurückscheuen; wir müssen uns fragen: Liegt etwa dem Entstehen der Tuberkulose und der Wachstumsbeschleunigung eine gemeinsame Ursache zugrunde? Die Antwort lautet wie folgt: Dem, was im Unterricht wachstumsbeschleunigend wirkt, entspricht auf dem medizinischen Gebiet das Infektgift des Tuberkelbazillus. Die ärztliche Erfahrung hat gelehrt, daß der schlanke Astheniker für die Tuberkulose disponiert ist, weil dieser Typus mit Engbrüstigkeit einhergeht. Für eine erweiterte pathologisch-physiologische Betrachtung haben die Langwüchsigkeit und diese Disposition tatsächlich eine gemeinsame Ursache.[14] Pädagogisch liegt sie in der intellektuellen Tätigkeit mit bevorzugter Beanspruchung des Kopfes, medizinisch in dem, was Steiner das «Kopfwerden der Lunge» nannte. Dieses zeigt sich im einzelnen in den zuerst erweichten, später verkalkenden und zuletzt verknöchernden Herden im Lungengewebe. Daher ist es wiederum treffend, wenn Koch (s.o.) von «parasitärem Wachstum» spricht. Es setzt sich nämlich auch in Hungerjahren durch, wie der Erste Weltkrieg gezeigt hat.

In den Ausführungen Friedrich Nietzsches und Rudolf Steiners ergreift man zugleich mit dem, was psychologisch versäumt wird, die Art, wie der Lehrer methodisch in den Seelen gesundende Kräfte auslösen kann. An der geschilderten Wachstumsdynamik kann die Art dieser Methode abgelesen werden. Sie entsteht ebenfalls durch eine Metamorphose dieser Dynamik. Der Lebensrhythmus, der in der Entwicklung des jungen Menschen waltet, verwandelt sich in den bewußt gehandhabten Rhythmus der seelisch-geistigen Behandlung, bei der Spannung und Entspannung, Phantasie- und Gedächtnis-Beanspruchung abwechseln. Ebenso wie die Atmung und der Blutkreislauf Lebenskräfte erzeugen, wirkt diese Unterrichtsmethode harmonisierend auf die organischen Prozesse des Menschen. Diese Methode ist lernbar wie die Technik einer bildenden Kunst. Es ist die künstlerische Unterrichtspraxis. Mit ihr kann das Wachstum bewußt harmonisiert, können antiparasitäre Kräfte aktiviert werden. Aber der ganze auf Zensuren, Versetzung und Examen abgestellte Unterrichtsbetrieb sieht hinein in den Spiegel seiner psychologischen Versäumnisse und gesundheitlichen Wirkungen. Sie bestehen geradezu in der Zubereitung des Nährbodens für Parasiten.

Hier bietet sich Gelegenheit, wenigstens kurz noch auf eine der zahlreichen schulpathologischen Erscheinungen aufmerksam zu machen, auf die während des Schulbesuches erworbene Kurzsichtigkeit, vom Augenarzt einfach Schulkurzsichtigkeit genannt. Wiewohl uns das von Helmholtz so überliefert wurde, ist das Sehen doch nicht nur der einfache physikalische Vorgang. Im Auge lebt das Geistig-Seelische des Menschen als Sehkraft von Anfang an in freierer Art. Sein Verhältnis zum Sehorgan ist zu vergleichen mit demjenigen, das die herausgelösten Denkkräfte zum übrigen Organismus nach dem ersten und zweiten Gestaltwandel einnehmen. Im Sehenkönnen des Menschen funktioniert schon bald nach der Geburt eine physiologische Vorwegnahme des späteren Denkens. Das Sehen ist vergleichsweise ein frühreifes Denken. Nicht umsonst sprechen wir von denkender Anschauung und von anschauendem Denken. Beide Tätigkeiten fließen ineinander, zumal sie auseinander hervorgehen. Die beiden gemeinsame Wurzel ist anatomisch der Nerv, psychologisch eine höhere Kraft, die sinnliche und denkerische Wahrnehmung umgreift, die gestaltende Idee (vgl. «Gehirn und Auge», S. 18 ff.).

Die Abziehung des Geistig-Seelischen im Ganzen, wie sie für das Wachstum geschildert wurde, muß sich daher an einem Teil, der durch seine Organisation dafür besonders empfindlich ist, schädlich auswirken. Aus diesem Grunde wächst der Augapfel zu stark in die Länge. Eine verminderte Sehkraft ist das Resultat. Die Kurzsichtigkeit ist eine andere Folge abstrakten Unterrichts. Die Formkraft des Geistig-Seelischen wird intellektuell verbraucht und dem Sehorgan entzogen. Daher tragen die längsten Schüler so häufig eine Brille.*

* Der Direktor einer Augenklinik, Dr. Fuchs, hat die Schulmyopie dem Verfasser gegenüber eindrücklich bestätigt.

Mag auch die heutige Denkgewohnheit diese Zusammenhänge als «phantastisch» ablehnen, gleichviel, wir wissen, daß auf diesem Felde noch viele neue Zusammenhänge und Wahrheiten zu erobern sind.

Die Frage nach der Begabtenauslese beantwortet sich von selbst. Die Ergebnisse dieser Untersuchung könnten eine Warnung sein. Die Züchtung auf Intellekt entfesselt eine parasitäre Untergrabung unserer Jugend, deren Gesundheit auf so sinnwidrige Art nur ausgebeutet werden kann.

Aber man vergegenwärtige sich doch auch einmal die körperliche Beschaffenheit der Taglöhner, Bergleute und Fabrikarbeiter, wie sie aus der Tabelle S. 249 hervorgeht. Sie sind den sitzengebliebenen Schülern von Rietz gleichzusetzen. Wie bei diesen sind bei den Arbeitern durch mangelnden Unterricht die geistig-seelischen Kräfte im Organismus steckengeblieben und nicht zur Entwicklung gekommen. Man muß sich darüber klar werden, wie viele seelische und geistige Fähigkeiten bei den Handarbeitern der hochzivilisierten Welt durch eine falsche Unterrichtsmethode der beruflichen Arbeit und der menschlichen Gesellschaft verlorengehen. Diese Menschen werden durch die Einrichtungen der Zivilisation um einen wesentlichen Teil ihrer menschlichen Entwicklung betrogen; den Ausgelesenen aber werden durch ebendieselben Einrichtungen Krankheitsanlagen eingepflanzt. *Die soziale Frage wird zur pädagogischen Frage, und diese wiederum stellt uns vor Aufgaben, die nur durch medizinische Gesichtspunkte gelöst werden können.*

Nur ein Schlaglicht sei auf die moralische Seite der Angelegenheit geworfen. Ganz entsprechend der Kurzsichtigkeit auf der intellektuellen Seite resultiert die Schwächung des Willens in der Sphäre der Moral. Das Geistig-Seelische kann den Leib nicht beherrschen, zumal gerade ein vorzeitiger Reifungsprozeß das Problem verschärft. Die mangelnde Willenserziehung, die die Kehrseite der verstärkten intellektuellen Betätigung notwendigerweise ist, kann jeder an der steigenden Jugendkriminalität ablesen.

Wir stehen vor unerbittlichen Konsequenzen einer neuen sozialen Hygiene, deren Umrisse mit diesen Beispielen angedeutet werden sollten.

Nachdem die Ausbeutung des Erdenleibes an mineralischen

Schätzen zum selbstverständlichen Zivilisationsprinzip wurde, steht die Landwirtschaft mit der technischen Ausbeutung des Bodens vor der beginnenden und teilweise schon eingetretenen Verödung weiter Erdstriche. Sie nimmt zum Beispiel mit der Abholzung der Wälder täglich zu und ist gefolgt vom Erkranken und Aussterben des zugehörigen Tierwesens im Stall des Bauern, in Wald und Flur. Schon wird in dieser Perspektive die Dekadenz des menschlichen Leibes sichtbar, ja, sie ist eine seit langem statistisch greifbare Tatsache und wird weiterhin um sich greifen. Diese Niedergangserscheinungen hat die Menschheit selbst auf sich geladen. Ihnen stehen aufwärtsführende Kräfte einer Erziehungskunst entgegen, in der medizinische und pädagogische Gesichtspunkte zusammenfließen und die die Hygiene der Zukunft bilden. Das große Heilmittel dieser Hygiene ist die künstlerische Unterrichtspraxis. Weit entfernt von einem spielerischen Zeitvertreib, hat diese Methode geradezu eine vitale Bedeutung angenommen. Was bisher durch eine weise Weltenlenkung den menschlichen Leib in Harmonie hielt, ist in die Verantwortung von Erzieherhänden gelegt. Der gegenwärtige und zukünftige Lehrer trägt eine kosmische Verantwortung. Wenn er sie erkennt, wird er als Künstler in seinem Klassenzimmer das hygienische Klima erzeugen, das als Heilmittel für das Dekadentwerden der menschlichen Leiber allein in Betracht kommt.

Goethes Verhältnis zum Zinn

Eine karmische Betrachtung

Die Lebensmitte

Vier Wochen nachdem Goethe im Juni 1776 in den weimarischen Staatsdienst getreten war («geheimer Legationsrat mit Sitz und Stimme im geheimen Conseil» und 1200 Talern Gehalt), weilte er einen Monat lang mit Carl August und dem Bergmeister F. W. Heinrich v. Trebra in Ilmenau, um die Wiederaufnahme des Bergbaus zu betreiben. Im November desselben Jahres wurden ihm sämtliche Bergwerksangelegenheiten übertragen. Die Hindernisse, die sich der Wiederaufnahme entgegenstellten, waren sehr große, sie häuften sich «gleichsam als ein neuer Berg auf unser edles Flöz». Erst nach acht Jahren konnte der neue Johannisschacht eröffnet werden. Es war am 24.2.1784, Goethe durchlebte seine Lebensmitte.

Die Lebensbahn des 35- bis 36jährigen steht unter einer vielsagenden Konstellation, die kurz angedeutet sei. Am 18.1.1784 diktiert er die Abhandlung *Über den Granit* – Teilstück zu einem geologisch fundierten *Roman über das Weltall.* Das Erlebnis der Granit-Urwelt, seiner Gipfel und seiner Tiefe, «vor allem Leben und über allem Leben» stimmen die Seele höher und geben ihr ein «erhabenes Gleichnis»: Die Einsamkeit des Gipfels und seine Entrücktheit von allem Leben wird Symbol für die Begegnung des Menschen mit der Region des «Ewig-Wahren und Guten». «So einsam wird es dem Menschen zu Mute, der nur den ältesten, ersten, tiefsten Gefühlen der Wahrheit seine Seele öffnen will.» – Der Granit wird für Goethe zum «ältesten, ewigen Altar, der auf die Tiefen der Schöpfung gebaut ist», auf dem er «dem Wesen aller Wesen ein Opfer bringt». Er «fühlt die ersten, festesten Anfänge unseres Daseins.» Das Spiel des opfernden Knaben vor dem siebenten Lebensjahr ist innere Wirklichkeit geworden!

In seiner Festrede am 24.2.1784 in Ilmenau sprach er ganz aus dieser Stimmung, wenn er den Johannisschacht als «die Tür» bezeichnete, «durch die wir zu den verborgenen Schätzen der Erde hinabsteigen». «Wir selbst können noch, wenn es Gott uns bestimmt hat, da auf und niederfahren und das, was wir uns jetzt nur im Geiste vorstellen, mit der größten Freude gegenwärtig betrachten.» Er schrieb an Jakobi von diesen Erlebnissen: «Hier bin ich auf und unter Bergen, suche das Göttliche in herbis et lapidibus. Knebel, Voigt und Fritz sind mit mir, es gibt genug zu tun, und die Arbeit wird durch gemeinsame Freude an allem, was vorkommt, belebt» (9.6.1785).

Acht Jahre Arbeit für das Bergwerk konnten mit dem Aufsatz *Über den Granit* als innerem Ergebnis, äußerlich mit der feierlichen Eröffnung gekrönt werden. Den Granit betrachtet er nicht nur als chemisch analysierbares Naturprodukt, sondern «als Pforte zum Eingang in die schaffende Natur».[1] Wenn wir uns die Lebensfrucht vor Augen halten, darf man wohl zusammenfassend aussprechen: Sie kennzeichnet Goethes Begegnung mit dem Vater-Göttlichen in der Lebensmitte.

Folgendes hat sich bei seiner Eröffnungsrede in Ilmenau zugetragen (Bericht eines Zuhörers):

«Ich war dabei, als Goethe im Jahre 1784 seine bekannte Rede bei der feierlichen Eröffnung des Ilmenauer Bergwerks hielt, wozu er alle Beamten und Interessenten aus der Stadt und Umgebung eingeladen hatte. Er schien seine Rede gut im Kopfe zu haben, denn er sprach eine Zeitlang ohne allen Anstoß und vollkommen geläufig. Mit einem Male aber schien er wie von seinem guten Geist gänzlich verlassen, der Faden seiner Gedanken war wie abgeschnitten, und er schien den Überblick des ferner zu Sagenden gänzlich verloren zu haben. Dies hätte jeden anderen in große Verlegenheit gesetzt; ihn aber keineswegs. Er blickte vielmehr wenigstens zehn Minuten lang fest und ruhig in dem Kreise seiner zahlreichen Zuhörer umher, die durch die Macht seiner Persönlichkeit wie gebannt waren, so daß während der sehr langen, ja fast lächerlichen Pause jeder vollkommen ruhig blieb. Endlich schien er wieder Herr seines Gegenstandes geworden zu sein, er fuhr in seiner Rede fort und führte sie sehr geschickt ohne Anstoß bis zu Ende, und zwar so frei und heiter, als ob gar nichts passiert wäre» (Eckermann 14.9.1831). Was mag in seiner Seele vorgegangen sein, als das Schicksal gleichsam seinen Atem anhielt und sein Sprechen unterbrach? Wohin wurde sein Denken entrückt? Hatte sich der Erdgeist ihm gezeigt?

Den zweiten Schritt dieser entscheidenden Jahre vollzog Goethe, als er zehn Wochen nach dem Granitaufsatz am 29.3.1784 in Jena den Zwischenkieferknochen, das Os intermaxillare, entdeckte. Aus innerer Anschauung einer einheitlichen Evolution forderte er, vom Metamorphosengedanken geleitet, den kleinen Knochen als notwendigen Teil des Ganzen, welcher dann auch physisch vorhanden war. Die «Osteologie der Erde» und die am Menschen waren für ihn nicht getrennt, sondern ein und derselbe Naturvorgang. Die Jubelbriefe an Herder, dem er hierin viel verdankte, und an Frau von Stein zeigen uns seine reine Erkenntnisfreude an der entdeckten Wahrheit. Der erste große Schritt war getan auf jenem Wege, der ihn zum «Kepler und Kopernikus» der Organik machte. Drei Jahre später erkannte er die «Identität aller Pflanzenteile», und nun konnte er gleichsam die Urpflanze geistig pflücken: «Der Garten des Alkinous war verschwunden, ein Weltgarten hatte sich aufgetan», und in ihm fand er die Pflanze aller Pflanzen. Mit der Urpflanze zog sich ein Schleier von Goethes Augen, vor denen nunmehr gewisse geistige Vorgänge der äußeren Ätherwelt denkend wahrnehmbar wurden. Es war ein Schritt der inneren Befreiung. Für die Naturwissenschaft, welche durch die rein physischen Beobachtungen immer materieller wurde, wurde der Keim einer Erkenntnis gelegt, die sich am schöpferischen Logos orientiert. Es waren Kräfte in Goethes Augen aufgelebt, welche den physischen Sinnenschein durchdringen und das Geistige wahrnehmen. Die Christus-Kraft in ihm konnte sich mit der Lebenswelt außer ihm unter Wahrung des Selbstbewußtseins verbinden. – Solcherart gestaltete sich für Goethe der zweite Schritt der Lebensmitte, er war geistig der Auferstehung teilhaftig geworden. – Die johanneische Naturwissenschaft nimmt ihren Anfang.

Mit der *Zueignung («Der Morgen kam ...»)* und den *Geheimnissen* kennzeichnet sich der dritte Schritt dieser Jahre. In der *Zueignung* wird das Herantreten an die Schwelle geschildert:

«Ich kenne dich, ich kenne deine Schwächen,
Ich weiß, was Gutes in dir lebt und glimmt!»
So sagte sie, ich hör' sie ewig sprechen ...

Goethe begegnet einem «hohen Wesen», das seinem Leben Weg und Ziel vorzeichnet, er sieht sich eingeweiht, Kunst und Wissenschaft zu verbinden.

«Empfange hier, was ich dir lang' bestimmt!
Dem Glücklichen kann es an nichts gebrechen,
Der dies Geschenk mit stiller Seele nimmt:
Aus Morgenduft gewebt und Sonnenklarheit,
Der Dichtung Schleier aus der Hand der Wahrheit.»

Der Zögling erreichte die Stufe, die Phänomene durch einen lösenden Schleier zu verbinden, der das Geistige in ihnen nicht verbirgt, sondern offenbar macht.

Mit der *Zueignung* bilden die *Geheimnisse* eine innere Einheit. Die erstere entstand im August 1784, die letzteren im Frühling 1785. Die *Geheimnisse* sprechen von Goethes Eindringen in die Mysterien des Rosenkreuzertums. Die Idee der Evolution, der Entwicklungsweg der Schöpfung durch den Vater-Gott wird vom Geist des Menschen ergriffen und im Seelenweg des Menschen fortgesetzt. Eine innere Wandlung erweist sich dafür als eine grundlegende, innere Bedingung. Die Selbstbezwingung ist es, die den Geist des Menschen wieder befreit, nachdem ihn der Leib an die mineralische Welt gefesselt hatte. –

«Von der Gewalt, die alle Wesen bindet,
Befreit der Mensch sich, der sich überwindet.»

Goethe sprach den Granit als eine «Drei-Einheit» an (Feldspat, Quarz, Glimmer). In diesem symbolischen Ausdruck für einen materiellen Körper liegt gleichzeitig die ideelle Schicksalsfigur seiner eigenen Lebenszeit: der Durchgang durch ein sich vertiefendes Geheimnis von der Erdenschöpfung über die Metamorphose der lebendigen Wesen bis hin zum schöpferischen Geist des Menschen. Das Tor ist ein dreifaches; es führt durch die Demut (Devotion) über die Wandlung zur Begabung mit der Wahrheit des Geistes.

Das gesamte Schaffen dieses Geistes konzentrierte sich wie in einer Zusammenziehung seiner Kräfte auf eine kurze Zeitspanne, die mit innerer Energie geladen ist. Es ist wie eine tiefe Einatmung, die von Inspirationen begleitet wurde. Die schöpferischen Ideen gliederten den Lebensablauf zu einem Dreiklang, sie machten das Jahr 1784/85 zu einer durchlebten Trinität, welche wir als Erkenntnisprinzipien von Polarität und Steigerung in all seinen späteren Werken ausführlich dargelegt wiederfinden. Die Mitte wird durch eine wirkende Polarität geboren. Das wird uns auch bei seinen Zinnstudien begegnen.

Da das *Zinn* im Granit enthalten ist, lag es nahe, daß sich das Interesse auf dieses Metall fortsetzte. Dem Zinn mußte etwas über die erste Zeit der Erde abzulauschen sein, das Metall sollte ihren Anfang enthüllen helfen. Verfolgen wir Goethe daher weiter auf den Spuren des Zinn!

Im Sommer 1785 weilte er mit Knebel acht Wochen im Fichtelgebirge und sammelte mit ihm zusammen Zinnseifen.[2]

Schon vor 1813 war er wahrscheinlich in Schlaggenwald im Erzgebirge. (Auf den Besuch von Zinnwald und Altenberg 1813 kommen wir weiter unten noch zurück.) Er sammelte zahlreiche Granit- und Zinnmineralien. 1814 soll Knebel Zinnsand und Zinnstufen an ihn schicken, und von Trebra schickte Zinnerz von Ehrenfriedersdorf.

Zwei Briefstellen machen uns den Zinn-Sammler lebendig:

An Knebel: 29.1.1814. «Das Gläschen Zinnsand ist in die Suite dankbar reponiert worden. Trebra hat angefangen zu senden, nun weiß ich auch, wie es in Annaberg aussieht. Je vollständiger die Sammlung wird, desto leichter ist sie zu überschauen.» Und am 13.3.1814 an von Trebra: «... und versichere, daß der letzte Zinntransport mir sehr viel Vergnügen gemacht hat. Ist einmal eine Sammlung nach entschiedenem Zwecke gerichtet, so ist jeder Beitrag von Wert. Habe die Gefälligkeit, meiner auch in der Folge zu gedenken.»

Man bemerkt, daß Goethe ein ganz bestimmtes Bild vom Zinn hatte, in das sich jeder neue Fund ergänzend einfügte; er konnte gar nicht genug davon bekommen. 1817 soll der Mineralienhändler Mawe in London Zinn aus Cornwallis schicken, Ritter von Giesecke Malakka-Zinn, Dr. Sonnenschmidt peruanisches Zinn; Geheimrat Heim schickt eine Übersicht über die Vorkommen im Erzgebirge. Goethe schrieb, daß er seinen Freund Lenz mit den «Sächsischen Zinnsuiten» habe in Erstaunen setzen können, die er Trebra verdankte.

1818 war Goethe wiederholt in Schlaggenwald, Ehrenfriedersdorf und Geyer. 1822 empfing er Zinnstufen von Falun durch Berzelius, bei Soret wird französisches Zinn bestellt; 1827 vermehrte Leonhard seine Zinnsammlung.

Diese Daten zeigen uns ein intensives, ja wachsendes Interesse, das sich nach und nach über die ganze Erde ausweitete. Wohin wir ihm auch folgen, Goethe strebte immer zu einem Ganzen hin. Aber der Brief an v. Trebra vom 24.11.1813, als er den Besuch von Zinnwald und Altenberg hinter sich hatte, spricht drei bedeutsame Dinge aus: wie er das Zinn in seiner erdgeschichtlichen Stellung bewertete, wie er das Metall als Teil der ganzen Erde zu erfassen trachtete und welche persönliche Neigung Goethe dem Zinn entgegenbrachte:

«In jenen Sonmmertagen war mein *Leibsteckenpferd,* um mich dieses oft gebrauchten aber immer vortrefflichen Worts zu bedienen, die Zinnformation. Die Bergstädte Graupen, Zinnwald, Altenberg habe ich zwar nur auf kurze Zeit, aber emsig besucht und mich von der Gleichheit, der Ähnlichkeit und Verschiedenheit des Vorkommens jenes *Urmetalles* möglichst unterrichtet; auch was ich von Berg- und Gang-Arten zusammenbringen und von schönen Kristallisationen der vorkommenden Mineralien anschaffen konnte, mit mir geschleppt. Unter den letzteren befinden sich vortreffliche Wolfram- und Tungstein-Kristalle, von diesen ist mir eine Pièce besonders lieb, weil sie das Gegenstück ist von einer, die Du ... beschreibst ... Als ich nach Hause kam, ordnete und katalogisierte ich dies alles aufs sauberste, indem ich auch die vor Jahren zusammengebrachte Schlackenwalder Sammlung hinzufügte, wodurch denn mit einiger Aufmerksamkeit und Sorgfalt eine gar lehrreiche Folge zusammenkommen kann ... Könntest Du mir nun aus den Schätzen Deiner Erkenntnis hierin einen Beitrag geben, so würdest du mich sehr verbinden; es sei nun an aufklärenden Druckschriften, geschriebenen Notizen, merkwürdigen Stufen. Wie ich denn von Marienburg und überhaupt dem ganzen Strich von Altenberg bis an den Fichtelberg, als bis dahin sich die Zinnformation erstrecken soll, nichts besitze; auch habe ich einmal eine Karte gesehen, worauf die Verteilung des Zinns über die Welt dargestellt war; eine Copie derselben würde mir sehr angenehm sein. Du wirst vielleicht lächeln aber doch nicht unvernünftig finden, daß ich mich aus der Zeit in die Urwelt flüchte, wo zwar die Elemente, aber noch nicht die Menschen miteinander kämpften. Also muß man des Krieges Bitterkeit vertreiben ...

Sage mir bald, wie Du dich mit Deinen lieben Deinigen befindest, gedenke meiner *Zinnlust,* dagegen soll auch um Weihnachten abermals ein Band der Tausend und einen Nacht meines wunderlichen Lebens aufwarten, und dich auf einige Stunden der Gegenwart entrücken.» (Kursiv durch den Verfasser.)

Dieses «Leibsteckenpferd» aber ist keine Sammlermarotte, das zeigt schon der Begriff «Urmetall», der in Goethes Gedankenwelt auf etwas Tieferes hinweist, ja in seiner Art zu seinen wichtigsten Erkenntnisbegriffen gehört. Dies wird noch klarer, wenn wir uns seine sonstige Sammlung einmal ansehen. Goethes mineralogisch-paläontologische Sammlung enthielt nämlich 17.637 Einzelstücke an Mineralien und Petrefakten. Mit 108 Menschen stand er in mineralogischem Verkehr, in Kauf- und Tauschbeziehungen. Briefe und Bitten, Handel mit Direktoren, Steigern in Bergwerken, Gelehrten, Beamten, Händlern, Liebhabern und Freunden gingen hin und her. Überall hatte Goethe sich seine Quellen aufgetan: Professor Berzelius in Stockholm, Soret, Cuvier in Paris, Mawe in London und Geheimrat Heim in Moskau bildeten die Stützpunkte des weltumspannenden Netzes für seinen Sammlerfleiß und seiner ins Ganze gerichteten Forschertätigkeit. So brachte er auch hier, allein in der Geologie, ein Riesenwerk zustande. Unter all den Tausenden aber hatte das Zinn eine Lieblingsstellung, denn in Goethe regte sich für das Betrachten dieses Minerals die «Zinnlust», er verspürte für das Erforschen seines «Urmetalles» einen «karmischen Hunger»! – Diesem Zug in Goethes Schaffen und Schicksal ist noch wenig Beachtung geschenkt worden, weil man die tieferen Beziehungen des Menschen zu dem, was einer denkt und tut, nicht ins Auge faßte. Wir verfolgen zuerst, wie Goethe über das Zinn und seine Entstehung dachte, und begleiten ihn dann auf seiner Wanderung ins Erzgebirge im Jahre 1813.

Der Granit, als Mutterboden des Zinns, forderte ja, wie wir sahen, die Beschäftigung mit diesem Erdensohn heraus. «Wir waren auf den Granit als das Höchste und das Tiefste angewiesen.» Die Metamorphosen dieses Urgesteins bis zum Kalkgestein ließ er dadurch hervorgehen, daß einer seiner drei Teile, Feldspat, Quarz und Glimmer, sich «von der Gemeinschaft lossagen» oder sich «ein Übergewicht anmaßen» könne, so daß die «Dreieinheit» gefährdet wird.

Das Erscheinen des Zinns wird für ihn auch durch eine Gleichgewichtsstörung ermöglicht. Er schrieb: «Bei allen diesen Erscheinungen ist eine vollkommene Scheidung sichtbar. Jeder Teil maßt sich das Übergewicht an, wo und wie er kann, und wir sehen uns an der Schwelle der wichtigsten Ereignisse. Denn wenn man auch dem Granit in seinem vollkommensten Urzustande einen Eisengehalt nicht ableugnen wird, so erscheint doch in der von uns betretenen abgeleiteten Epoche zuerst das Zinn und eröffnet auf einmal den übrigen Metallen die Laufbahn.»[3]

Das Metall als Teilprozeß wird auf seinen Mutterboden gezogen; was in diesem vorgeht, wird genauer ins Auge zu fassen sein: «Wenn nun in dem eigentlichen Granit kein Zinn gefunden worden, in welcher abgeleiteten Gebirgsart treffen wir denn auf diese wichtige Erscheinung? Zuerst also in Schlackenwalde, in einem Gestein, welchem, *um Granit zu sein, nur der Feldspat fehlt, wo aber Glimmer und Quarz sich nach Granitweise dergestalt verbunden, daß sie, friedlich gepaart, im Gleichgewicht stehen, keins für das Enthaltende, keins für das Enthaltene geachtet werden kann»* (ebd.). Es ist ein Gestein aus dem Granit entstanden, das die Bergleute «Greisen» und hier «Zinngreisen» nennen. – Goethe wendet sein Prinzip der Polarität und Steigerung an: Dadurch, daß Quarz und Glimmer einseitiger als Polarität hervortreten, wird der Granit gestört, der Feldspat schwindet; statt dessen findet gleichsam eine metallische Befruchtung des Quarz-Glimmerpaares statt, anstelle des Feldspates erscheint das Zinn, womit das gestörte Gleichgewicht auf einer höheren Stufe wieder hergestellt ist. – Man könnte einwenden, Goethe habe keine Kenntnis gehabt vom Pluton, Magma, Magmendifferentiation, pneumatolytischer Zinnparagenese und so weiter. Auf solche Art wird man seinen Anschauungen nicht gerecht. Hätte er das heutige Wissen gekannt, er wäre zwar zu noch anderen, aber ihrem Wesen nach durchaus nicht zu verschiedenen Anschauungen gelangt. Auch damals ging Goethe unabhängig von der Lehrmeinung seinen eigenen Weg. (Camper beurteilte bekanntlich seine Entdeckung des Zwischenkiefers nicht günstig; und geologisch dachte Goethe im Gegensatz zur Lehrmeinung dynamisch, nicht statisch.) Daß es ihm beim Zinn aber noch um etwas anderes ging, zeigt uns das Motto «Gib mir, wo ich stehe!» (Archimedes), das er dem Aufsatz über die Zinnformation voransetzte; er fügte als weiteres Motto hinzu: «Nimm dir, wo du stehen kannst!» (Nose); und in den *Maximen und Reflexionen* beschließt er diese beiden Zurufe mit dem dritten: «Behaupte, wo du stehst!» Die Sicherheit des Bodens, die Standfestigkeit und Ausdauer auf dem Weg fühlt er mit der Zinnbegegnung auf die Probe gestellt und gestärkt.

Ja, die Gedanken, welche ihm durch das Zinn gegeben wurden, bedeuteten ihm viel mehr, als wir heute mit unseren Kenntnissen verbinden. Sie gaben ihm das Gefühl, als Erdenmensch auf dem richtigen Weg zu sein. Das bezeugen folgende Zeilen aus dem bereits zitierten Aufsatz: «Dies alles möge hier im besonderen gesagt sein, um das Interesse zu legitimieren, welches ich an der Zinnformation genommen; denn wenn es bedeutend ist, *irgendwo festen Fuß zu fassen,* so ist es noch bedeutender, *den ersten Schritt von da aus so zu tun, daß man auch wieder einen festen Fleck betrete, der abermals zum Grund- und Stützpunkt dienen könne. Deshalb* habe ich die *Zinnformation* viele Jahre betrachtet.» Nachdem die einzelnen Vorkommen, Cornwallis, Malakka u.a., aufgezählt sind, heißt es: «Dies alles liegt wohlgeordnet und erfreulich beisammen. Der Vorsatz aber, etwas Auslangendes hierüber zu liefern, erlosch in einem frommen Wunsche, wie so vieles, was ich für die Naturwissenschaft unternommen und so gerne geleistet hätte. – Soll nun nicht alles verloren gehen, so muß ich mich entschließen ... das Vorhandene mitzuteilen, um es möglichst aneinanderzuknüpfen und vielleicht mit einigen Hauptgedanken zu beleben.»

Wir stehen also vor der bemerkenswerten Tatsache, daß er dem Zinn in einer betonten Sympathie nachging und dennoch nicht zu Ende gestalten konnte, was ihm hierin vorschwebte. Dort, wo Goethe Bedeutendstes und Tiefstes auszusprechen anhob – wie im *Faust*, in den *Geheimnissen,* in der Weiterentwicklung der Metamorphosenlehre über das Tier zum Menschen, in der Geologie und an noch vielen anderen Punkten seines Werkes –, blieb er bei Fragmenten stehen. Daher mischt sich auch ein leiser Ton von Resignation in seine Aufzeichnungen hinein. Aber das Unvollendete hat bei ihm die Keimkraft des Lebendigen, an das die Geisteswissenschaft anknüpfen konnte. Der vielfache Verzicht auf Endgültiges enthält die anregende Wirkung für die Zukunft, für uns selbst und später kommende Geschlechter. Goethes Werk kommt dadurch denjenigen Seelen entgegen, welche selber suchen, im Werden Mensch zu sein. Der unvollendete Goethe wird immer mehr der Lehrer zur eigenen Befreiung werden. Er sagte: «Wer meine Schriften und mein Wesen überhaupt verstehen gelernt, wird doch bekennen müssen, daß er eine gewisse innere Freiheit gewonnen» (zu Kanzler v. Müller[4]).

Eine Antwort auf die naheliegende Frage, was dieser rätselhaften Metallbeziehung zugrunde liegen könnte, gibt Goethe uns selbst. Sie tritt aus seiner Seele in dem Augenblick hervor, als er den Besuch des in Europa und auf der ganzen Erde in seiner Art einzig dastehenden Zinnvorkommens von Zinnwald und Altenberg hinter sich hatte: «Bedenke ich nun, daß diese ruhige Berggegend, die ich in dem vollkommensten Frieden, der aus meinem Tagebuch hervorleuchtet, verließ, schon am 27. August von dem fürchterlichsten Rückzuge überschwemmt, allen Schrecknissen des Krieges ausgesetzt, ihren Wohlstand auf lange Zeit zerstört sah, *so darf ich den Genius segnen, der mich zu dem flüchtigen und doch unauslöschbaren Anschauen dieser Zustände trieb, die von so langer Zeit her das größte Interesse für mich gehabt hatten»* (Ausflug nach Zinnwald und Altenberg[5], kursiv vom Verfasser).

Im drohenden Gegenschein des Krieges empfindet er den vertieften Seelenfrieden. Die Gestalt des eigenen Schicksals tritt nach den Zinnerlebnissen vor das innere Auge. Der Hunger, das Zinn anzuschauen, wurde endlich befriedigt. Die Begegnung mit seinem Metall kam der Lebensbegegnung mit einem Wesenhaften gleich, das im eigenen Schicksal sprach und zur bewußten Erkenntnis hindrängte. Die geistige Führung im Leben kommt Goethe am Zinn zum Bewußtsein!

Das Schicksalsmetall

Über diesem Erlebnis mit dem Blick in die Erde auf dem Hintergrund der Lebensmitte – 28 Jahre liegt sie zurück – sehen wir nun diejenigen Sterne leuchten, welche am Himmel auf die Geburt dieser Individualität 64 Jahre zuvor herabblickten. «Am 28. August 1749, mittags mit dem Glockenschlag zwölf, kam ich in Frankfurt am Main auf die Welt. Die Konstellation war glücklich; die Sonne stand im Zeichen der Jungfrau und kulminierte für den Tag; Jupiter und Venus blickten sie freundlich an, Merkur nicht widerwärtig; Saturn und Mars verhielten sich gleichgültig; nur der Mond, der soeben voll ward, übte die Kraft seines Gegenscheinens um so mehr, als zugleich seine Planetenstunde eingetreten war. Er widersetzte sich meiner Geburt, die nicht eher erfolgten konnte, als bis diese Stunde vorübergegangen.» (Beginn von *Dichtung und Wahrheit.*).

Von der Sonne in der Jungfrau rührte sein reines, ruhiges Anschauen der Sinnendinge; Venus schenkte die Gabe der vollendeten Dichtkunst, Jupiter diejenige, die sich wandelnde Weisheit in allen Dingen mit den Sinnen wahrzunehmen. Aber auch die Rolle des Mondes war mit der Geburt beileibe nicht zu Ende. Er wirkte später immer wieder in dem Widerstand, den zu überwinden nicht gelingen wollte; der Mond machte Goethe zum Unvollendeten, der vieles ungeboren, nicht zu Ende gestaltet liegen lassen mußte; durch ihn wurden aber gerade die Fragmente zu echten Lebenskeimen, in welchen immer das Mondenhafte wirkt und sie für die Zukunft aufspart.[6]

Unser Blick wendet sich von der Erde und den geologischen Dingen zu denen des Kosmos und seinen Sphären. Aus geistigem Sphärendasein steigt der Mensch auf die Erde, lebt in seinem Erdenkörper, bis er ihn wieder ablegt und zum geistigen Dasein zurückkehrt. Solche Gedanken waren Goethe vertraut. Aus jener Zeit intensiver Zinnbeschäftigung (1814/15) rührt ein Gedicht, das uns tiefer in seine Anschauung vom Kosmos hineinsehen läßt.

Berechtigte Männer
nach der Schlacht von Bedr, unterm Sternenhimmel,
Mahomet
spricht

Seine Toten mag der Feind betrauern:
Denn sie liegen ohne Wiederkehren;
Unsre Brüder sollt ihr nicht bedauern:
Denn sie wandeln über jenen Sphären.

Die Planeten haben alle sieben
Die metallnen Tore weit getan,
Und schon klopfen die verklärten Lieben
Paradieses Pforten kühnlich an.
...

Ein Wunderpferd hat ihn «durch die Himmel alle durchgeführt». In der Sprache des Dichters vermochte Goethe in vollendeter Form auszusprechen, was die Seele als Erkenntnisinhalt bewegte: Die Seelen der Verstorbenen steigen durch die Planetensphären auf; im Erdenkleide entsprechen ihnen die sieben Hauptmetalle als deren physische Repräsentanten. Wohl kaum wird je wieder ein Menschenmund solche Weisheit in vier so einfachen Zeilen sagen können, Vollendung ist es, aber auch ein Ende. Als Naturerkenner blieb er dahinter zurück; er blieb, sich dessen voll bewußt, bei Ahnungen stehen. Der Dichter wurde das literarische Objekt des 19. Jahrhunderts, das in seiner Selbstsicherheit dem Naturforscher ein Ende bereiten wollte (*Goethe und kein Ende,* Dubois-Reymond). Heute, im 20. Jahrhundert, erscheint uns immer mehr der Goethe, der sich als Geist aus seinen Werken heraushebt, der unvollendete, aber keimlegende Inspirator neuer Erkenntnisse und neuen Willens. Der kosmische Goethe gestaltet in Weltensphären, was er als Erdenmensch liegen lassen mußte, er sendet aber auch Licht- und Feuerkeime für das Zukunftsschaffen der Gegenwart.

An dieser Stelle unserer Ausführungen sei nun auf die geisteswissenschaftlichen Forschungen Rudolf Steiners hingewiesen, die geeignet sind, einen entscheidenden Schritt in der Lösung des Zinnrätsels in Goethes Leben zu tun. Sie setzen fort, was er ahnte und sogar aussprach, als er seinem Genius für die Erregung jener karmischen Triebkraft dankte, welche ihn zu seinem Urmetall hinführte. Rudolf Steiner verfolgte Goethes Wegleitung vor die Geburt weiter zurück in die Planetensphären hinauf; er sagte:

«Nehmen wir nur eine Eigenschaft der Menschen ... die Weisheit. Die Menschen sagen: Wir sind weise. – Aber wie schwer erringt sich der Mensch diese Weisheit! Wenn das auch nur ein bißchen Weisheit ist, so ist das etwas schwer Errungenes. Da muß man vieles innerlich durchringen, um sich auf einem Gebiete nur ein bißchen Weisheit zu erwerben. Das alles haben die Jupiterwesen nicht nötig ... Da müssen Sie sich vorstellen, daß in der Umgebung des Jupiter so etwas ist wie um die Erde die Wolkengebilde. Wenn Sie sich nun vorstellen, aus den Wolken heraus formten sich die Menschenkörper und flögen dann auf die Erde herunter, so würde dies die Art sein, wie auf dem Jupiter aus einer Art von Wolken die neuen Wesen sich herausgestalten, aber so, daß diese Wesen, die etwa aus den Wolken herausflögen, eben die Weisheit zu ihrer Grundeigenschaft haben würden. Wie wir eine Blutzirkulation haben, so haben sie die Weisheit. Aber sie ist kein Verdienst, keine Errungenes, sie haben sie eben. Dadurch denken sie auch ganz anders als die Menschen. Das wirkt zwar erschütternd, aber man muß sich nach und nach an diesen Anblick gewöhnen. Und das ist alles auf den Jupiter durchdrungen und durchzogen, wie wir auf der Erde von Luft durchdrungen sind, von Weisheit. Die Weisheit ist dort substantiell, sie strömt auf dem Jupiter in Wind und Wettern herum, ergießt sich auf den Jupiter, zieht als Nebel in die Höhe. Das sind aber immer wiederum Wesen, die in einem Weisheitsnebel aufsteigen. Darin nun leben vorzugsweise die Cherubim, die in diesem Zusammenhange an dem menschlichen Karma mit dem Menschen zusammen formen. Aber es leben darin auch andere Impulse. Das gilt aber unbedingt: Was ein Mensch in einem früheren Erdenleben durchgemacht hat, wird karmisch zusammengeformt durch die Kräfte der Weisheit, der selbstverständlichen Weisheit ...»

Die Individualität Goethes prägte die plastische Vorstellungsweise, welche sie in Griechenland an der bildhauerischen Gestaltung des Menschen erlebt hatte, um in «gestaltendes Auffassen der ganzen Welt in der Weisheitssphäre des Jupiter, wo alle diese Weisheit substantiell vorhanden ist, kam dann in einen Menschenleib mit ihrer durch den Jupiter ausgeprägten Griechenheit und wurde als Goethe wiedergeboren.»[7]

Wenn wir solche Einblicke in den Kosmos und Schicksalsgang des Menschen gelten lassen, können wir gerade mit so schelmisch-scherzhaften Wendungen wie «Leibsteckenpferd» und «Zinnlust» oder dem bedeutsamen Begriff «Urmetall» tief in seine karmische Veranlagung hineinschauen. War Goethe in der erwähnten *Zueignung* dem eigenen höheren Wesen begegnet, so trieb ihn von da an ein karmischer Hunger, das metallische Abbild der wichtigsten kosmischen Station seines Erdenabstiegs kennenzulernen. Er war, den Zinnspuren folgend, auf der Suche nach sich selbst. Und wenn wir ihn von Teplitz her über die rundgeschwungenen Höhen nach Zinnwald herüberwandern und in das sanfte Tal hinabsteigen sehen, dann geht da ein Weltenwanderer, der in der Erde kosmische Erinnerungen wiederfindet. Der Grund und Fußpunkt, den er mit dem Zinn in der Erde gefunden hatte, war er selbst, sein eigenes Ich. «Alles aber, was sich auf Gestaltung des Ich als Träger des Selbstbewußtseins bezieht, muß von einem Sternenmittelpunkt ausstrahlen.»[8] Für Goethe war der Sternen*umkreis* der Jupiter, daher suchte er auf dem sein Ich bildenden *Erden*stern das Zinn. Diese Substanz wurde ihm zum Schicksalsmetall. Die Worte *«von so langer Zeit her ...»* (s.o. S. 270) umgreifen den Kosmos und die Erde.

Die Lehren des Einsiedlers im *Heinrich von Ofterdingen* des

Novalis geben vielleicht am ehesten die Stimmung wieder, die in dem Metallsucher von Zinnwald vorhanden war:

«Ihr seid beinah verkehrte Astrologen», sagte der Einsiedler. «Wenn diese den Himmel unverwandt betrachten und seine unermeßlichen Räume durchirren, so wendet ihr euren Blick auf den Erdboden und erforscht seinen Bau. Jene studieren die Kräfte und Einflüsse der Gestirne, und ihr untersucht die Kräfte der Felsen und Berge und die mannigfaltigen Wirkungen der Erd- und Steinschichten. Jenen ist der Himmel das Buch der Zukunft, während euch die Erde Denkmale der Urwelt zeigen.»

«Es ist dieser Zusammenhang nicht ohne Bedeutung», sagte der Alte lächelnd. «Die leuchtenden Propheten spielen vielleicht eine Hauptrolle in jener alten Geschichte des wunderlichen Erdbaus. Man wird vielleicht sie aus ihren Werken und ihre Werke aus ihnen mit der Zeit besser kennen und erklären können. Vielleicht zeigen die großen Gebirgsketten die Spuren ihrer ehemaligen Straßen und hatten selbst Lust, sich auf ihre eigene Hand zu nähren und ihren eigenen Gang am Himmel zu gehen.»

Novalis, *Heinrich von Ofterdingen*

Novalis war selbst Bergingenieur gewesen. Zu der konkreten Kosmologie, wie sie ihm hier vorschwebt, konnten weder er noch Goethe damals kommen. Wir können heute aber Goethes Verhältnis zum Zinn aus seinen Sternenerlebnissen verstehen, ja, diese Metallbeziehung wird über das Persönliche hinaus durch sein Leben selbst zu der *Offenbarung eines Urphänomens der Sternenwirkungen im metallischen Stoff.* In der bewußten Erkenntnis erreichte er diese Zusammenhänge zwar nicht, aber diese bildeten gleichsam die «Gangart», sie lebten in jedem seiner Schritte, welche den Wanderer auf dem Wege von Teplitz nach Zinnwald brachten. Dem «Plastiker des Gedankens» (R. Steiner), dessen Auge auf die Weisheit in allen Dingen gerichtet war, kamen Erleuchtungen vom Jupiter, während sein Lebenssinn dem Zinn nachspürte. Diese Veranlagung befähigte ihn, die Lehre von der sich wandelnden Weisheit (Metamorphosenlehre) zu finden und sie von der Erde über das Pflanzenreich bis zum Tier zu verfolgen; sie gipfelt in der Schädellehre. Goethe wollte das Haupt verstehen lernen, weil der Zinnimpuls in ihm selbst lebte, denn aus diesem ist das Haupt entstanden. Seine Weisheitslehre ging weiter bis zu den Wolken, und gerade die Wolkenstudien, welche seinen Blick nach oben richteten, fallen in die Zeit der Zinnsuche auf der Erde (1816).

Goethes «Zinnlust» war der Seelenausdruck seiner Liebe zur Weisheit, war Philo-Sophia! – Das Urmetall denken, ließ Sternenlicht auf seinen Erdenweg fallen, der Himmel und Erde verbinden sollte. Und in diesem Lichte wird der Engel wahrnehmbar, den er nach dem Erleben dieses Metallmysteriums segnete.

Wir können nun, was im ersten Kapitel von Goethes Lebensmitte geschildert worden ist, mit den Ergebnissen der Zinnsuche verbinden. Wir hatten gesehen, daß er durch das Tor des Granits zu den Schaffenskräften der Natur gegangen war und wie er dann dem Leben in der Evolution und drittens dem Ewigen in der eigenen Seele nachstrebte. Mit dem Granit begegnete er auch dem Zinn; er versuchte es als Teil des Erdganzen zu verstehen, indem er seine Stellung auf der Stufenleiter der Metamorphosenlehre suchte. Das Zinn erregte in Goethe eine dumpfe Wahrnehmung im Lebenssinn, die sich seinem Seelenleben belebend mitteilte.

Der Dreiklang der Lebensmitte verwandelte sich im Laufe der absteigenden Lebenshälfte am Zinn zu einer neuen Dreiheit: in die Wahrnehmung des «Seelisch-Belebenden» von unten, was in seiner «Zinnlust» ausgesprochen ist, strahlte von oben Jupiter ein und gab ihm das «Geistig-Belebende» oder das Inspirative für das Gestalten als Künstler. Beide Wahrnehmungen begegneten sich und gaben als Drittes seinem Ich die Ahnung von der geistigen Führung im Schicksalsleben. Das frühere Erlebnis drängt ins Bewußtsein, will Erkenntnisorgan werden.[9]

In dieser persönlichen Lebenserfahrung ist vorgezeichnet, was er in *Wilhelm Meisters Wanderjahre* von jenen beiden Frauenwesen schilderte, deren eine, Makarie, die Sternenbewegungen mitmacht, während die andere als Metallfühlerin die Metallstrahlungen der Erde wahrnimmt. Der einen ist der Astronom, der anderen der Bergmann zugesellt. – «Da fiel ihm Jupiter in die Augen, das Glücksgestirn, so herrlich leuchtend als je.»[10] Es ist, glaube ich, kein Zufall, daß die Ausarbeitung dieses Teiles der *Wanderjahre* mit der intensiven Zinnbeschäftigung zusammenfällt.

In Goethe, dem Zinnsucher, kündigte sich eine Naturwissenschaft an, die mit den Werken Lili Koliskos in unserer Zeit zum erstenmal ans Licht getreten ist. «Sternenwirkungen in Erdenstoffen»[11] sind es, über die wir aus Goethes Verhältnis zum Zinn etwas lernen können. Wir können daraus erkennen, daß die Metalle auch eine kosmisch-moralische Seite haben. Ihre irdische und ihre kosmische Natur machen gemeinsam erst das Wesen der metallischen Substanz aus.

Goethe war dazu veranlagt, seine Erkenntniskraft zwischen Stern und Stoff zu entzünden. Das «verborgene Wissen», das damit angedeutet ist, erschließt sich nur, wenn der Suchende sich dafür vorbereitet hat. Die Hauptbedingung, sich selbst zu bezwingen, war bei ihm erfüllt. Daher kann man auf Goethe mit Recht den symbolischen Ausdruck anwenden, der ihn als einen «Wissenden des Gral» bezeichnet. – Die Weisheit wurde mit und in dieser Individualität wiedergeboren, als sie in Frankfurt zur Welt kam. Es war schon ein zweiter Schritt, sich bei der Wiedergeburt mit Weisheit gleichsam zu «amalgamieren». Es lebte im Ich eine neue Kraft mit auf, welche die Weisheit zur Vorbedingung hat. – «Weisheit ist die Vorbedingung der Liebe; Liebe ist das Ergebnis der im Ich wiedergeborenen Weisheit» (Rudolf Steiner[12]). Nur auf der Erde kann diese Kraft entwickelt werden, in ihr bestand die tiefste Veranlagung in Goethes Seele. Er lernte sie auf allen Stufen kennen. Die Abirrungen empfand er als Krankheit, in der sich der Gesunde bewähren muß. «Die Krankheit erst bewähret den Gesunden». Die Neigung zum Zinn und die Fähigkeit zur Weisheit brachte Goethe mit; daraus keimte die zukünftige Kraft der Liebe in seiner Seele auf. Sie befähigte ihn, allen Wesen gleichsam ins Herz zu schauen. Das Wesen der Welt erschließt sich nur dieser Grundkraft der erkennenden Seele.

Es kann kaum von ungefähr sein, wenn sich der Leser an einen anderen Großen des «verborgenen Wissens», der an einem Zinngefäß Entscheidendes erlebt hat, erinnert, an Jakob Böhme. Abraham v. Frankenberg[13] berichtet, wie Böhme zuerst einem «unbekannten Manne mit lichtfunkelnden Augen», der in die Werkstatt kam, um Schuhe zu kaufen, begegnet sei. Dieser kündigte ihm seine Mission und Schicksale an. Im 25. Lebensjahr, 1610, sei er dann «zum andernmal vom göttlichen Lichte ergriffen und mit seinem *gestirnten Seelengeiste,* durch den *Anblick eines zinnernen Gefäßes* (als des lieblichen jovialischen Scheines) zu dem *innersten Grunde oder Centro der geheimen Natur eingeführet worden».* Böhme sei darauf ins

Grüne gegangen, da habe er den «empfangenen Blick» je länger je mehr und klarer empfunden, so daß er «allen Geschöpfen gleichsam in das Herz und in die innerste Natur hineinsehen» konnte. 1610 erfolgte noch eine dritte Berufung, welche die Einweihung vollendete. – Die Sprache dieses Berichtes klingt uns ungewohnt, es ist die unmittelbare des Okkultismus, deren Wahrheitsgehalt anzuerkennen dem «modernen» Menschen schwer fällt. Abgesehen von dem beiden gemeinsamen Zinnerlebnis – bei dem einen ein Blitz der Erweckung, bei dem anderen eine systematische Erforschung –, sei auf die Gleichartigkeit der Todeskonstellation von Goethe und Böhme hingewiesen, die der Leser in G. Wachsmuths Buch *Kosmische Aspekte von Geburt und Tod* angedeutet findet (S. 106 und 111). Wir erblikken «wundersame Zeichen» an der Todesschwelle!

Die Geisteswissenschaft, die das «verborgene Wissen» in modernen Begriffen eröffnet, weiß, daß sich der aus der Vergangenheit hervorgegangene «Kosmos der Weisheit» in Zukunft in den «Kosmos der Liebe» wandeln wird. In Goethe hat solche Umwandlung angefangen – die Weisheit, an die er hingegeben war, wurde ihm zum Kelch für die «Liebe von oben»! An ihm als einer führenden Persönlichkeit der gegenwärtigen Kulturepoche können wir begreifen, daß die fünfte Kulturepoche von Jupiter geführt wird und die Mission hat, *über die Sinne den Weg zum Geiste zu finden.*[14] Über die Außenwelt den Weg nach innen! Der zunächst heraufgekommene Materialismus schwindet, je mehr vom Herzen wieder in die Sinneswahrnehmung strömt und ihren Schein mit Realität sättigt.

Zum Schluß können wir uns das zukünftige Wesen Goethes mit einem Satz verdeutlichen, den Rudolf Steiner über das Michaelwesen geschrieben hat: «Wer sich an Michael hält, der pfleget im Verhältnis zur Außenwelt der Liebe.» Er findet dadurch das Verhältnis zur Innenwelt der Seele, das ihn mit Christus zusammenführt.[15] Man darf bei diesem Satz Goethe und seine Mission mitdenken; er ist einer seiner Diener, da er die Naturwissenschaft an dem Logos orientiert.

Goethe, seinem Stern nach ein Jupitersohn, will durch die Sinne zum Geiste führen – und das Zinn hat ihn bei dieser Aufgabe unterstützt.

Goethes Verhältnis zur Geologie

Mehrere größere und kleinere Aufsätze, viele aphoristische Aufzeichnungen, zahlreiche Briefe geologischen Inhalts, im Werk verstreute Stellen und Skizzen von seiner Hand setzen uns instand, uns ein genaues Bild von Goethes geologischen und mineralogischen Anschauungen zu machen. In den Einleitungen zu den naturwissenschaftlichen Schriften hat Rudolf Steiner diese Seite von Goethes Schaffen in grundlegender Weise ins Licht gerückt.[1] Hier seien zunächst weitere Hinweise gestattet, die sein Verhältnis zur Geologie zu klären suchen. Bemerkenswert ist, daß sich bei Goethe wesentliche Probleme der modernen Geologie finden und daß er ihnen eine Wendung gab, die seit dem Beginn des Jahrhunderts (Maurice Lugeon 1902) von allen führenden Geologen anerkannt und gesucht wird, ohne daß ihnen allerdings bewußt ist, wie weit Goethe voraussah: die Wendung nämlich von der statischen zur dynamischen Betrachtungsart. Die letztere kommt heute beispielsweise in der Lehre von der Entstehung der alpinen Gebirgsketten klar zum Ausdruck.

Über Abraham Gottlob Werner, damals eine führende geologische Autorität, von seinen Zeitgenossen und Schülern hochgeschätzt und verehrt, schrieb Goethe, daß dieser in Karlsbad zwar seinen «dynamischen Thesen zuhörte», sie aber «auch für Grillen hielt».

Goethe kam von der organischen Welt an die anorganischen Naturmassen heran. Bei beiden ging er von einem Ganzen aus – dort von der Urpflanze, hier von dem ganzen Erdkörper. Ihre Teile wollte er als Glieder eines Ganzen verstehen. In dem ausführlichen Schema «Bildung der Erde»[2] hat er in fragmentarischer Form ein «ideelles Weltbild» entworfen, in dem die einzelnen Vorgänge der Natur als Entwicklungsstufen erscheinen und worin das «Gesetzmäßig-Wesentliche» des Kosmos, soweit es der Beobachtung zugänglich ist, festgehalten sein soll.

Ein großer Plan zu einem gewaltigen Werk, wenn er zur Ausführung gelangt wäre! Die «Bildung der Erde» nimmt ihren Anfang von astronomischen Ansichten, sie behandelt «die Erde als einen Stern, einen Wandelstern». Weiterhin nimmt sie den Weg durch die Atmosphäre, durch Luft und Wasser, gelangt zur Betrachtung des festen Landes, der mineralischen Stufe der Erde.

«Ihre Grundfesten zuerst zu betrachten.
Ihren Bau, ihre Gestalt,
Die Osteologie der Erde.»

Der präparierte Knochen und «nackte Gebirge, Steinritzen und Brüche» lösen beide in Goethes Seele, solange er beim bloßen Sinneseindruck stehen bleibt, die gleiche Empfindung aus: «etwas Widerliches» der Knochen, «etwas Unerfreuliches» der nackte Fels. «Dem Auge des, der Kenntnis besitzt, offenbaren sie das Innere», sie erleichtern die Erkenntnis des sonst Verborgenen. Vom Empfinden und Erleben des ganzen Menschen geht der Weg über das Wissen zum Erkennen der Zusammenhänge, vom Genuß zum höheren wissenschaftlichen Anschauen. – In einem anderen fragmentarischen Dokument «Mein Verhältnis zur Wissenschaft, besonders der Geologie»[3] findet sich folgende Aufzeichnung: «Osteologische Zeichnungen früher erwähnt; gegenwärtig von einem gleichen Unternehmen zu sprechen, welches dem Knochenbau der Erde, der Geologie, zugute kommen sollte.» Die Annäherung des Erdgerüstes an dasjenige in Mensch und Tier ist kein hingeworfenes Aperçu, sie ist gewachsene Anschauung und von größtem Wert zur Einsicht in Goethes übergreifend-universelle Forschungsmethode. Gebirgsgerüst und Knochenbau deuteten für ihn, wie es seiner Methode entsprach, auf einen Typus, der sich das eine Mal in der Erde, das andere Mal im Menschen manifestiert. Seine «dynamische» Betrachtungsart machte vor der anorganischen Natur nicht Halt, sondern er drang mit Begriffen in die Geologie vor, die am Lebendigen entwickelt waren. Daher ist es nicht anders zu erwarten, als daß er auf das Leben in der Erde stieß.

In den Annalen von 1807 hat Goethe den darin abgehandelten Kapiteln seiner Arbeiten eine *unverkennbare Reihenfolge* gegeben. (Den Ausdruck «Komposition» verabscheute er.) Nachdem die Metamorphose der Pflanzen und die «von mir in Venedig gemachte Entdekkung von 1791, wonach der Schädel aus Rückenwirbeln gebildet sei», behandelt sind, fährt er fort:

«Da nun ferner seit so viel Jahren Berg um Berg bestiegen, Fels um Fels beklettert und beklopft, auch nicht versäumt wurde, Stollen und Schächte zu befahren, so hatte ich auch die Naturerscheinungen dieser Art selbst gezeichnet, um ihre Weise und Wesen mir einzudrücken, teils zeichnen lassen, um richtigere Abbildungen zu gewinnen und festzuhalten. Bei allem diesen schwebte mir immer ein Modell im Sinne, wodurch das anschaulicher zu machen wäre, woran man sich in der Natur überzeugt hatte. Es sollte auf der Oberfläche eine Landschaft vorstellen, die aus dem flachen Lande bis in das höchste Gebirg sich erhob. Hatte man die Durchschnittsteile auseinander gerückt, so zeigte sich an den inneren Profilen das Fallen, Streichen und was sonst verlangt werden mochte. Diesen ersten Versuch bewahrte ich lange und bemühte mich, ihm von Zeit zu Zeit mehr Vollständigkeit zu geben. Freilich aber stieß ich dabei auf Probleme, die so leicht nicht zu lösen waren.»[4]

Glücklich unterstützt fand sich Goethe durch das gerade jetzt erscheinende Werk *Ideen zu einer Geographie der Pflanzen, nebst einem Naturgemälde der Tropenländer*, welches sein Verfasser, Alexander v. Humboldt, ihm gewidmet hatte. (Vorher hatte sich ein anderer, «wackerer Naturforscher» namens Haberle «wegen meteorologischer Mißlehren» und weil sie beide in den geologischen Ansichten nicht übereinstimmten, verdrießlich von Weimar entfernt.) Nach den Angaben in Humboldts Werk unternahm er es nun, einen gewissen Raum des Modells mit Höhenmaßen an den Seiten «in ein landschaftliches Bild zu verwandeln». «Nachdem ich der Vorschrift gemäß die tropische rechte Seite mir ausgebildet und sie als die Licht- und Sonnenseite dargestellt hatte, so setzt' ich zur Linken an die Stelle der Schattenseite die europäischen Höhen, und so entstand eine symbolische Landschaft, nicht unangenehm dem Anblick.»[5]

Anschließend werden Fortschritte der Farbenlehre während dieses Jahres verzeichnet, jener Lehre, welche die farbige Oberfläche der Dinge aus Licht- und Finsterniswirkungen zu erfassen suchte. Was gerade diese und keine andere Reihenfolge – Geologie eingeschaltet zwischen Schädel- und Farbenlehre – uns sagen soll, versteht, wer folgende Beschreibung eines Tonschieferstückes seiner Sammlung liest:

«Ich lege ein solches Thonschiefertäfelchen vor mich, so daß der darauf sich zeigende etwa sechs Linien starke Quarzgang in horizontaler Richtung sei, ein schmälerer, etwa eine Linie breiter Gang kommt auf dem ersteren im Winkel von etwa 45 Graden an, wird sogleich nach dem Perpendikel zu gebrochen, geht sichtlich durch den stärkeren hindurch, kehrt unterwärts in die erste Richtung zurück und setzt parallel mit der Eintrittslinie seinen Weg weiter fort. Hier gebrauche ich, wie man sieht, eine bekannte Terminologie, deren man sich bedient, um das Phänomen anzuzeigen, wenn das Licht oder dessen sogenannter Strahl aus dem dünneren Mittel ins dichtere und von da wieder ins dünnere übergeht.

Und fürwahr, wären unsere Täfelchen in Linearzeichnungen auf eine Kupferplatte gebracht, so würde jedermann glauben, es seien aus einem physikalischen Kompendium jene auf die Lehre von Brechung des Lichtes bezüglichen Figuren kopiert worden.

Doch wollen wir die Analogie nicht weiter treiben, sondern nur erzählen, was wir vor uns sehen: der schwächere Gang auf dem stärkeren, vertikal im rechten Winkel anlangend, scheint von seinem Wege nicht abgelenkt; doch gehen, genau betrachtet, zwei Gänge niemals durcheinander, ohne daß sie einigermaßen in ein Schwanken gerieten und eine leise Wirkung solchen Zusammentreffens andeuteten.»

Zu dieser Beobachtung, einem treffenden Beispiel für Goethes Auge, nehme man die sich anschließende hinzu. Goethe schildert die Wirkungen, welche eintreten, wenn ein Gestein im Festwerden *Erschütterungen* ausgesetzt ist. Im Tonschiefer, einem «leicht determinablen Kalkgestein», findet er die reinsten Beispiele zu seiner geologischen Lichtlehre. Anders dagegen im festen quarzigen Gestein: «Von einem solchen Halbgewordenen, Gestörten und wieder zum Ganzen Gefügten haben die Geognosten schon manche Beispiele angeführt ... und manches Breccienartige wird hierher zu zählen sein. Die Quarzfelsen am Rheinufer unmittelbar unter der Rochuskapelle gehören hierher; scharfkantige Quarztrümmer sind durch eine frische, flüssige, kräftige Quarzmasse zu dem festesten Gestein verbunden, wie wir ja auch im Organischen ersehen, daß ein geheilter Knochen vor einem Bruche an derselben Stelle sicherer ist als am benachbarten gesunden.»[6]

Solche Beispiele sprechen eine deutliche Sprache. Nichts steht bei Goethe allein, immer zieht sich durch alle betrachteten Gegenstände als roter Faden die gleiche Neigung hindurch, die tieferen Grundlagen der Natur zu erkennen und aus einer einheitlichen Idee zu erklären. Dadurch rücken äußerlich so entfernte Gebiete wie Osteologie, Geologie und Farbenlehre aneinander, berühren, ja durchdringen und befruchten sich. Die getrennten Gebiete müssen wie in einem geistigen Schmelzprozeß ihr Sonderdasein aufgeben, um tiefer liegende Kräfte und neue Möglichkeiten der Erkenntnis hervortreten zu lassen.

Es sei nur daran erinnert, daß der Dichter schon 1782 zu der Ansicht gelangte, daß die tierischen und pflanzlichen Fossilien in einem Zusammenhang mit dem Gestein stehen, in dem sie gefunden wurden – zu einer Zeit, als z.B. Voltaire noch von Naturspielen sprach.

Das einzelne Stück wies ihn auf den größeren Umkreis, durch den es seinen Platz in der Natur und seinen Sinn erhält. So schrieb er an Merck am 27. 10. 1782: «Es wird nun bald die Zeit kommen, wo man Versteinerungen nicht mehr durcheinander werfen, sondern verhältnismäßig zu den Epochen der Welt rangieren wird.»[7] Diesen Weg hat die Geologie beschritten, und wir sehen, daß Goethe ihn voraus nahm. Das gleiche gilt von der Eiszeitlehre. Er nahm an, daß die Granitblöcke im norddeutschen Flachland nach Abschmelzen des Eises dort liegen geblieben wären. Wieder war er, im Gegensatz zu der Lehrmeinung, der Entwicklung um Jahrzehnte voraus! Goethe traf mit seinem methodischen Idealismus der Wirklichkeit in der Geologie wie in der Osteologie mit der Entdeckung des Zwischenkiefers die Wahrheit sicherer, als es mit der bloßen Empirie möglich ist. «Die große und schöne Schrift sei immer lesbar und nur dann nicht zu entziffern, wenn die Menschen ihre kleinlichen Vorstellungen und ihre Beschränktheit auf unendliche Wesen übertragen wollen.» (22. 8. 1784, an Frau v. Stein.)[8] Und weiter an dieselbe aus Ilmenau am 15. 6. 1786: «Wie lesbar mir das Buch der Natur wird, kann ich Dir nicht ausdrücken; mein langes Buchstabieren hat mir geholfen. Jetzt rückt's auf einmal und meine stille Freude ist unaussprechlich. So viel Neues ich finde, find ich doch nichts Unerwartetes. Es paßt alles und schließt sich an, weil ich kein System habe und nichts will als die Wahrheit um ihrer selbst willen.»[9] Auch im *Wilhelm Meister* ist von «Spalten» und «Rissen» als von Buchstaben die Rede, deren Sinn es zu entziffern gilt.[10]

Alle derartigen Stellen geologischen Inhalts zeigen das gleiche Vorgehen, in der einzelnen Beobachtung die umfassende Sphäre und aus ihr den Sinn zu erkennen. Aus den folgenden aber geht hervor, welchen persönlichen und zugleich allgemeinen, wissenschaftlichen Wert Goethe der Geologie beimaß. «Mein ganzes Heil kommt von der geologischen Seite her», schreibt er und erörtert, wie wenig ein einzelnes Mineral, wieviel dagegen dessen Vorkommen im Gestein ihm bedeute. «Jede Einseitigkeit aber durch und durch geführt, muß Vielseitigkeit werden; ist sie lebendig, so anastomosiert sie sich mit Lebendigem, und die Wissenschaft muß zuletzt ein lebendiger Körper werden.»[11]

Goethe als Geologe, dem diese Wissenschaft grundlegende Erkenntnisse verdankt, kommt gerade durch konsequente Beobachtung der anorganischen Natur (z.B. in der Eiszeitlehre) dazu, diese Wissenschaft in ein Lebendiges einmünden zu lassen. Wir sehen ihn nicht nur als Miterfinder jener Karten und Modelle, welche heute Lehrbücher und Museen füllen; der Plastiker des Metamorphosen-Gedankens wird zum ideellen Plastiker einer Osteologie der Erde. – Wir erinnern uns, daß er das Plastizieren mit der Hand doch auch den Anatomiestudenten empfohlen hatte. – Was Goethe, keine Mühe scheuend und frei von jeglicher Lehrmeinung, suchte, verrät uns ein bedeutungsschwerer Satz aus dem erwähnten Fragment: «Es soll nach und nach vor unserem geistigen Blick ein Bild der Erde entstehen.»[12] Die zahllosen physischen Einzeltatsachen sollen in dem geistigen Schmelzprozeß oder durch die lebendige Anastomose den Blick freigeben für das, was als erstorbene Weisheit in allen Dingen ruht; die äußeren Sinne sind der Ausgang für geistiges Anschauen.

Den Erkenntnisvorgang dieser Art nannte Goethe «das Offenbarwerden des Verborgenen». «Bedeutend hab' ich immer die Betrachtung gefunden, die uns das mikro-makromegische Verfahren der Natur einzusehen fähig macht; denn sie tut nichts im Großen, was sie nicht auch im Kleinen täte, bewirkt nichts im Verborgenen, was sie nicht auch am Tagslicht offenbarte.»[13] Unmittelbar darauf folgt die Beschreibung des erwähnten Tonschieferplättchens.

Wir sollen uns an dem, was wir sehen, etwas bewußt machen, das wir zwar nicht sehen, aber denken können. Das kleine Stück des Mikrokosmos sehen die Augen, den makrokosmischen Zusammenhang kann nur das Denken erfassen. Durch die Reihenfolge, die Goethe seinen Aufzeichnungen gibt – und genau so verfuhr er mit gewissen Szenenfolgen im Faust –, deutet er ohne Worte auf einen neuen Inhalt, durch das «Wie» auf ein «Was». So führt er selbst mit der Technik des Dramatikers uns an die Schwelle neuer Geheimnisse der Erde; zu ihrer vergangenen, großen Herkunft aus Leben und Licht.

Man nehme also getrost das kleine Stückchen Tonschiefer mit den lichtartig hindurch verlaufenden Quarzgängen für den zwar kleinen, aber offenbarenden Einzelfall einer verborgenen großen Sphäre; dadurch bekäme es erst seinen Platz in der Naturordnung. Wir müssen diese Erdensphäre lebendig vorstellen, wie den in Bildung befindlichen Knochen oder die Baumrinde, welche sich ebenso wie die «Gerüste» in Erde und Mensch aus dem Lebendigen abscheiden. Man denke sich die gesamte Pflanzenwelt statt aus der Erde heraus wachsend, nach Art der Wurzeln, Knollen und Stöcke in sie hinein wuchernd, so daß alle Vegetation in die Erde strömt, wodurch alles Anorganische in den organischen Prozeß einbezogen wird, ja, sich in ihm auflöst. Die kosmische Licht-, Lebens- und Wärmequelle, welche heute die Pflanzenrichtung nach außen bestimmt, befindet sich noch nicht an ihrem heutigen Orte, im Umkreis der Erde, sondern die Sonne lebt im noch ungeteilten, kosmischen Erdkörper darin. Dem Erdenorganismus wird dadurch selbst etwas vom Umkreis zuteil. Die kosmische Erhalterin lebt noch innig mit ihrem späteren Erdenkinde zusammen. Beide zusammen bilden die «Erdenmutter». –

Daß die Bedingungen dieser Entwicklungsstufe völlig andere sein mußten als die gegenwärtigen, wird nochmals deutlich, wenn der nächste Schritt vollzogen wird.

Um das Bild der lebendigen Urerde zu vervollständigen, lassen wir auch das tierische Leben mit allen Gerüsten, aller warmen Flüssigkeit des Blutes in sie ausströmen und sich mit der Erde vermischen; damit ist auch der Mond in den Erdenleib wieder aufgenommen. Schließlich lebt im Urbeginn in der Erdensphäre auch der Mensch als kosmisches Wesen. – In diesem Erdenweltall spielen Licht und Farben die Rolle von ausstrahlenden, substantiellen Bildekräften, viel mehr, als das heute in der Natur sein kann, aber in feinerer Form in Pflanze und Mensch immer mehr aufgedeckt worden ist. – Indem wir so in der Zeit rückwärts gehen, sehen wir, wie sich Pflanze, Tier und Mensch in der Erde auflösen und diese stufenweise zu einem eigenlebendigen Organismus wird.

Die Evolution der Organismen bringt historisch später die eigenwarmen Säugetiere und zuletzt den Menschen hervor; früher auf der Stufenleiter der Entwicklung entstehen die wechselwarmen Wesen. Die Erde dagegen hat eine gerade umgekehrte Entwicklung durchmacht. Die Erde ist an ihrem Anfang ein eigenwarmer, lebendiger Organismus, sie stirbt stufenweise in das Entstehen der Naturreiche hinein, bis sie am Ende auf ihrem mineralischen Zustand Licht, Wärme und Leben wie ein wechselwarmes Wesen aus der Umgebung empfangen muß. Die Evolution der Organismen ist das Spiegelbild des Erdorganismus. In jener Urerde können «Brüche» und «Heilung von Brüchen» im Sinne Goethes wirklich stattfinden. Sie bestand zur lemurischen Zeit aus lebendiger Substanz, in der die heutigen chemischen Elemente enthalten waren, das Mineralische war in ihr gelöst; sie war durchwärmt von dem enthaltenen Tierleben; «und dann war das Ganze von Lichtspiegelungen, Lichterglänzungen, Lichterstrahlungen, Lichterfunkelungen durchsetzt».[14]

Die Metalle aber waren darin «im Weltall wesende Farbigkeit». – Goethes Weisheitsinstinkt und seine Ehrlichkeit, dort nicht auszusprechen, wo er nur ahnte, überläßt es uns, zu weiteren Einsichten fortzuschreiten. Mit dem Begriff der Osteologie der Erde ahnte er deren Leben; das kleine Stückchen Tonschiefer führte ihn an die Schwelle der Lichterde, aber er verstummte, weiteres zu enthüllen. «Steine sind stumme Lehrer. Sie machen den Beobachter stumm und das Beste, was man von ihnen lernt, ist nicht mitzuteilen.»[15] Goethe ging mit seinen Augen ganz im Beobachten auf, aber seine Seele lebte sich in ihrer vom Sinnenschein ausgelösten Erregung immer tiefer in die Innenseite des Daseins hinein, wo er wieder still wurde, wenn er die Grenze dessen empfand, was er im Begriffe fassen konnte. Dafür gibt ein letztes Beispiel der Brief am 15. 3. 1832 an Graf Sternberg:[16]

«Bei dieser lange gesparten Relation darf ich nicht umgehen: daß ich in der vielleicht niemals aufzuklärenden Geschichte der Gebirgszüge von Freiberg auf das freundlichste bin gefördert worden. Eine reiche Sammlung von ausgesuchten Exemplaren bedeutender Gangarten, die vor mir liegt, beschäftigt mich nun fast ein Jahr. Eine Dämmerung von Einsicht, der ich schon lange gefolgt bin, wie man in dunkler Nacht auf einen fernen Lichtschein zureitet, in Hoffnung, es werde kein Irrlicht sein, scheint mich auch hier weiterzuführen. Das Wunderbarste ist dabei, daß das Beste unserer Überzeugungen nicht in Worte zu fassen ist. Die Sprache ist nicht auf alles eingerichtet, und wir wissen oft nicht recht, was wir endlich sehen, schauen, denken, erinnern, phantasieren oder glauben. Das ist es, was mich manchmal betrübt, besonders da in diesem Fache mir gegenwärtig kein Wechselgespräch zu Hilfe kommt.»

Sehen wir hin: Vor uns steht das Bild einer erlebten Farbenlehre, das in seiner Innigkeit Rembrandt hätte malen können. Der Greis, vor den Gangstücken der Freiberger Gruben am Tische sitzend – was er sinnt, ist der geheimnisvoll schimmernde Inhalt ihrer Adern. Im letzten Lebensjahre umgibt sich der Erzforscher mit dem Blei, dessen Begleitern und Gangarten. Zwei Tage nach dem Brief an Graf Sternberg, am Morgen seiner tödlichen Erkrankung, schreibt er den letzten Brief; er ist an W. v. Humboldt gerichtet, und es heißt da: «Ohngeachtet meine Abgeschlossenheit findet sich selten eine Stunde, wo man sich die Geheimnisse des Lebens vergegenwärtigen mag.»[17] Er spricht auch davon, daß sein *Faust* wohl «zunächst ... wie ein Wrack in Trümmern daliegen und vom Dünenschutt der Stunden überschüttet werden» würde. Er sah auch die kommenden Jahrzehnte seines Jahrhunderts voraus!

Saturnstimmung liegt über der Szene und spricht aus jedem seiner Worte. Eine Woche später wird, der sie schrieb, sich entkörpern und von der Innenseite des Daseins in das Weltgeheimnis eindringen. Mit der Rückschau hatte Goethe angefangen, als er, in das Saturnalter eingetreten, am 11. 10. 1809, den ersten Arbeitsplan für seine Biographie niederschrieb.[18] Nun aber war von der anderen Seite der Todesschwelle Saturn mit seinen verschiedenen Bleigebärden hereingedrungen und hatte den Todesmoment des Einsamen als Weihe für das Weltall vorbereitet. Ja, die Erde offenbarte mit Goethes Tode «am Tageslicht» eine in ihr selbst verborgene Schicksalsrune. Es ist, als ob die Sprache des Metalls fortsetzte, was der Betrachter nicht mehr sagen konnte. Darum haben diese Abschiedsworte tiefen symbolischen Klang. In ihm spricht das Schicksal von Mensch und Erde selbst.

Bedenkt man weiter, daß Goethe seit nahezu 60 Jahren – schon aus Berufspflichten für das Bergwerk in Ilmenau – sich mit geologischen Fragen befaßte, dann spricht hier seine Lebensader selbst: Sein Leben lang war er einem inneren Licht, das ihm aus jeweiliger Finsternis leuchtete, gefolgt, durch alle Labyrinthe der Erdenschrift blieb er ihm treu, so führte es ihn auch durch den Tod.

Die Nacht scheint tiefer, tief hereinzudringen.
Allein im Innern leuchtet helles Licht.[19]

Diese Worte des erblindeten Faust sagen das Gleiche wie jene vor den Freiberger Erzstufen. Die geologische Forscherarbeit, zuletzt dem Bleierz gewidmet, durfte Goethe bis an das Erdenende begleiten. Die Geologie hatte ihn im Leben oft an die Schwelle der Geheimnisse der Erde geführt. Es war die sonnenhafte Erde, deren Schein ihm herüberdämmerte. Von ihr durfte er sich als Naturforscher geführt fühlen. In der Geologie blieb das Rätsel am tiefsten verschlossen, in der Metamorphosenlehre ist die Entzifferung weit zur Vollendung fortgeschritten, und von ihr gehen Wirkungen zu allen Werken hin. Er empfand die Schwierigkeit, welche die körperlichen Bedingungen mit sich bringen, um eine Sprache zu finden für das, was mit den Kräften seines Willens umfaßt wurde. «Kaum nahe ich mich den Bergen, so werde ich schon wieder vom Gestein angezogen.» Er hatte sich vorgenommen, auf der italienischen Reise nicht zu sammeln. «Ich komme mir vor wie Antaeus, der sich immer neu gestärkt fühlt, je kräftiger man ihn mit seiner Mutter Erde in Berührung bringt.»[20] Sein Wollen, als Lebensempfindung durch alle Muskeln kraftend, nahm von der Erde auf, was ihn mit ihr verband: im Leben sich wandelndes Schicksal. Die Willensregion aber lagert unter dem Bewußtsein als die unbewußte Schicht. So blieb ihm die Erde stumm. Durch Rudolf Steiner bekommt sie wieder eine Sprache, fängt sie wieder zu tönen und zu leuchten an. Durch den Schleier ihres heutigen, mineralischen Zustandes suchte Goethe die lebendige Urerde! Sein geistiges Auge wurde hier gehalten, seine Seele mit Ahnung erfüllt, Erkenntnishoffnung bis ans Ende nährend: Das geistige Licht der Erde war ein Ziel, mit dem sich Goethe sterbend verband.

Wir haben gesehen, wie Goethe mit der Osteologie an die Schwelle zu einer lebendigen Erde kam und wie er die Lichterde ahnte. Sein eigener Schwellenübergang im Tode aber offenbart etwas von den tiefen Beziehungen, welche zwischen dem Menschen und dem Metall der Erde – hier dem Blei – vorhanden sind; sein Sterben erscheint wie ein saturnisches Urphänomen, aus dessen geistiger Sphäre uns der Todesengel entgegentritt. So empfinden wir in Goethes Verhältnis zur Erde einen zwar verborgenen, aber vielleicht desto lebendigeren Keim für die Entschleierung der Gäa-Sophia.

Anmerkungen und Literatur

Motto auf Seite 9

Steiner, Rudolf: *Physiologisch-Therapeutisches auf Grundlage der Geisteswissenschaft.* Vortrag am 9. Oktober 1920. GA Nr. 314 – Das Werk Rudolf Steiners erscheint als Gesamtausgabe (= GA) im Rudolf Steiner Verlag, Dornach/Schweiz.

Gehirn und Auge
(Seite 18 bis Seite 27)

1 Rohen, Johannes: Morphol. Beitr. z. Kammerwasserbildung; Ber. 58 Zusammenkunft d. D. O. G. (Deutsche Opthalmologische Gesellschaft), Heidelberg 1953.

2 Steiner, Rudolf: *Anthroposophie, Psychosophie, Pneumatosophie.* Vortrag am 26. Oktober 1909. GA 115.

3 Rudolf Steiner in: J. W. Goethe: *Naturwissenschaftliche Schriften.* Mit Einleitungen, Fußnoten und Erläuterungen im Text herausgegeben von Rudolf Steiner. Fotomechanischer Nachdruck nach der Erstauflage in «Deutsche National-Litteratur» 1883 – 1897. Dornach 1982. Band II, S. IV.

4 Steiner, Rudolf: Siehe Anm. 3, Band III, S. XX.

5 Steiner, Rudolf: Siehe Anm. 2.

6 Eckinger, Heinz in *Mathematisch-physikalische Korrespondenz,* Nr. 45, Februar 1964. Dornach.

7 Steiner, Rudolf: «Die psychologischen Grundlagen und die erkenntnistheoretische Stellung der Anthroposophie», Vortrag am 8. April 1911 auf dem 4. Internationalen Philosophie-Kongreß in Bologna. In: *Philosophie und Anthroposophie 1904 – 1918.* GA 35.

8 Ebenda.

Auge und Entzündung
(Seite 28 bis Seite 43)

1 Das Werk von A. Fischel konnte leider nicht nachgewiesen werden.
2 Steiner, Rudolf: *Geisteswissenschaft und Medizin.* Vortrag am 3. April 1920. GA 312.
3 Steiner, Rudolf: *Menschliche und menschheitliche Entwicklungswahrheiten. Das Karma des Materialismus.* Vortrag am 14. August 1917. GA 176.
4 Boie, Dietrich: *Das erste Auge.* Stuttgart 1968.
5 Treichler, Rudolf: Vom Wesen der Entzündung, *Ärzterundbrief* 1946, 1; und *Beiträge zu einer Erweiterung der Heilkunst* 1948, 1/2 sowie 11/12, 1948.
6 Siehe Anm. 2.

Siehe auch:
Hiltner, G.: Auge und Entzündung. *Beiträge zu einer Erweiterung der Heilkunst,* 1970, 1.

Der Atemrhythmus des Gehirns im Liquor cerebro-spinalis
(Seite 44 bis Seite 65)

1 Landois-Rosemann: *Physiologie des Menschen.* München ^{26}1950.
2 Benninghoff / Goerttler: *Lehrbuch der Anatomie des Menschen.* München 1924. Band III.
3 Braus, Hermann: *Anatomie des Menschen.* Fortgeführt von Curt Elze, der den 3. Band verfaßt hat. Berlin 1932.
4 Rohen, Johannes: *Funktionelle Anatomie des Nervensystems.* Stuttgart 1973.
5 Hyrtl, Josef: *Handbuch der topographischen Anatomie,* Wien ^{6}1871. Vgl. auch die anschauliche Darstellung in Hyrtls *Lehrbuch der Anatomie des Menschen.* Wien ^{10}1867. S. 770.
6 Steiner, Rudolf: *Anthroposophie. Eine Einführung in die anthroposophische Weltanschauung.* Vortrag am 2. Februar 1924. GA 234.
7 Goethe, Johann Wolfgang: Sprüche in Prosa. In: *Naturwissenschaftliche Schriften.* Hrsg. v. R. Steiner. Band V., S. 363. Nachdruck Dornach 1982.
8 Siehe Anm. 6. – Ebenso die folgenden Zitate.
9 Steiner, Rudolf: *Geisteswissenschaftliche Impulse zur Entwicklung der Physik.* Vorträge am 23. und 24. Dezember 1919. GA 320.

10 Goethe, Johann Wolfgang: Entwurf einer Farbenlehre. Vorwort. In: *Naturwissenschaftliche Schriften*. Hrsg. v. Rudolf Steiner. Band III. S. 78. Nachdruck Dornach 1982.
11 Steiner, Rudolf: *Geisteswissenschaftliche Gesichtspunkte zur Therapie.* Vortrag am 18. April 1921. GA 313.
12 Steiner, Rudolf: *Geisteswissenschaft und Medizin.* Vortrag am 22. März 1920. GA 312.
13 Northfield, D. W. C.: *Surgery of the Nervous System.* 1973.
14 Husemann, Armin J.: *Der musikalische Bau des Menschen.* Stuttgart [3]1993, S. 86 - 108.
15 Siehe Anm. 8, Vortrag am 30. Dezember 1919.
16 Steiner, Rudolf: *Menschenwerden, Weltenseele, Weltengeist.* Vortrag vom 10. Juli 1921. GA 205.
17 Steiner, Rudolf: *Kunst und Kunsterkenntnis.* Vorträge am 5. und 6. Mai 1918 und 1. Juni 1918. Dornach 1961. GA 271. – Ebenso die folgenden Zitate.
18 Steiner, Rudolf: *Von Seelenrätseln.* «Die physischen und die geistigen Abhängigkeiten der Menschen-Wesenheit». GA 21.
19 Békésy, G. v.: Zur Theorie des Hörens. Die Schwingungsform der Basilarmembran. *Phys.* Z. 29 (1928) 793-810; sowie: Über die Frequenzauflösung in der menschlichen Schnecke. *Acta oto-laryngol.* 32 (1944) 60-84; und: Über die Schwingungen der Schneckentrennwand beim Präparat und Ohrmodell. *Akust.* Z. 7 (1924) 173-186. Zit. nach: *Oto-Rhino-Laryngologie,* Hrsg. v. H. H. Neumann et al, Stuttgart 1994, Band 1, S. 215.
20 Steiner, Rudolf: *Die Bedeutung der Anthroposophie im Geistesleben der Gegenwart.* Vortrag am 12. April 1922, Fragenbeantwortung. GA 82.

Ohr und Krebserkrankung
(Seite 66 bis Seite 77)

1 Hertwig Richard: Das Zitat konnte leider nicht nachgewiesen werden.
2 Zum Begriff «Überwuchern des Mineralischen» siehe Rudolf Steiner und Ita Wegman: *Grundlegendes für eine Erweiterung der Heilkunst.* Kapitel «Von dem Wesen des empfindenden Organismus. GA 27.
3 Rössle, Robert: *Stufen der Malignität.* Akademie-Verlag, Berlin 1950.
4 Husemann, Gisbert: Das Tumorproblem in Pathologie und Erziehung. In: *Der Beitrag der Geisteswissenschaft zur Erweiterung der Heilkunst.* Med. Jahrbuch, Basel 1950, S. 271 - 298.

5 Steiner, Rudolf: *Geisteswissenschaft und Medizin.* Vortrag am 27. März 1920. GA 312.
6 Steiner, Rudolf: *Physiologisch-Therapeutisches auf Grundlage der Geisteswissenschaft.* Vortrag am 27. Oktober 1922 (Vormittag). GA 314.
7 Steiner, Rudolf: *Das Verhältnis der verschiedenen naturwissenschaftlichen Gebiete zur Astronomie.* Dritter naturwissenschaftlicher Kurs. Vortrag am 10. Januar 1921. GA 323.
8 Steiner, Rudolf: *Geisteswissenschaft und Medizin.* Vortrag am 3. April 1920. GA 312.
9 Goethe, Johann Wolfgang: *Sprüche in Prosa.* Einleitungen und Anmerkungen von Rudolf Steiner. Stuttgart 1967. S. 44, Nr. 165.
10 Siehe Anm. 8.

Die embryonale Natur der Tumorgewebe ...
(Seite 78 bis Seite 86)

1 Noltenius, Harald: *Systematik der Onkologie.* 1981, Band II, S. 1193.
2 Roessle, Robert: Stufen der Malignität. Versuch einer natürlichen Ordnung der Geschwülste. *Dtsch. med. Wochenschr.*, 1950, 57; sowie: Akademie-Verlag, Berlin 1950.
3 Borst, Max: *Pathologische Histologie.* 1926. Neuroblastom S. 379.
4 Riede, Ursus-Nikolaus / Wehner, Herbert: *Allgemeine und spezielle Pathologie.* Stuttgart 1986.
5 Hamperl, Herwig: *Pathologisches Praktikum.* 1966. S. 268.
6 Hamperl, Herwig: *Lehrbuch der pathologischen Anatomie.* 1972.
7 Aschoff, Ludwig: *Lehrbuch der pathologischen Anatomie.* 1923.
8 Ribbert, Hugo: *Geschwulstlehre für Ärzte und Studierende.* Bonn 1904.
9 Herzberg, J.: *Cutane paraneoplastische Syndrome der Haut.* Erlangen 1980.
10 Doerr, W.: *Lehrbuch der Pathologie.* Stuttgart 1974. Band II.
11 Steiner, Rudolf / Wegman, Ita: *Grundlegendes für eine Erweiterung der Heilkunst.* Kapitel XV «Das Heilverfahren». GA 27.
12 Steiner, Rudolf: *Das Rätsel des Menschen.* Vortrag am 13. August 1916. GA 170.
13 Boehmig, Richard: *Das Krebsproblem und seine morphologischen Reaktionsformen.* Stuttgart 1950.
14 Hensel, Herbert: *Allgemeine Sinnesphysiologie.* Berlin 1966.
15 Vgl. Anm. 14. S. 153.
16 Steiner, Rudolf: *Geisteswissenschaft und Medizin.* Vortrag am 3. April 1920. GA 312.

17 Steiner, Rudolf: *Physiologisch-Therapeutisches auf Grundlage der Geisteswissenschaft*. Vortrag am 8. Oktober 1920. GA 314.
18 Steiner, Rudolf: *Erziehung und Unterricht aus Menschenerkenntnis*. Vortrag am 21. September 1920. GA 302a.
19 Husemann, Armin J.: *Der musikalische Bau der Menschen*. Stuttgart^3 1993.
20 Schridde, 1913: Konnte leider nicht nachgewiesen werden.
21 Siehe Anm. 16.

Entzündung und Geschwulst
(Seite 87 bis Seite 99)

1 Rindfleisch, E. v.: *Die Elemente der Pathologie*. ^{3}1896.
2 Steiner, R.: *Geisteswissenschaft und Medizin*. Vorträge am 27. März, 2. und 3. April 1920. GA 312.
3 Schmidt, R.: *Med. Klinik*, 6., 1690 (1910), cit. Ungar.
4 Ungar, F.: Pirquets Allergiebegriff und das Problem der bösartigen Geschwülste. *D. Med.* 1934/47.
5 Albonico, H. U.: Häufigkeit fieberhafter Infektionskrankheiten im Kindesalter in der Vorgeschichte von Karzinompatienten. *Merkurstab* 49 (1996), S. 1 – 19.
6 Bergmann, G.v.: zit. nach E. Hass (vgl. Anm. 11).
7 Chranova, A.: Über Heilung von Karzinomen durch Temperaturerhöhung. *Zeitschrift für Krebsforschung*. 53, Bd. 3 und 4, 1942.
8 Lampert, H.: *Tumorbeeinflussung durch Hyperthermie und Hyperaemie*. K. F. Haug Verlag, Ulm 1956.
9 Schulz, G.: Verhütet Fieber Karzinom? *MMW* 18 (1969), 1051-1052.
10 Domarus, A. v.: *Grundriß der Inneren Medizin*. Berlin ^{2}1926.
11 Hass, E.: *Karzinom und Entzündung*. Leipzig 1942.
12 Ardenne, Manfred v.: *Die Grundlagen der Krebs-Mehrschritt-Therapie*. Dresden / Berlin 1967. Hier weitere Literatur zur Wärmebehandlung ab 1857.
13 Ribbert, H.: Heilungsvorgänge im Karzinom nebst einer Anregung zu seiner Behandlung. *Deutsche medizinische Wochenschrift* 1916, Nr. 10, S. 278. Wiederabgedruckt mit einem Vorwort von Gisbert Husemann in *Der Merkurstab*, Heft 1/1991, Seite 29 – 36.
14 Siehe Anm. 2.
15 Steiner, Rudolf: *Geisteswissenschaft und Medizin*. Vortrag am 2. April 1920. GA 312.

16 Durch eine spezielle Untersuchungsmethode hat sich zeigen lassen, daß in der Umgebung eines Tumors, z.B. in der Brustdrüse, spontan mehr Wärme gebildet wird als normalerweise. Der Körper reagiert also selbst schon mit einem Wärmemantel (W. Holtzapfel und F. Unger in *Beiträge zu einer Erweiterug der Heilkunst*, 1971, 1).
17 Boie, Dietrich: Immungeschehen und Krebserkrankung in anthroposophischer Sicht. *Beiträge zu einer Erweiterung der Heilkunst* (25) 1972, S. 52-65 und 81-90.
18 Tritsch, H.: Wird das maligne Melanom berechenbar? *Selecta* 46, 15.11.1941.
19 Letterer, E.: *Allgemeine Pathologie*. Stuttgart 1959, S. 305.
20 Orth, J.: *Pathologisch-anatomische Diagnostik*. Berlin [7]1909, S. 562.
21 Lauth, G.: Aussage der Mammographie und ihre Zusatzuntersuchungen. *Dt. Ärzteblatt* Nr. 9 vom 2. März 1972. Lauth bildet «sternförmige Opazitäten» ab, das sind Mikrokalzifikationen als «direkte Karzinomzeichen».
22 Boie, D.: Die Arzneimittelmischung in der Mischzentrifuge. *Beiträge zu einer Erweiterug der Heilkunst.* (23) 1970. 2 (52-61), 3 (99-104), 4 (136-146).

Siehe auch:

Husemann, G.: Tumorbehandlung durch lokale entzündliche Infiltrate. *Beiträge zu einer Erweiterung der Heilkunst.* 1953, 1, S. 48.

Holtzapfel, W.: Tumorbeeinflussung mit Hyperthermie und Hyperämie. *Beiträge zu einer Erweiterung der Heilkunst.* 1957, 1, S. 35.

– Räumliche und zeitliche Ordnung im Wachstum der malignen Tumoren. *Beiträge zu einer Erweiterung der Heilkunst.* 1967, 6, S. 183-194.

Geruchssinn und Allergie
(Seite 100 bis Seite 113)

1 Kolb, E. (Hrsg.): *Lehrbuch der Physiologie der Haustiere*. Stuttgart [5]1989, Band II, S. 924.
2 Weckenmann, M.: Schmecken und Riechen – ihre polaren Metamorphosen in Natur und Mensch. *Beiträge zu einer Erweiterung der Heilkunst.* 1965, H. 6 und 1966, H. 3.
3 Hensel, Herbert: *Allgemeine Sinnesphysiologie.* Hautsinne, Geschmack, Geruch. Springer-Verlag 1966 (*Lehrbuch der Physiologie* von W. Trendelenburg und D. Schütz).
4 Aristoteles: *De anima.* Deutsche Ausgabe von A. Lasson; F. Diederichs, Jena 1924.

5 Steiner, Rudolf: *Anthroposophie*. Ein Fragment aus dem Jahre 1910. Kapitel «Die Welt, welche den Sinnesorganen zugrunde liegt». GA 45.
6 Leonhardt, H.: *Histologie, Cytologie, Mikroanatomie*. Stuttgart [8]1990, S. 316.
7 Klages, W. in: *Deutsche medizinische Wochenschrift* 92 (1967), S. 871.
8 Steiner, Rudolf: *Gesundheit und Krankheit; Grundlagen einer geisteswissenschaftlichen Sinneslehre*. Vortrag am 16. Dezember 1922. GA 348.
9 Ebenda.
10 Jores, A.: Ätiologie und Therapie des Asthma bronchiale vom psychologischen Aspekte. *Fortschr. Med*. 84 (1966), 1.
11 Steiner, Rudolf: *Mysteriengestaltungen*. Vortrag am 30. November 1923. GA 232.
12 Degenaar, A. G.: *Krankheitsfälle und andere medizinische Fragen*, besprochen mit Dr. Rudolf Steiner. o.J., Stuttgart. Privatdruck.
13 Steiner, Rudolf / Wegman, Ita: *Grundlegendes für eine Erweiterung der Heilkunst*. Kapitel «Typische Heilmittel». GA 27.
14 Shaheen, S. O. et al.: Measles and Atopy in Guinea-Bissau, in *Lancet* 1996; 347: 1792-1796.

Sinnesorganismus und Homosexualität (Seite 114 bis Seite 127)

1 Platon: *Sämtliche Werke*. Übersetzung von Schleiermacher, Rowohlt Verlag, Reinbek 1957.
2 Steiner, Rudolf: *Die pädagogische Praxis vom Gesichtspunkte geisteswissenschaftlicher Menschenkenntnis*. Vortrag am 19. April 1923. GA 306.
3 Steiner, Rudolf: *Allgemeine Menschenkunde*. Vortrag am 29. August 1919. GA 293.
4 Husemann, Gisbert: Berge, Brunnen und Sterne. *Beiträge zu einer Erweiterung der Heilkunst* 1956, S. 255-263. (Über die Beziehung der zwölf Sinne zu den zwölf Hirnnerven.)
5 Steiner, Rudolf: *Anthroposophie*. Ein Fragment. Kapitel «Die Welt, welche den Sinnesorganen zugrunde liegt». GA 45.
6 Steiner, Rudolf: *Die Philosophie der Freiheit. Seelische Beobachtungsresultate nach naturwissenschaftlicher Methode*. Erster Anhang (Zusatz zur Neuausgabe 1918). GA 4.
7 Müller, Johannes: *Physiologie des Menschen*. 1840, 2. Bd., S. 245.
8 Hensel, Herbert: *Allgemeine Sinnesphysiologie*. Hautsinne, Geschmack, Geruch. 1966, S. 135.

9 Heydebrand, Caroline von: *Zum Lehrplan der Waldorfschule*. 1925.
10 Steiner, Rudolf: *Die Schwelle der geistigen Welt*. Kapitel «Von dem Ich-Gefühl und von der Liebefähigkeit der Seele». GA 17.
11 Steiner, Rudolf: *Die Geheimnisse der Schwelle*. Vorträge am 25. und 31. August 1913. GA 147.
12 Ebenda.
13 Funke, P.: *Oscar Wilde*. Rowohlt Verlag, Reinbek 1979, S. 140.
14 Steiner, Rudolf: *Wie erlangt man Erkenntnisse der höheren Welten?* Kapitel «Leben und Tod. Der große Hüter der Schwelle». GA 10.
15 Mitteilung von Gottfried Husemann (einem der Mitbegründer der Christengemeinschaft) an den Verfasser, der im Jahre 1940 einen zu jener Zeit von der Hinrichtung bedrohten Patienten zu beraten hatte.

Gleiches heilt Gleiches
(Seite 128 bis Seite 138)

1 Nach Pindar und Euripides, vgl. *Der kleine Pauly*. Lexikon der Antike. München 1979, Band 5 unter «Telephos».
2 Goethe, Johann Wolfgang: *Faust*. Hrsg. von Heinrich O. Proskauer (Mit Erklärungen von Karl Julius Schroer), Basel 1982.
3 Kipp, Friedrich A.: Brief an G. Husemann über Tycho Brahe. *Beiträge zu einer Erweiterung der Heilkunst* 1976, Heft 2, S. 63.
4 Schulz, H.: *Vorlesungen über Wirkung und Anwendung der unorganischen Arzneistoffe*. Leipzig 1920, S. 147ff.
5 Steiner, Rudolf: *Geisteswissenschaft und Medizin*. Vortrag am 22. März 1920. GA 312.
6 Steiner, Rudolf: *Vergangenheits- und Zukunftsimpulse im sozialen Geschehen*. Vortrag am 28. März 1919. GA 190.
7 Steiner, Rudolf: *Die Philosophie der Freiheit. Seelische Beobachtungsresultate nach naturwissenschaftlicher Methode*. Kapitel «Das Denken im Dienste der Weltauffassung». GA 4.
8 Zit. nach Stiegele A.: *Homöopathische Arzneimittellehre*, 1949. Und Madaus, G.: *Lehrbuch der biologischen Heilmittel*, 1938, 1. Band.
9 Steiner, Rudolf: *Allgemeine Menschenkunde*. Vortrag am 3. September 1919. GA 293.
10 Ein wichtiger Schritt in der Zusammenarbeit zwischen homöopathischen und anthroposophischen Ärzten war nach langer Vorbereitungszeit die Gründung der «Vereinigung der Ärztegesellschaft für biologische Medizin e.V.» am 29.10.1975 in Baden-Baden. An dieser sind der

«Deutsche Zentralverein Homöopathischer Ärzte e.V.» sowie die Gesellschaft Anthroposophischer Ärzte unter insgesamt sieben Ärztegesellschaften beteiligt. (Matthiolius, H., *Beiträge zu einer Erweiterung der Heilkunst* 2/1976).
11 Siehe Anm. 8.

Siehe auch:
Steiner, Rudolf: *Die geistig-seelischen Grundkräfte der Erziehungskunst.* Vortrag am 22. August 1922. GA 305.
Steiner, Rudolf: *Vom Einheitsstaat zum dreigliedrigen sozialen Organismus*. Vortrag am 6. Januar 1920. GA 334. – Hierin wird der Grundsatz *Gleiches wird durch Gleiches erkannt* als Ausgangspunkt einer *intuitiven Medizin* gekennzeichnet.
Husemann, Friedwart: Wie die anthroposophisch-medizinische Bewegung entstand. *Merkurstab* 1986, S. 85 ff.
Daems, F. W.: Empedokles und das Similie-Prinzip. *Merkurstab* 1986, S. 118.

Sepia officinalis
(Seite 139 bis Seite 154)

1 Portmann, Adolf: *Vergleichende Anatomie der Wirbeltiere*. Basel 1976, Abb. 131 und 132.
2 Steiner, Rudolf / Wegman, Ita: *Grundlegendes für eine Erweiterung der Heilkunst.* [7]1991, S. 124. GA 27.
3 Siehe Anm. 2, Kapitel «Von der therapeutischen Denkweise».
4 Weitbrecht, H.J.: *Psychiatrie im Grundriß*. Berlin [3]1973.
5 Charette, G.: *Homöopathische Arzneimittellehre für die Praxis*. Stuttgart 1958.
6 Vossler, Karl: *Romanische Dichter.* 1936.

Krankheit und Heilung
(Seite 155 bis Seite 171)

1 Schwenk, Theodor: *Grundlagen der Potenzforschung*. Schwäbisch Gmünd 1954.
2 Fuchs / Hollwich: Tonisierung des Ciliarmuskels. *Medizin heute* 1953/3.

3 Steiner, Rudolf / Wegman, Ita: *Grundlegendes für eine Erweiterung der Heilkunst.* Kapitel »Substanz-Erkenntnis als Grundlage der Heilmittel-Erkenntnis». GA 27.
4 Steiner, Rudolf: *Anthroposophische Menschenerkenntnis und Medizin.* Vortrag am 15. November 1923. GA 319.
5 Cloos, Walter: Der dreifache Aspekt der Materie. *Beiträge zu einer Erweiterung der Heilkunst* 1953, Heft 5/6, S. 89.
6 König, Karl: Der dreifache Eisenprozeß im Menschen. *Beiträge zu einer Erweiterung der Heilkunst* 1950, Heft 9/10.
7 Steiner, Rudolf: *Physiologisch-Therapeutisches auf der Grundlage der Geisteswissenschaft*, Vortrag am 9. Oktober 1920. GA 314.
8 Krüger, H.: Von der Bildung medikamentöser Stoffe im Menschen und in der Natur. *Beiträge zu einer Erweiterung der Heilkunst* 1953, Heft 5/6.
9 Siehe Anm. 3.
10 Wotschke, C.: Der Typhus abdominalis und seine Behandlung. *Beiträge zu einer Erweiterung der Heilkunst* 1953, Heft 1/2.
11 Siehe Anm. 3, Kapitel «Heilmittel-Erkenntnis».
12 Ebenda.
13 Siehe Anm. 1.
14 Siehe Anm. 8.
15 Siehe Anm. 3, Kapitel «Das Wesen der Heilwirkungen».

Der hydraulische Widder und die Herzbewegung (Seite 172 bis Seite 200)

1 Steiner, Rudolf: *Geisteswissenschaft und Medizin.* Vortrag am 22. März 1920. GA 312. – *Geisteswissenschaftliche Impulse zur Entwickelung der Physik,* II. Zweiter naturwissenschaftlicher Kurs: Die Wärme auf der Grenze positiver und negativer Materialität. GA 321. – *Antworten der Geisteswissenschaft auf die großen Fragen des Daseins.* Vortrag am 17. November 1910. GA 60.
2 Steiner, Rudolf / Wegman, Ita: *Grundlegendes für eine Erweiterung der Heilkunst.* Kapitel «Die Rolle des Fettes im menschlichen Organismus ...». GA 27.
3 Steiner, Rudolf: *Geisteswissenschaftliche Impulse zur Entwickelung der Physik.* GA 321.
4 Ebenda.
5 Ebenda.

6 Steiner, Rudolf: *Welche Bedeutung hat die okkulte Entwickelung des Menschen für seine Hüllen ... und sein Selbst?* Vortrag am 21. März 1913. GA 145.

Siehe auch:

Appenzeller, K.: Blutkreislauf und Herzfunktion. *Beiträge zu einer Erweiterung der Heilkunst.* 1960, H. 3, S. 94.

Basfeld, Martin: *Experimentelle Untersuchungen an einem Modell eines hydraulischen Widders.* Diplom-Arbeit im Max Planck Institut für Strömungswissenschaften. Göttingen 1980.

Basfeld, Martin: Der hydraulische Widder. Naturvorgänge als reales Symbol der menschlichen Herztätigkeit. *Merkurstab* 35 (1982), H. 1; S. 1 – 22.

Bubenzer, H., W. Faber: Zur Herzfunktion. *Beiträge zu einer Erweiterung der Heilkunst.* 1973, H. 3.

Bühler, W.: Zur Sinnesfunktion der Herzklappen. *Beiträge zu einer Erweiterung der Heilkunst.* 1970, H. 1, S. 34.

Faber, W.: Ein Beitrag zu Rudolf Steiners Herzlehre. *Beiträge zu einer Erweiterung der Heilkunst.* 1972, H. 4.

Havlicek, Hans: Arbeitet das Herz wie eine Druckpumpe oder wie ein Stoßheber? Eine neue Herztheorie. *Archiv für Kreislaufforschung.* Bd. I (1937), S. 188.

Husemann, Armin J.: Die Funktion des Herzens im Menschenkundeunterricht. *Merkurstab* 49 (1996), H. 5; S. 371 – 375.

Husemann, G.: Eugen Kolisko und die Aufgabe des Schularztes. (Über den hydraulischen Widder und die Herzfunktionen im pädagogischen Zusammenhang). In *Das Schulkind – Gemeinsame Aufgaben für Arzt und Lehrer.* Dornach 1992, S. 11 – 30.

Husemann, G.: Das Herz als Sinnesorgan bei Aristoteles, Goethe, Steiner, *Beiträge zu einer Erweiterung der Heilkunst.* 1970, H. 1, S. 33. Mehrere Demonstrationen des hydraul. Widders auf Ärztetagungen u.a.O. (1946 – 1973).

Kolisko, E.: Nicht das Herz treibt das Blut, sondern das Blut das Herz, *Beiträge zu einer Erweiterung der Heilkunst.* 1964, H. 5, S. 169. Erstdruck in *Die Drei* 1922, H. 2, S. 9.

Landoldt-Börnstein: Tabellenwerk. Dr. W. Dietz gab den Hinweis auf die spezif. Wärme des Wassers.

Lauboeck, K. H.: Zur Beziehung zwischen Blutkreislauf und Herzbewegung. *Merkurstab* 42 (1989), 3; 125 – 142.

Leonhardt, H.: *dtv Atlas der Anatomie.* Bd. 2, dtv / Thieme, Stuttgart 1973.

Manteuffel-Szoege, L.: Bemerkungen über die Energiequellen der Blutzirkulation. *Beiträge zu einer Erweiterung der Heilkunst.* 1964, H. 2, S. 53.

Manteuffel-Szoege, L.: Neue Beobachtungen über die Hämodynamik bei tiefer Hypothermie. *Beiträge zu einer Erweiterung der Heilkunst.* 1964, H. 3, S. 99.

Manteuffel-Szoege, L.: Beobachtungen über die Blutströmung. *Beiträge zu einer Erweiterung der Heilkunst.* 1971, H. 2, S. 41 - 53.

Manteuffel-Szoege, L.: Die Energiequellen des Blutkreislaufes und die mechanische Tätigkeit des Herzens. *Beiträge zu einer Erweiterung der Heilkunst.* 1965, H. 1, S. 1.

Mendelssohn, M.: Das Herz – ein sekundäres Organ, *Zschr. Kreislaufforschg.*, 20, Nr. 8 (15. 4. 1928).

Mendelssohn, M.: *Das Herz – ein sekundäres Organ.* Eine Kreislauftheorie. A. Juncker Verlag, Berlin 1928.

Paede, Paul: Eine dynamische Anatomie des Herzens. *Beiträge zu einer Erweiterung der Heilkunst.* 1948, H. 9/10, S. 5.

Paede, Paul: Ist die Herzlehre R. Steiners mit den Ergebnissen der Hochschulwissenschaft vereinbar? *Beiträge zu einer Erweiterung der Heilkunst.* 1948, H. 1/2, S. 39.

Schmidt, K.: Über Herzstoß und Pulskurven, *Wiener Medizinische Wochenschrift* 1892, Nr. 15; *Beiträge zu einer Erweiterung der Heilkunst.* 1974, H. 3.

Sieweke, H.: Die Ausgestaltung der Herzanschauung im Lebenswerke Dr. Rudolf Steiners. *Beiträge zu einer Erweiterung der Heilkunst.* 1948, H. 1/2, S. 24 (Rundbrief).

Vogler, P.: Hämodynamik, in *Neue Anthropologie.* dtv / Thieme, Stuttgart 1972, S. 5 – 9.

Wagner, Georg: *Erd- und Landschaftsgeschichte.* Neue Aufl. 1964.

Weckenmann, M.: Probleme der Physiologie und Pathologie des Herzens. *Beiträge zu einer Erweiterung der Heilkunst.* 1966, H. 5, S. 173.

Wolff, Otto: Zur Physiologie der Herz- und Kreislauffunktion. *Beiträge zu einer Erweiterung der Heilkunst.* 1966, H. 1, S. 25.

Anatomie und Architektur
(Seite 201 bis Seite 213)

1 Wachsmuth, W.: *Erde und Mensch.* Dornach, 1952.

2 Bühler, W.: Das Atmen des Makrokosmos. In: *Das Maß des Regenbogens.* Stuttgart 1993, S. 121 - 135.

3 Vgl. *Lehrbuch der Entwicklungsgeschichte* sowie *Biologische Daten für den Kinderarzt* von Brock, Band I.

4 Salzmann, K.: *Das Problem der Säule*. Stuttgart 1956.
5 Goethe, Johann Wolfgang: Brief an J. H. Meyer vom 27. April 1789, Hamburger Ausgabe, *Briefe*, Bd. 2, Nr. 485, S. 113.
6 Steiner, Rudolf: *Von Seelenrätseln*. Dornach 1976. GA 31. S. 158, 159.
7 Bothmer, Fritz Graf v.: *Gymnastische Erziehung*. Stuttgart [3]1989. Hrsg. von G. Husemann. Die Bothmer-Gymnastik zielt darauf, das Körpergefühl der Heranwachsenden in diesem Sinne zu entwickeln.
8 Goethe, Johann Wolfgang: *Physiognomische Fragmente*. Zweiter Versuch. Gesamtausgabe der Werke. Cotta, Stuttgart 1959, 18. Band, S. 452.

Architektur und Musik
(Seite 214 – Seite 216)

1 Kayser, Hans: *Paestum*. Die Nomoi der drei altgriechischen Tempel zu Paestum. Heidelberg 1958.
2 Steiner, Rudolf: *Exkurse in das Gebiet des Markus-Evangeliums*. Vortrag am 7. März 1911. GA 124.
3 Brown, P.: Muscle sounds in Parkinson's disease. *The Lancet* (349), February 22, 1997. – «Mittleres Andante bringt Parkinson-Kranke in Gang.» Über das Metronom in der Hosentasche als Geh-Hilfe für Parkinsonpatienten. *Nervenarzt* 68 (1997), 972 - 977.
4 Curtius, L.: *Die Tempel zu Paestum*. Insel-Buch Nr. 170.

Wille, Bewegung und Nerv
(Seite 217 bis Seite 227)

1 DFG (Deutsche Forschungsgemeinschaft): *20 Jahre Sonderforschungsbereich Molekularbiologie neuronaler Mechanismen und Interaktionen*. Weinheim 1992.
2 Ebenda.
3 Elsas, S.: Giftbildung und Eiweißzerfall im Nervensystem als Grundlage von Wachbewußtsein und Vorstellungstätigkeit. *Merkurstab* 1994, S. 550-561.
4 Pflüger, E. F. W.: Über die physiologische Verbrennung in den lebendigen Organismen, *Pflügers Archiv* 1875, Bd. 10, S. 333 - 344, Wiederabdruck in

Beiträge zu einer Erweiterung der Heilkunst 1959, H. 5, S. 176.
5 Siehe Anm. 3.
6 Steiner, Rudolf: *Von Seelenrätseln.* Skizzenhafte Erweiterungen: «Die physischen und die geistigen Abhängigkeiten der Menschen-Wesenheit» GA 21.
7 Husemann, Gisbert: Das Cyanproblem und die Bewegung. *Beiträge zu einer Erweiterung der Heilkunst* 1959, H. 5.
8 Steiner, Rudolf: *Zeitgeschichtliche Betrachtungen. Das Karma der Unwahrhaftigkeit.* Vortrag am 31. Dezember 1916. GA 173.
9 Steiner, Rudolf: *Erziehung und Unterricht aus Menschenerkenntnis.* Vortrag am 16. Oktober 1923 (2). GA 302a.
10 Steiner, Rudolf: *Allgemeine Menschenkunde als Grundlage der Pädagogik.* Vortrag am 1. September 1919. GA 293.
11 Oparin, A. J.: *Die Entstehung des Lebens auf der Erde.* 1957.
12 *NZZ (Neue Zürcher Zeitung)* Nr. 214 vom 15. September 1993: Forschung und Technik: Präbiotische Synthese unter mild reduzierenden Bedingungen. Nach einem Referat von Y. Yamagata, 10th International Conference on the Origin of Life ISSOL '93 in Barcelona.
13 *NZZ* Nr. 91 vom 22. April 1981, Forschung und Technik: Saturn, seine Ringe und Monde.
14 Steiner, Rudolf: *Der übersinnliche Mensch, anthroposophisch erfaßt.* Vortrag am 17. November 1913. GA 231.
15 Siehe Anm. 3.
16 Hoffmann, M.: *Science* 252 (1991), Bredt et al.: *Nature* 351 (1991), zit. von Ulrike Diekmann, *Ärztl. Praxis* 7.9.1991.
17 Bernat, J.: *Eisenstoffwechsel.* Stuttgart 1981, S. 108.

Siehe auch:

Schad, W.: *Die menschliche Nervenorganisation und die soziale Frage.* 2 Bde. Stuttgart 1992.

Gutland, G.: Spuren des menschlichen Bewußtseins. Abbau- und Aufbauvorgänge beider Bewußtseinsentfaltungen. *Merkurstab* 1994, S. 256 -268.

Aufrechtbewegung, Sprachbewegung, Eurythmie und Turnen (Seite 227 bis Seite 239)

1 Hoepke: *Das Muskelspiel des Menschen.* Stuttgart 1961.
2 Steiner, R.: *Das Ewige in der Menschenseele; Unsterblichkeit und Freiheit.* Vortrag am 15. April 1918. GA 67.

3 Braus, H.: *Anatomie der Menschen.* ³1956, Bd. II, S. 153.
4 Nach einem Wort Rudolf Steiners ist daher der Kehlkopf «eine Blasgeige» (Hinweis von Maria Schüppel).
5 Bothmer, Fritz Graf von: *Gymnastische Erziehung.* Stuttgart ³1989.
6 Husemann, G.: Der Sport ein Religionsersatz. *Der Merkurstab* 1996, H. 3, S. 222.

Wachstum und Erziehung – eine hygienische Frage (Seite 240 bis Seite 260)

1 Koch, E. W.: Über die Veränderung menschlichen Wachstums, J. A. Barth, Leipzig 1935 (dort weitere Literatur).
2 Portmann, A.: *Biologische Fragmente zu einer Lehre vom Menschen.* Basel 1969, S. 107ff.
3 Stratz, C. H.: *Der Körper des Kindes und seine Pflege.* Stuttgart ¹²1941.
4 Zeller, W.: Konstitution und Entwicklung. Göttingen: *Psychologische Rundschau* 1952. Zit. nach Tamer.
5 Steiner, Rudolf / Wegman, Ita: Grundlegendes für eine Erweiterung der Heilkunst. Kapitel «Die Erscheinungen des Lebens». GA 27.
6 Siehe Anm. 2.
7 Siehe Anm. 2
8 Pfaundler-Schloßmann: *Handbuch der Kinderheilkunde.* Bd. I, Kap. Wachstum.
9 Schlesinger: *Ergebnisse der inneren Medizin und Kinderheilkunde.* 1924, Bd. 28, S. 456-579.
10 Rößle und Boening: Wachstum der Schulkinder. *Veröffentlichungen aus der Kriegs- und Konstitutionspathologie.* 1924, 4, H. 15.
11 Rietz in *Zeitschrift für Schulgesundheitspflege und soziale Hygiene.* 1906, 19.
12 Steiner, Rudolf / Wegman, Ita: *Grundlegendes für eine Erweiterung der Heilkunst.* Kapitel «Wahre Menschen-Erkenntnis als Grundlage medizinischer Kunst». GA 27.
13 Steiner, Rudolf: *Allgemeine Menschenkunde als Grundlage der Pädagogik.* Vortrag am 2. September 1919. GA 293.
14 Steiner, Rudolf: *Erdenwissen und Himmelserkenntnis.* Vortrag am 11. Februar 1923. GA 221.

Siehe auch:
Anthropologischer Atlas. Hrsg. Flügel, Bernd / Greil, Heinrich / Sommer, Karl; Frankfurt am Maibn 1986.
Knußmann, Rainer: *Vergleichende Biologie des Menschen*, Stuttgart 1980, S. 167-170.
Schuh, Chr. / Matthiolius, H.: Der Einfluß der Erziehung auf die Akzeleration des Menschen. *Beiträge zu einer Erweiterung der Heilkunst* 1977, H. 4, S. 129-140.
Sommer, K.: *Alters- und Geschlechtsvariabilität der Menschen.* Edition Wötzel, Frankfurt am Main 1986, S. 40ff.
Tanner, J. M.: *Wachstum und Reifung des Menschen.* 1962, S. 158ff.

Goethes Verhältnis zum Zinn *(Seite 261 bis Seite 277)*

1 Goethe, Johann Wolfgang: *Naturwissenschaftliche Schriften.* Hrsg. v. R. Steiner. Dornach 1982. Bd. IV/2, S. 586.

2 In diesem Jahr wurde übrigens Goethes Gesuch, in die Schneeberger Gruben einzufahren, abgelehnt. Im Juni 1786 nochmaliges Gesuch. Das Bergamt berichtet an das geheime Finanzcollegium in Dresden: Ein Nachteil für den Bergbau auf Kobalt sei nicht zu besorgen und bittet um Verhaltungsbefehl. Er lautet: «Vor dieses mahl». (!) Kurz vor der ersten italienischen Reise besuchte er dann das Bergwerk: «Da werde ich dann die Kobolde in ihrem eigensten Haus sehen und das innere eines Gebirgs, das mir höchst interessant ist» (an Knebel 13.8.1786). – Vgl. W. Frh. v. Biedermann, *Goethe und das sächsische Erzgebirge.* Stuttgart 1877.

3 Goethe, J. W. v.: Zur Kenntnis der böhmischen Gebirge. Zur Geologie, besonders der böhmischen. *Naturwissenschaftliche Schriften.* Hrsg. v. R. Steiner. Band II, S. 207-209.
Daß das Zinn«in der von uns abgeleiteten Epoche» zuerst auftritt und den übrigen Metallen «die Laufbahn eröffnet», hat sich in der Folge bestätigt. Vgl. Müller, H.: *Die Erzgänge des Freiberger Erzreviers.* Leipzig 1901. – Baumann, L.: *Tektonik und Genese der Erzlagerstätten von Freiberg (Zentralteil).* Freibg. Forsch. H. C 46. Deutscher Verlag für Grundstoffindustrie, Leipzig 1958. – Baumann, L.: *Die Mineralparagenesen des Erzgebirges – Charakteristik und Genese.* Freibg. Forsch. H. C 230. Deutscher Verlag für Grundstoffindustrie, Leipzig 1968. – Vgl. auch Goethe, Johann Wolfgang: *Die Metamorphose des Granits.* Hrsg. von Dankwart Bosse. Stuttgart 1994.

4 *Goethes Gespräche.* Artemis, Zürich 1972, Band 3/II. Zu Kanzler v. Müller am 5. 1. 1831.

5 Goethe, Johann Wolfgang (vgl. Anm. 1): Bd II, S. 210 ff.

6 Siehe G. Wachsmuth: *Kosmische Aspekte von Geburt und Tod.* Dornach 1956.

7 Steiner, Rudolf: *Esoterische Betrachtungen karmischer Zusammenhänge.* Bd. Vortrag am 9. Juni 1924. GA 239.

8 Steiner, Rudolf: *Anthroposophische Leitsätze.* «Der Mensch in seiner makrokosmischen Wesenheit». GA 26.

9 Steiner, Rudolf: *Lebendiges Naturerkennen, Intellektueller Sündenfall und spirituelle Sündenerhebung.* Vortrag am 7. Januar 1923. GA 220.

10 Goethe, Johann Wolfgang: *Wilhelm Meisters Wanderjahre*, 1. Buch 10. Kapitel, Hamburger Ausgabe, München 1977, Band 8.

11 Kolisko, Lili: *Sternenwirkungen in Erdenstoffen. Jupiter und das Zinn.* Stuttgart 1932.

12 Steiner, Rudolf: *Die Geheimwissenschaft im Umriß.* Kapitel «Gegenwart und Zukunft der Menschheitsentwicklung». S. 416. GA 13.

13 Böhme, Jakob: *Sämtliche Werke*, Stuttgart 1835: Herrn Abrahams von Frankenberg Bericht vom Leben und Abscheiden des in Gott selig ruhenden Jakob Böhme (1682), Bd. I, S. 10.
Vgl. auch: Gisbert Husemann, *Erdengebärde und Menschengestalt. Das Zinn in Erde und Mensch*. Stuttgart 1962.

14 Steiner, Rudolf: *Die Mission einzelner Volksseelen.* Vortrag am 12. Juni 1910 (1). GA 121.

15 Steiner, Rudolf: *Anthroposophische Leitsätze.* «Die Weltgedanken im Wirken Michaels und im Wirken Ahrimans». GA 26.

Goethes Verhältnis zur Geologie
(Seite 278 bis Seite 287)

1 Goethe, Johann Wolfgang: *Naturwissenschaftliche Schriften*, Hrsg. von Rudolf Steiner, Nachdruck Dornach 1982, Band II.

2 Goethe, Johann Wolfgang: «Bildung der Erde». Siehe Anm. 1, Bd. V, S. 578 ff.

3 Ebenda, Bd. V, S. 543.

4 Goethe, Johann Wolfgang: *Tag- und Jahreshefte. Als Ergänzung meiner sonstigen Bekenntnisse.* (1807). Weimarer Ausgabe. Nachdruck dtv, München 1987. Band 41, S. 7-9.

5 Goethe, Johann Wolfgang. Siehe Anm. 4. – Man beachte, daß Goethe

hier das geophysikalische Modell einer Landschaft zwischen Licht und Schatten, also gewissermaßen als Spektrum entwirft.

6 Goethe, Johann Wolfgang. Siehe Anm. 1. «Gebirgsgestaltung im ganzen und einzelnen». S. 178f. – Die Gisbert Husemanns Forschungen durchziehende Polarität von Lichtwirkung und Tonwirkung, Auge und Ohr ist in nuce in diesem Aufsatz Goethes geologisch veranlagt. Die Teilnehmer jener Geologischen Exkursion in die Wutachschlucht, die 1974 stattfand, erlebten Gisbert Husemanns Vortrag über gekörntes und geschichtliches Gestein, indem er zeigte, wie derselbe Struktur-Typus in der Histologie der oberen und unteren Vierhügel (Seh- und Hörzentren des Gehirns) wiederkehrt. Siehe R. Steiner: *Die Weltgeschichte in anthroposophischer Beleuchtung*, Vortrag am 24. Dezember 1923. GA 233.

7 Goethe, Johann Wolfgang: *Briefe*. Hamburger Ausgabe. Band I, Nr. 320, S. 409.

8 Siehe Anm. 7. Nr. 356, S. 451.

9 Siehe Anm. 7. Nr. 404, S. 511.

10 Goethe, Johann Wolfgang: *Wilhelm Meisters Wanderjahre*, 1. Buch, 3. Kapitel.

11 Leider war dieses Zitat nicht aufzufinden. Der Stil deutet auf den späten Goethe. Für Hinweise aus dem Leserkreis ist der Herausgeber dankbar.

12 Siehe Anm. 2

13 Siehe Anm. 6.

14 Steiner, Rudolf: *Mysteriengestaltungen*. Vortrag am 1. Dezember 1923. GA 232. – Vgl. auch *Die Geheimwissenschaft im Umriß*. Kapitel «Die Weltentwicklung und der Mensch». GA 13.

15 Goethe, Johann Wolfgang: *Sprüche in Prosa*. Hrsg. von Rudolf Steiner, Stuttgart 1967, Nr. 401. Ähnlich Montan in *Wilhelm Meisters Wanderjahre*, 2. Buch, 9. Kap.: «Die Gebirge sind stumme Meister und machen schweigsame Schüler.»

16 Goethe, Johann Wolfgang: An den Grafen Kaspar von Sternberg, 15. März 1832, Weimarer Ausgabe, Nachdruck dtv, München 1987, Band 142, S. 268-272. – An diesem Tage schrieb Goethe vier Briefe mineralogisch-geologischen Inhalts.

17 Goethe, Johann Wolfgang: Hamburger Ausgabe, *Briefe*, Band IV, Brief an W. v. Humboldt am 17. März 1832, Nr. 1530, S. 480.

18 Goethe, Johann Wolfgang: *Tagebücher*, in Gedenkausgabe der Werke, Hrsg. v. Beutler, Artemis-Verlag. 11. Okt. 1809, S. 298.

19 Goethe, Johann Wolfgang: *Faust. II. Teil*, Vers 11499 f.

20 Goethe, Johann Wolfgang: *Italienische Reise*. Bologna, 20. Oktober 1786.

Bibliographische Nachweise

Wo nicht anders angegeben, sind die Erstveröffentlichungen in *Beiträge zu einer Erweiterung der Heilkunst* erschienen, welche Zeitschrift seit 1988 unter dem Namen *Merkurstab* erscheint. Die Vorträge, die erwähnt werden, wurden von Gisbert Husemann meist auf den Ostertagungen der Gesellschaft (früher: Arbeitsgemeinschaft) Anthroposophischer Ärzte und auf Wochenendtagungen derselben Gesellschaft gehalten. Vgl. auch die Bibliographie 1948-1987 in: Festschrift für Gisbert Husemann, *Beiträge zu einer Erweiterug der Heilkunst* 1987, Sonderheft; S. 57ff.

Gehirn und Auge
Nach einem am 22. 1. 1967 in Stuttgart (Rudolf-Steiner-Fonds für wissenschaftliche Forschung) gehaltenen Vortrag.
Jg. 1970, 4, S. 112-128, sowie *Das Goetheanum* 1976, S. 273ff.

Auge und Entzündung
Jg. 1973, 5, S. 177-187.

Der Atemrhythmus des Gehirns im Liquor cerebro spinalis
Unter dem Titel *Der Liquor cerebro spinalis*,
Jg. 1980, 1, S. 18-23. Jg. 1980, 4, S. 137-143. Jg. 1983, 1, 16-21.

Die Dynamik der Aufrichtekraft
Jg. 1965, 1, S. 46-51.

Ohr und Krebserkrankung
Unter dem Titel *Zum Krebsproblem*
Bericht von Dr. med. Friedwart Husemann über drei Vorträge, die Gisbert Husemann am 29. und 30. März 1980 in der Filderklinik gehalten hat. Jg. 1982, 1, 47-53.

Die embryonale Natur der Tumorgewebe
Erstveröffentlichung in diesem Band unter Verwendung der Tabelle, die in der Arbeit *Das normale Wachstum im Spiegel der Pathologie*, 1993, 2; 133-137 erstmals erschienen.

Geruchssinn und Allergie
Jg. 1983, 5; 156-165.
Nach einem am 19. November 1967 in Stuttgart gehaltenen Vortrag.

Entzündung und Geschwulst
Jg. 1972, 2; 45-52.

Sinnesorganismus und Homosexualität
Jg. 1990, 6; 419-427.
Nach einem am 28.4.1988 auf der Ostertagung der
Gesellschaft Anthroposophischer Ärzte gehaltenen Vortrag.

Gleiches heilt Gleiches
Unter dem Titel
Das Simile-Prinzip vom Gesichtspunkt der Geisteswissenschaft.
Jg. 1976, 2; 39-45. Nach einem am 9. November 1975
in Stuttgart gehaltenen Vortrag.

Sepia Officinalis
Jg. 1977, 3; 92-101.
Nach einem am 20. November 1976 in Stuttgart gehaltenen Vortrag.

Krankheit und Heilung
Jg. 1953, 5/6; 118-129.
Nach einem Vortrag zum 10. Todestag von Dr. med. Ita Wegman (1953).

Der hydraulische Widder und die Herzbewegung
Jg. 1974, 4; 115-136.

Anatomie und Architektur
Unter dem Titel *Vom Wesen der menschlichen Bewegung I, Gestalt und Architektur.* Jg. 1959, 4; 147-159.

Wille, Bewegung und Nerv
Unter dem Titel *Das Cyanproblem und die Bewegung* (II).
Jg. 1959, 5; 183-199.

Aufrechtbewegung, Sprachbewegung, Eurythmie und Turnen
Erziehungskunst 1986, 10/11; 640ff.
Frühere Veröffentlichungen in *Das Goetheanum* 1977
mit abgewandelten Titeln und ohne Berücksichtigung des Turnens.
Vgl. auch: Die Dynamik der Aufrichtekraft. Jg. 1965, 2; 46-51.
Nach einem Vortrag am 5.12.1964 in Stuttgart.

Wachstum und Erziehung – eine hygienische Frage:
Erziehungskunst 1948.
Nach Vorträgen im Jahr 1937.

Goethes Verhältnis zum Zinn
Jg. 1958, 4; 153-164. Bearbeitete Fassung in:
Erdengebärde und Menschengestalt. Das Zinn in Erde und Mensch.
Stuttgart 1962.

Goethes Verhältnis zur Geologie
Jg. 1957; 142-148.